# 中国慢性病及危险因素监测
# 数据分析手册

中国疾病预防控制中心慢性非传染性疾病预防控制中心　编著

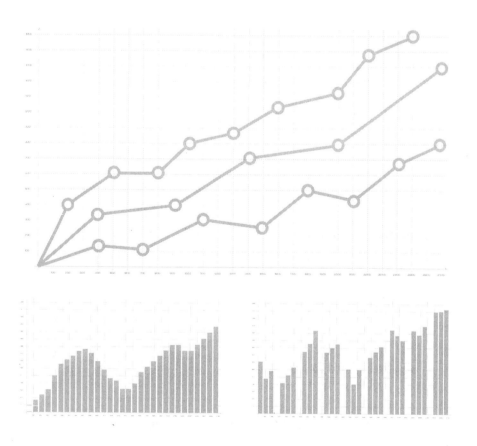

人民卫生出版社
·北　京·

**图书在版编目（CIP）数据**

中国慢性病及危险因素监测数据分析手册／中国疾病预防控制中心慢性非传染性疾病预防控制中心编著. —北京：人民卫生出版社，2022.8

ISBN 978-7-117-32956-9

Ⅰ.①中… Ⅱ.①中… Ⅲ.①慢性病 – 卫生监测 – 数据处理 – 中国 – 手册 Ⅳ.①R4-62

中国版本图书馆 CIP 数据核字（2022）第 046326 号

| | | |
|---|---|---|
| 人卫智网 | www.ipmph.com | 医学教育、学术、考试、健康，购书智慧智能综合服务平台 |
| 人卫官网 | www.pmph.com | 人卫官方资讯发布平台 |

**中国慢性病及危险因素监测数据分析手册**
Zhongguo Manxingbing ji Weixian Yinsu Jiance
Shuju Fenxi Shouce

编　　著：中国疾病预防控制中心慢性非传染性疾病预防控制中心
出版发行：人民卫生出版社（中继线 010-59780011）
地　　址：北京市朝阳区潘家园南里 19 号
邮　　编：100021
E - mail：pmph @ pmph.com
购书热线：010-59787592　010-59787584　010-65264830
印　　刷：中农印务有限公司
经　　销：新华书店
开　　本：787 × 1092　1/16　　印张：15
字　　数：318 千字
版　　次：2022 年 8 月第 1 版
印　　次：2022 年 8 月第 1 次印刷
标准书号：ISBN 978-7-117-32956-9
定　　价：55.00 元

打击盗版举报电话：010-59787491　E-mail：WQ @ pmph.com
质量问题联系电话：010-59787234　E-mail：zhiliang @ pmph.com
数字融合服务电话：4001118166　　E-mail：zengzhi @ pmph.com

# 《中国慢性病及危险因素监测数据分析手册》
# 编写委员会

**主　编**　周脉耕

**副主编**　王丽敏　张　梅

**顾　问**　陈育德　王若涛　金水高　于石成

**编　委**　（按姓氏笔画排序）

丁贤彬　重庆市疾病预防控制中心

王丽敏　中国疾病预防控制中心慢性非传染性疾病预防控制中心

杨佳娟　宜昌市疾病预防控制中心

张　笑　中国疾病预防控制中心慢性非传染性疾病预防控制中心

张　梅　中国疾病预防控制中心慢性非传染性疾病预防控制中心

周脉耕　中国疾病预防控制中心慢性非传染性疾病预防控制中心

赵振平　中国疾病预防控制中心慢性非传染性疾病预防控制中心

胡彩红　南京市疾病预防控制中心

姜　博　北京市疾病预防控制中心

姜莹莹　中国疾病预防控制中心慢性非传染性疾病预防控制中心

胥馨尹　四川省疾病预防控制中心

贾　鹏　武汉大学资源与环境科学学院

董　忠　北京市疾病预防控制中心

# 序

随着我国社会经济的发展，城镇化和人口老龄化进程的加速，人们的行为生活方式也发生了巨大变化，吸烟、过量饮酒、不健康饮食和身体活动不足等主要的慢性病危险因素居高不下或呈上升的趋势，导致心脑血管疾病、癌症、慢性呼吸系统疾病和糖尿病等慢性非传染性疾病（以下简称"慢性病"）成为我国的重大公共卫生问题。党中央、国务院高度重视全民健康问题，先后出台了《"健康中国 2030"规划纲要》和《国务院关于实施健康中国行动的意见》，成立健康中国行动推进委员会，并发布了《健康中国行动组织实施和考核方案》，制订了目标和考核指标。慢性病防控已经纳入健康中国的重点工作，《健康中国行动组织实施和考核方案》中慢性病相关指标接近一半。

疾病监测是长期、连续、系统的收集疾病及其危险因素的信息的重要手段，其分析结果为疾病防控和效果评估及科学研究提供强有力支撑。因此，党中央、国务院对疾病监测工作十分重视，《"健康中国 2030"规划纲要》和《国务院关于实施健康中国行动的意见》中多次强调要加强监测与评估工作。

纵观我国疾病监测工作发展的历史，中国的慢性病及危险因素监测从无到有，并逐步发展和完善。在总结 20 世纪 90 年代疾病监测试点经验的基础上，2004 年，依托全国疾病监测点系统建立中国慢性病及危险因素监测系统，每三年对我国成人常住居民开展一次现场调查，至今已经连续进行了 6 次，获取了大量的慢性病及危险因素信息，为国家和各省（自治区、直辖市）健康相关政策制定、慢性病防控效果评估起到了重要支撑作用，也为科学研究打下了坚实基础。但限于各级疾控中心的数据分析能力，监测数据还未充分显示其重要价值，为了使得能够更好地挖掘分析疾病监测数据，中国疾病预防控制中心慢性非传染性疾病预防控制中心（以下简称"中国疾控中心慢病中心"）组织编写了本书。本书不仅结合案例针对慢性病及危险因素监测数据核心指标的分析方法进行讲解，还对慢性病及危险因素监测数据与其他多源数据融合开展空间流行病学、心血管病指数等研究提供了分析思路和方法，也阐述了该监测系统产出的健康中国行动的评估指标。全书简明扼要，内容充实针对性强，是一部实用性较强具有指导作用的工具书，该书的出版必将提升疾控系统数据挖掘分析和应用能力，为进一步提高我国各地慢性病防控与评估工作水平起到重要促进作用。

北京大学公共卫生学院教授

2021 年 8 月

# 前言

过去二十余年中，在国家卫生健康委的领导下，中国疾控中心慢病中心承担了六轮中国慢性病及危险因素监测工作，建立和完善了以人群为基础的慢性病及危险因素监测系统，连续、系统地收集了慢性病及危险因素的相关信息，获得了我国居民慢性病患病及其危险因素的流行现状和变化趋势，为国家制定相关的政策、慢性病防控策略和措施提供了科学依据，为评估相关卫生政策和慢性病防控效果提供有力支撑。

在此背景下，中国疾控中心慢病中心组织撰写本书，以期为各省技术骨干分析利用本省的慢性病危险因素监测数据提供参考，为中国现场流行病学培训项目学员和研究生正确利用监测数据开展分析提供指引。

本书共分为十一章：第一章概述；第二章中国慢性病及危险因素监测内容和方法；第三章数据清理；第四章数据分析变量准备；第五章复杂抽样权重；第六章慢性病危险因素监测数据的描述性统计分析；第七章慢性病危险因素监测数据的趋势分析；第八章复杂抽样数据的多因素分析；第九章慢性病危险因素监测数据深入挖掘利用；第十章慢性病及其危险因素地理分布分析；第十一章监测报告撰写的自动化实现。附录中提供了部分章节的示例分析代码，供读者查阅和参考。

本书的作者主要来自7家单位，中国疾控中心慢病中心负责书稿主体章节的撰写；北京市疾病预防控制中心和南京市疾病预防控制中心参与了数据深度利用章节的撰写；宜昌市疾病预防控制中心参与了第五章的撰写；四川省疾病预防控制中心负责第十一章的撰写；武汉大学资源与环境科学学院负责第九章的撰写；重庆市疾病预防控制中心为书稿完善提出了宝贵的意见。

本书凝聚了慢性病监测技术团队近年科研工作的智慧结晶，承载着全国疾病监测系统工作人员辛勤工作的成果。书中的论点和分析仅代表工作组的基本判断，指标体系、监测内容和方法仅代表现行情况。为使本书的质量得以进一步提高，恳请各位读者、专家提出宝贵意见。请将意见反馈至邮箱：zhaozhenping@ncncd.chinacdc.cn。

编者

2021 年 8 月

# 目录

## 第九章 慢性病危险因素监测数据深入挖掘利用

## 第十章 慢性病及其危险因素地理分布分析

## 第十一章　监测报告撰写的自动化实现

## 附录

# 第一章 概述

全球疾病负担（global burden of disease，GBD）研究结果显示：2019 年全球死亡人群中 74.4% 是慢性病导致的死亡，1990—2019 年期间，慢性病死亡人数增加了 37.0%，估计增加死亡人数约 1 556 万，心脑血管疾病、癌症、慢性呼吸系统疾病成为前三位死亡原因。2011—2015 年发展中国家因心脑血管疾病、恶性肿瘤、慢性呼吸系统疾病和糖尿病 4 类主要慢性病累计损失达 7 万亿美元。无论在富裕地区还是贫困地区，社会因素、经济因素对慢性病及危险因素的增长发挥了主要作用。

改革开放以来，特别是进入 21 世纪以来，中国经济和社会转型明显加速，集中表现在快速的市场化、工业化、全球化、城镇化、老龄化、生活和行为方式西方化。在过去的几十年，中国居民的健康水平显著提高，期望寿命从 1990 年的 68 岁提高到 2017 年的 77 岁，但是 2017 年健康期望寿命仅为 68 岁，慢性病成为我国居民的主要死亡原因（占总死亡的 89%）和健康寿命损失原因。全球疾病负担的中国研究结果显示：卒中和缺血性心脏病是 2017 年全国范围内死亡和伤残调整寿命年（disability-adjusted life years，DALYs）损失的主要原因，虽然每 10 万人的年龄标准化 DALYs 降低了 33.1%，但缺血性心脏病仅降低了 4.6%。卒中、缺血性心脏病、肺癌、慢性阻塞性肺疾病成为 2017 年前四位死亡原因。收缩压升高、吸烟、饮食中高盐摄入、高体重指数（body mass index，BMI）和颗粒物吸入是造成死亡的前五位危险因素。

2018 年 9 月 27 日，第 73 届联合国大会慢性病问题第三次高级别会议在联合国总部召开，各国政要代表出席。本次会议的主题是"行动起来，兑现承诺"（Time to Deliver）。大会通过了第三次预防和控制慢性病高级别会议政治宣言（2018 Political Declaration on NCDs），明确提出慢性病防控新的"5×5"策略，从而拓展了慢性病及其危险因素的范围。五大慢性病：除了传统的心脑血管疾病、癌症、糖尿病和慢性呼吸系统疾病之外，增加了精神卫生问题；五大慢性病危险因素：除了传统的不健康饮食、烟草使用、有害酒精使用、身体活动缺乏之外，新增了空气污染。与以往相比，"5×5"策略不但考虑更加全面，而且突出了精神卫生与空气污染的重要性，更符合新时代的特征和要求。近年来，我国政府越来越重视慢性病防控工作，《"健康中国 2030"规划纲要》《国务院关于实施健康中国行动的意见》和《健康中国行动组织实施和考核方案》等政策中，将慢性病防控、监测与评估已经纳入重点工作，《健康中国行动组织实施和考核方案》中慢性病相关指标接近一半。因此，开展慢性病及危险因素监测，了解慢性病及危险因素的流行状况和变化趋势，可为国家和地区制定慢性病防控策略和措施及评估防控效果提供重要的依据。

## 第一节　国外慢性病及危险因素监测框架的建立及发展

### 一、世界卫生组织慢性病及危险因素监测

#### （一）世界卫生组织阶梯式监测框架

1999 年世界卫生组织（World Health Organization，WHO）提出了全球预防和控制慢性病策略，支持各成员国降低慢性病发病率、残疾率和过早死亡率。作为实施策略的一部分，WHO 于 2001 年对已经开展了慢性病调查和预防控制的国家进行了能力评估。结果显示：大多数接受评估的国家在年度报告系统中缺少主要慢性病危险因素的数据，相当多的国家没有建立主要慢性病监测系统。为给不同发展水平的国家提供标准化的慢性病监测方法和监测工具，推荐的问卷和方法应相对简单，不必全面地反映每个危险因素，设计程度不同的模块，使得每一个国家只需选择适宜现行监测系统的模块，帮助各国建立慢性病监测系统并强化其监测能力，同时便于全球慢性病信息互相比较，WHO 慢性非传染性疾病和精神卫生处推出了慢性病危险因素阶梯式监测方法（STEP wise approach to noncommunicable disease risk factor surveillance，STEPS）。

STEPS 监测方法分为三个阶段，每一阶段采集的信息包括核心信息、扩展信息和可选信息三部分。第一阶段：以调查表为基础的信息收集，即问卷调查，适用于经济欠发达的国家和地区。第二阶段：调查表和体格测量，适用于经济发展水平中等的国家和地区。第三阶段：调查表、体格测量和生物化学检测的信息收集，适用于经济发展水平较高的国家和地区。

STEPS 监测对危险因素的评估包括核心危险因素评估、扩展的核心危险因素评估和可选的危险因素评估。

1. **核心危险因素评估**　问卷核心信息包括社会经济和人口学变量、受教育年限、吸烟和饮酒、身体活动、水果和蔬菜的摄取等；身体测量的核心信息包括身高、体重、腰围、血压；生化检测信息包括空腹血糖、总胆固醇等。没有条件的国家，可以仅使用问卷收集核心的危险因素信息，了解四大危险因素的分布情况。有条件的国家，还可以进行身高、体重、腰围、血压的测量。比较发达的国家，可以开展生物化学指标的收集。

2. **扩展的核心危险因素评估**　各国各地区根据自身情况来扩展监测的内容，除核心危险因素以外，还有扩展的危险因素。第一阶段的问卷信息包括种族、受教育程度、家庭

收入和饮食习惯等；第二阶段在问卷信息的基础上再进行身体测量，包括臀围、脉搏等；第三阶段是在第一、二阶段基础上再进行生化检测，包括高密度脂蛋白、甘油三酯等。

**3. 可选择的危险因素评估**　第一阶段包括其他与健康有关的行为、精神卫生、致残和伤害；第二阶段在问卷基础上还包括定时散步、计步和皮褶厚度等；第三阶段在第一、二阶段基础上还包括口服葡萄糖耐量试验、尿液检测尿糖、尿白蛋白等生化检测信息。

WHO 也提供了 STEPS 监测的核心信息和扩展的核心信息部分的评价指南和标准问卷。随着越来越多的国家采用 STEPS 监测方法，WHO 也不断对评价指南和标准问卷进行改进和更新。

**（二）全球非传染性疾病预防控制综合监测框架**

2011 年 9 月 19—20 日，各国家元首和政府首脑及世界各国和政府的代表汇聚联合国，审议全球预防和控制非传染性疾病问题，尤其侧重于由此带来的在发展和其他方面的挑战及对社会和经济的影响，特别是对发展中国家的影响。2013 年 5 月 6 日第六十六届世界卫生大会通过了《全球非传染性疾病预防控制行动计划草案（2013—2020）》，包含了《全球非传染性疾病预防控制综合监测框架（含指标）和自愿性目标（2013—2025）》，旨在监测预防控制非传染性疾病的国家战略和计划的执行情况，并评估其进展。

监测框架指标包括 3 个方面 25 项指标：①死亡率和发病率：30 ~ 70 岁人群心血管疾病、癌症、糖尿病和慢性呼吸系统疾病死亡的（无条件）概率，每 10 万人口癌症发病率（按癌症类别）；②危险因素暴露：有害酒精使用、蔬菜和水果摄入不足、身体活动不足、盐 /钠摄入过多、饱和脂肪酸摄入、血糖升高 / 糖尿病、血压升高、体重超重和肥胖、总胆固醇升高和烟草使用等指标；③国家系统的应对：心血管疾病风险人群的药物预防和咨询、慢性病基本药物和技术、宫颈癌筛查、接种人乳头状瘤病毒疫苗（HPV）和乙肝疫苗、姑息治疗、制定政策在食品供应中不使用部分氢化植物油（PHVO）、制定政策减少对儿童的食品营销等指标。9 项自愿性目标为：①心脑血管疾病、癌症、糖尿病或慢性呼吸系统疾病总死亡率相对降低 25%；②有害酒精使用比例相对减少至少 10%；③身体活动不足率相对减少 10%；④人群平均食盐摄入量 / 钠摄入量相对减少 30%；⑤ 15 岁以上人群目前烟草使用率相对减少 30%；⑥血压升高流行率相对减少 25%；⑦遏制糖尿病和肥胖的上升趋势；⑧至少 50% 的符合条件人群接受心脏病和脑卒中的药物治疗及咨询（包括控制血糖）；⑨ 80% 的公立和私营医疗卫生机构提供廉价有效慢性病诊治基本设备和药物。

## 二、美国行为危险因素监测

美国行为危险因素监测系统（The Behavioral Risk Factor Surveillance System，BRFSS）是由美国疾病预防控制中心建立，由州卫生署共同参与的全球最大规模的电话健康调查系统。通过 BRFSS 收集、分析、解释美国人群行为危险因素信息，了解全国和各州的卫生状况，并使这些行为危险因素资料为公共卫生及疾病监控计划、措施的实施服务。BRFSS

从 1981 年到 1983 年开始了试点调查工作，1984 年正式在美国大多数州开始进行监测。最初该系统仅纳入了 15 个州，每年进行 1 次电话调查。目前所有州和华盛顿特区都已开展了监测，并且调查的次数也增加到了每月 1 次。

BRFSS 调查对象是美国 18 岁及以上成年人，通过随机电话拨号来选择调查户，每一户随机抽取一位调查对象进行电话调查，然后将数据资料上传，进行分析和管理。问卷调查的核心部分包括个人基本情况、健康状况（包括慢性病患病情况）、医疗服务利用情况、饮食习惯及行为危险因素（包括：血压和胆固醇升高、缺乏运动、吸烟、超重或肥胖、酗酒、不良饮食习惯、不使用安全带 6 项）。要求所有州都必须收集核心问卷内容，但其中一些问题每隔一年交替使用。如高血压、伤害、饮酒等问题是逢奇数年进行收集；身体活动、蔬菜水果摄入、体重控制等相关信息则是逢偶数年进行收集；其他信息如健康状况、医疗保险情况、糖尿病情况、吸烟情况和怀孕情况等，是每年每个月都要收集的信息。另外还设置了可选调查内容，包括糖尿病、性行为、计划生育、卫生保健覆盖、卫生保健利用、预防性咨询服务、心血管疾病、关节炎、生活质量、血压知晓、胆固醇知晓、结肠癌筛查、身体锻炼情况、体重控制情况、叶酸使用情况、皮肤癌情况以及社会背景等。可选模块通常关注最新发生的健康问题，可以根据各个地区或某些州疾病的流行状况，或相关卫生事件的发生情况随时添加相关监测内容。2010 年开始增加了儿童调查模块，主要调查 17 岁及以下人群的哮喘患病情况、流行性感冒免疫覆盖情况和人乳头状瘤病毒疫苗接种情况。由于 BRFSS 采用的是标准化、统一的电话调查系统，无论是全美还是各州，都采用标准问卷、标准问法和操作规程来进行信息收集，这些标准化信息也因此被广泛利用。

### 三、美国国家健康营养调查

美国国家健康营养调查（The National Health and Nutrition Examination Survey, NHANES）是由美国疾病预防控制中心下属的国家卫生统计中心（National Center for Health Statistics, NCHS）开展的卫生调查。该调查项目始于 20 世纪 60 年代，包括问卷调查和体格测量，旨在通过各种健康与营养指标的测量来了解美国成人和儿童营养与健康状况。NHANES 从全国抽取 15 个县，从 15 个抽中的县中抽取涵盖各个年龄段的 5 000 人进行调查。问卷调查内容包括个人信息、社会经济学信息、膳食摄入、健康状况（心血管疾病、糖尿病、肾脏疾病等）、行为危险因素（吸烟、饮酒、吸毒、体力活动等）、生殖健康及环境暴露；体格检查包括医学检查和口腔检查。问卷调查通常在调查对象家中进行，体格检查则在特定的移动体检车中进行。NHANES 采用电子化系统收集和处理数据，问卷采用带有电子笔的笔记本电脑录入，体格检查则使用数码体重秤和测距仪把数据自动传输到数据库，提高收集信息的准确性和工作效率，调查结果也得以更快地向公众发布。NHANES 项目的调查数据为美国国立卫生研究所、美国疾病预防控制中心、食品药品管理局等机构提供了研究项目开展和评价的重要信息，并取得了许多重要成果。

## 第二节 中国慢性病及危险因素监测系统的建立和发展

历经几十年的发展,全国疾病监测点系统(Disease Surveillance Points system,DSPs)不断扩大和完善,成为全球最大的疾病监测系统,并在此监测系统上开展传染病监测、死因登记、中国慢性病及危险因素监测、伤害监测及一些流行病学调查。大量的监测和调查数据为我国制定健康相关策略和措施及评估疾病防控效果发挥了重要作用。

我国的慢性病及危险因素监测始于世界银行贷款"疾病预防"项目,即卫生Ⅶ贷款项目的健康促进子项目支持建立的行为危险因素监测。该项目自 1996 年开始,历时 8 年,在上海、北京等地区开展了针对重点控制的慢性病、性传播疾病、人类免疫缺陷病毒和意外伤害的主要危险因素动态监测和干预,为我国开展系统的慢性病及危险因素监测奠定了良好基础。2004 年,中国疾控中心慢病中心创立了中国慢性病及危险因素监测系统,在DSPs 覆盖的地区范围内,每三年开展一次现场调查,采用多阶段分层整群抽样的方法抽取样本人群,收集我国成年人群主要慢性病及相关危险因素流行状况信息,具有国家、城乡和东中西部地区代表性。

2004 年,中国慢性病及危险因素监测在 DSPs 的 161 个监测点中随机抽取 79 个监测点开展第一次现场调查。通过面对面问卷调查和集中现场进行身体测量的方法,共调查18~69 岁常住居民 3 万余人。2007 年的第二次现场调查在 DSPs 的 161 个监测点开展,采取与 2004 年类似的调查方法,共调查 15~69 岁常住居民 5 万余人。2010 年,中国慢性病及危险因素监测被纳入中央财政转移支付地方项目,在 DSPs 的 161 个监测点基础上增加了新疆生产建设兵团农二师,共 162 个监测点。监测内容在原问卷调查和身体测量基础上,增加了空腹血糖、服糖后 2 小时血糖、胰岛素、糖化血红蛋白等指标的实验室检测。调查对象范围也扩展到 18 岁及以上常住居民,共计调查近 10 万人。2013 年,DSPs进行了进一步调整,扩大到 605 个监测点。中国慢性病及危险因素监测也相应进行调整,在综合考虑工作延续性、随机性和代表性等因素的前提下,从 DSPs 中抽取覆盖全国 31省(自治区、直辖市)的 298 个监测点,并在新疆生产建设兵团扩大到 4 个师,组成全新的中国慢性病及危险因素监测点,并于当年采取与 2010 年相似的调查方式,开展了第四次现场调查,共计调查 18 岁及以上常住居民 18 万余人,获得了兼具国家级和省级代表性的数据。2014 年,在原国家卫生计生委疾控局的领导下,中国疾控中心对中国慢性病及危险因素监测和中国居民营养与健康状况监测进行整合,组建中国成人慢性病与营养监测,并于 2015 年开展了现场调查。2018 年,中国慢性病及危险因素监测继续在 302 个监测点开展现场调查,调查内容在 2010 年和 2013 年基础上,进一步增加尿液和其他血液指标的实验室检测内容,共计调查 18 岁及以上常住居民 18 万余人。

此外,我国政府也非常关注流动人口的慢性病及危险因素流行状况。2012 年,在国家医改重大公共卫生服务专项资金支持下,中国疾控中心慢病中心以 DSPs 为基础,在

170个县（区）开展了中国慢性病及危险因素监测流动人口专题调查。该调查按照行业分层进行多阶段抽样，共调查近5万余名18～59岁就业流动人口，首次获得反映我国流动人口慢性病及危险因素流行状况的具有全国代表性的科学数据，为相关政策制定提供了依据。

中国慢性病及危险因素监测系统自2004年建立以来，监测地区范围不断扩大，从仅有全国代表性发展到兼顾省级代表性；监测内容不断扩展：参照WHO STEPS和美国BRFSS及国内慢性病相关调查内容，根据《全球非传染性疾病预防控制综合监测框架（含指标）和自愿性目标（2013—2025）》的要求，结合我国实际情况，调查内容涵盖了吸烟、饮酒、膳食、身体活动、自报健康状况和慢性病患病及其控制情况等问卷调查信息，身高、体重、腰围、血压和心率等身体测量信息，血糖、血脂、糖化血红蛋白、血尿酸，以及反映肾脏功能的检测指标等生化检测指标，2015年增加了膳食调查内容，达到了WHO三阶段监测要求（问卷调查、身体测量和生化检测），并且基本满足了《全球非传染性疾病预防控制综合监测框架（含指标）和自愿性目标（2013—2025）》中的危险因素类的指标，也满足了《健康中国行动（2019—2030）》考核指标中大部分慢性病相关指标；质控措施不断完善、质量不断提高：建立了国家、省级和监测点三级质量控制体系，在现场调查前期、现场调查期、现场调查后期的三阶段全程质量控制；从单机版数据录入软件应用发展到集抽样、现场信息采集、实验室管理、全程质控、数据自动反馈及数据自动分析于一体的信息收集与管理平台，全程无纸化调查，使监测数据质量和效率大幅提升。同时，建立了全国血糖监控系统，实时监控各监测点血糖检测质量，其他生化指标按照国际、国内标准化检测体系进行中心实验室统一检测。

# 第二章 中国慢性病及危险因素监测内容和方法

中国慢性病及危险因素监测的目的是定期收集我国居民主要慢性病患病及危险因素的流行状况和变化趋势，统计分析相关数据并提供相关人员和机构使用，为确定我国和区域慢性病优先干预领域提供科学依据，为评估慢性病防控效果提供参考。因此，中国慢性病及危险因素监测内容不但要满足WHO《全球非传染性疾病预防控制综合监测框架（含指标）和自愿性目标（2013—2025）》的要求，满足《"健康中国2030"规划纲要》《中国防治慢性病中长期规划（2017—2025年）》和《健康中国行动（2019—2030年）》等指标要求，更需要建立符合中国国情的慢性病及危险因素监测指标体系，为制定我国慢性病防控策略和措施及评估中国的慢性病防控效果提供科学依据，同时兼顾各省慢性病防控需求。慢性病及危险因素监测的方法也要与时俱进，在保持指标可比的情况下，采用先进、精准、自动化的工具采集相关信息，对可能影响数据质量的各个环节实施严格的质控措施，以确保监测数据的质量和结果科学。

## 第一节 抽样方法

### 一、确定抽样方法

目前，流行病学调查常用的抽样方法包括非随机抽样和随机抽样，随机抽样又包括单纯随机抽样、系统抽样、分层抽样、整群抽样和多阶段抽样，实际应用中常结合现况调查具体情况选择合适的抽样方法。抽样时必须遵循随机原则，即保证总体中的个体被抽取的机会均等，以保证样本具有代表性，使调查结果能客观地反映总体的真实情况。单纯随机抽样（simple random sampling）也称简单抽样，从 $N$ 个总体对象中，使用抽签、随机数字表或其他随机方法抽取 $n$ 个，构成一个样本。此法适用于数目不大的总体。系统抽样（systematic sampling）又称机械抽样，按照一定顺序给总体中的个体编号，随机抽取一个编号为第一个调查对象，然后机械地每隔若干单位抽取一单位组成样本，此法简便易行，是常用的一种抽样方法，但不适用于有规律排列的总体。分层抽样（stratified sampling）是先将总体按照某一特征（年龄、民族、地域、教育水平等）分为若干层，然后在每层内进行单纯随机抽样抽取若干单位组成一个样本，分层抽样又分为两类：一类是按比例分配（proportional allocation）分层随机抽样，各层内抽样比例相同，第二类是最优分配（optimum allocation）分层随机抽样，各层内抽样比例不同，变异小的层抽样比例小，变异大的层抽样比例大。分层抽样可以减少由各层特征不同而引起的误差，并可进行层间比较。整群抽样（cluster sampling）是先把总体分成若干个群组，随机抽取其中几个群组组成样本。此法方便易行，适用于总体内群体间变异程度不大的大规模调查。多阶段抽样（multi-stage sampling）指将上面几种抽样方法结合起来使用，把抽样过程分为不同阶段，每个阶段的抽样可以采用单纯随机抽样、系统抽样或其他抽样方法，常用于大型流行病调查。

## 二、样本量估计

样本量是在保证一定可靠性前提下所需要的最小观察单位数。影响样本量估算的因素主要包括：预期现患率（$p$）、容许误差（$d$）、显著性水平（$\alpha$）。常用的样本量估算的方法有三种：一种是经验法，即根据前人的研究结果总结的经验或者咨询同行专家所得到的样本量，这种方法比较粗略；第二种是查表法，根据已知的条件查样本量估计表，这种方法容易受到列表的限制；第三种是计算法，根据确定的条件代入专用公式计算样本含量，这种方法最为常用。以2018年中国慢性病及危险因素监测样本量估计为例：

2018年拟在全国31个省（自治区、直辖市）的302个监测点调查18岁以上常住居民，以了解常见慢性病的患病率及其危险因素的流行情况，设计需兼顾省级及城乡代表性。

样本量计算分层方式为：城乡2层（地级以上城市市辖区、县级市和县）；地理分布按省分为31层；按照以上分层因素，共计层数为62层（2×31=62）。

样本量采用公式：$N=deff\dfrac{\mu^2 p(1-p)}{d^2}$　　　　　　（公式2-1）

各参数的含义及取值为：置信水平取95%（双侧），相应的$\mu$=1.96；概率$p$取2013年监测糖尿病患病率10.4%；设计效率$deff$值通常取值范围为2.5～4，监测取值为3；相对误差$r$=20%，$d$=20%×10.4%。

根据以上参数取值，计算得到平均每一层的样本量约为2 482人。根据层数为62，并考虑无应答率15%，计算得到总样本量约为18.1万人。平均每个监测点应至少调查600名18岁及以上常住居民。

## 三、抽样单元的抽取

2018年中国慢性病及危险因素监测覆盖全国31个省（自治区、直辖市）的298个监测点（县/区）和新疆生产建设兵团的4个师。在每个监测点内，采用多阶段整群随机抽样的方法选择调查对象。下面以该监测为例，介绍各阶段抽样方法，见表 2-1。

第一阶段抽样：在每个监测点（全国 302 监测点）内，采用人口规模排序的系统抽样，随机抽取 3 个乡镇（街道、团）。

第二阶段抽样：在每个抽中的乡镇（街道、团）内，采用人口规模排序的系统抽样，随机抽取 2 个行政村（居委会、连）。

第三阶段抽样：在每个抽中的行政村（居委会、连）内，以不少于 60 户为规模将居民户划分为若干个村民 / 居民小组，并采用简单随机抽样方法抽取 1 个村民 / 居民小组。

第四阶段抽样：在每个抽中的村民 / 居民小组中，选取 45 户左右，对调查户中所有 18 岁及以上常住居民进行个人问卷调查和身体测量，采集空腹血样；无糖尿病病史的居民采集空腹血样后，口服 75g 无水葡萄糖，并采集服糖后 2 小时血样；采集晨尿 5ml。若抽中的 45 户中完成个人调查的 18 岁及以上常住居民不足 100 人，需从该村民 / 居民小组中剩余的户中补充相应的调查户开展调查直至完成至少 100 人。

每个监测点应至少调查 18 岁及以上常住居民 600 人。孕妇、存在认知障碍、严重疾病或残障等可能影响调查的情况的居民不纳入调查。

表 2-1 中国慢性病及危险因素监测抽样方法

| 抽样阶段和样本量 | 2004 年 | 2007 年 | 2010 年 | 2013 年 | 2015 年 | 2018 年 |
|---|---|---|---|---|---|---|
| 第一阶段：每个县(区、师)抽取 | 4 个乡镇(街道)，PPS 抽样 | 2 个乡镇(街道)，PPS 抽样 | 4 个乡镇(街道、团)，PPS 抽样 | 4 个乡镇(街道、团)，PPS 抽样 | 3 个乡镇(街道、团)，系统抽样 | 3 个乡镇(街道、团)，系统抽样 |
| 第二阶段：每个乡镇(街道、团)抽取 | 3 个行政村(居委会)，PPS 抽样 | 4 个行政村(居委会)，PPS 抽样 | 3 个行政村(居委会、连)，PPS 抽样 | 3 个行政村(居委会、连)，PPS 抽样 | 2 个行政村(居委会、连)，系统抽样 | 2 个行政村(居委会、连)，系统抽样 |
| 第三阶段：每个行政村(居委会、连)抽取 | 1 个村民(居民)小组(至少 35 户)，简单随机抽样 | 1 个村民(居民)小组(至少 40 户)，简单随机抽样 | 1 个村民(居民)小组(至少 50 户)，简单随机抽样 | 1 个村民(居民)小组(至少 50 户)，简单随机抽样 | 1 个村民(居民)小组(至少 60 户)，简单随机抽样 | 1 个村民(居民)小组(至少 60 户)，简单随机抽样 |
| 第四阶段 | 每个村民(居民)小组的户中抽取 1 名 18～69 岁常住居民 | 每个村民(居民)小组的户中抽取 1 名 15～69 岁常住居民，KISH 表法 | 每个村民(居民)小组的户中抽取 1 名 18 岁及以上常住居民，KISH 表法 | 每个村民(居民)小组的户中抽取 1 名 18 岁及以上常住居民，KISH 表法 | 每个村民(居民)小组中抽取 20 户膳食调查户，25 户非膳食调查户，15 户为备用户，简单随机抽样 | 每个村民(居民)小组中抽取 45 户作为调查户，15 户为备用户，简单随机抽样 |

| 抽样阶段和样本量 | 2004 年 | 2007 年 | 2010 年 | 2013 年 | 2015 年 | 2018 年 |
|---|---|---|---|---|---|---|
| 第五阶段 | 无 | 无 | 无 | 无 | 每个抽中户的 18 岁及以上常住居民全部抽取,整群抽样 | 每个抽中户的 18 岁及以上常住居民全部抽取,整群抽样 |
| 每个县(区、师)样本量/人 | 420 | 320 | 600 | 600 | 612 | 600 |
| 全国估计样本量/人 | 33 180 | 52 020 | 97 200 | 181 200 | 184 824 | 181 200 |

PPS 抽样:与人口规模成比例的抽样方法。

## 第二节 监测内容

自 2004 年中国慢性病及危险因素监测系统建立以来,监测内容参考了世界卫生组织阶梯式监测(WHO STEPS)、美国行为危险因素监测(BRFSS)、《全球非传染性疾病预防控制综合监测框架(含指标)和自愿性目标(2013—2025)》等慢性病相关内容,并且随着这些监测内容的更新而逐渐完善;同时结合《"健康中国 2030"规划纲要》《中国慢性病防治工作规划(2012—2015)》和《中国防治慢性病中长期规划(2017—2025)》等纲领性文件的要求,不断补充和完善中国慢性病及危险因素监测的内容。监测内容紧紧围绕影响我国居民健康的主要慢性病患病及其控制情况、慢性病主要危险因素收集信息和发布报告,主要慢性病患病及其控制情况包括高血压、糖尿病、血脂异常、心肌梗死和卒中等相关信息;慢性病危险因素信息包括吸烟、过量饮酒、身体活动不足、不合理膳食等内容。

中国慢性病及危险因素监测内容由询问调查、身体测量和实验室检测三部分组成,询问调查内容采用问卷形式,由经过统一培训并考核合格的调查员采用面对面访谈的方式收集信息;身体测量采用统一型号的工具在集中现场调查时由调查员进行测量;实验室检测除血糖检测在监测点经过统一考核合格的实验室进行检测外,其他指标要求原则上在统一的实验室进行检测。2004—2013 年期间,询问调查和身体测量的信息均采用纸质问卷记录,然后双录入定制软件(2004—2010)或在线数据录入系统(2013);2015—2018 年各环节均采用平板电脑(PAD)直接收集信息,实时上传信息管理平台,数据的时效性和质量控制更好。

## 一、询问调查

2004—2018 年询问调查内容包括人口学基本信息、吸烟、饮酒、膳食、身体活动、慢性病患病及控制、自报健康状况、口腔健康和伤害等内容。在核心监测指标不变的情况下，其他监测内容根据需要进行调整（表 2-2）。

表 2-2　中国慢性病及危险因素监测询问调查内容

| 问卷模块 | 2004 年 | 2007 年 | 2010 年 | 2013 年 | 2015 年 | 2018 年 |
|---|---|---|---|---|---|---|
| 人口学基本信息 | 年龄、性别、受教育程度、民族、职业、婚姻状况 | 年龄、性别、受教育程度、民族、职业、婚姻状况 | 年龄、性别、受教育程度、民族、职业、婚姻状况、医保情况等 | 年龄、性别、受教育程度、民族、职业、婚姻状况、医保情况等、户籍所在地 | 年龄、性别、受教育程度、民族、职业、婚姻状况、医保情况等、户籍所在地 | 年龄、性别、受教育程度、民族、职业、婚姻状况、医保情况等、户籍所在地 |
| 吸烟情况 | 吸烟、戒烟、二手烟暴露 | 吸烟、戒烟、二手烟暴露、吸烟知识和态度 | 吸烟、戒烟、二手烟暴露、烟草广告 | 吸烟、戒烟、二手烟暴露、吸烟知识和态度 | 吸烟、戒烟、二手烟暴露、电子烟、吸烟知识和态度 | 吸烟、戒烟、二手烟暴露、电子烟、吸烟知识和态度 |
| 饮酒情况 | 过去 30 天和过去 12 个月的饮酒情况 | 过去 30 天和过去 12 个月的饮酒情况、危险饮酒和有害饮酒情况 | 过去 30 天和过去 12 个月的饮酒情况、危险饮酒和有害饮酒情况 | 过去 30 天和过去 12 个月的饮酒情况、危险饮酒和有害饮酒情况 | 过去 30 天和过去 12 个月的饮酒情况、危险饮酒和有害饮酒、醉酒情况 | 过去 30 天和过去 12 个月的饮酒情况、危险饮酒和有害饮酒、醉酒情况 |
| 饮食情况 | 主要食物摄入情况(主食、蔬菜、水果、红肉、白肉、奶和蛋类制品等) | 主要食物摄入情况(主食、蔬菜、水果、红肉、白肉、奶和蛋制品等) | 就餐习惯、主要食物摄入情况(主食、蔬菜、水果、红肉、白肉、奶和蛋制品、碳酸饮料、茶、咖啡、食用油、食用盐) | 就餐习惯、主要食物摄入情况(蔬菜、水果、红肉、白肉、奶和蛋制品、碳酸饮料、食用油、食用盐)、盐的相关知识和减盐行为 | 就餐习惯、主要食物摄入情况(主食、蔬菜、水果、红肉、白肉、奶和蛋制品、碳酸饮料、茶、咖啡、食用油、食用盐)、饮水情况、盐和膳食指南的相关知识和减盐行为、营养补充剂的摄入情况 | 就餐习惯、主要食物摄入情况(主食、蔬菜、水果、红肉、白肉、奶和蛋制品、碳酸饮料、茶、咖啡、食用油、食用盐)、盐和膳食指南的相关知识和减盐行为、营养补充剂的摄入情况 |

| 问卷模块 | 2004 年 | 2007 年 | 2010 年 | 2013 年 | 2015 年 | 2018 年 |
|---|---|---|---|---|---|---|
| 身体活动 | 工作、交通和休闲性身体活动情况、静态行为、睡眠时间 | 工作、交通和休闲性身体活动情况、静态行为、睡眠时间 | 工作、交通和休闲性身体活动情况、静态行为、睡眠时间 | 工作、交通和休闲性身体活动情况、静态行为、睡眠时间 | 工作、交通和休闲性身体活动情况、静态行为、睡眠时间 | 工作、交通和休闲性身体活动情况、静态行为、睡眠时间和状况 |
| 体重、主要慢性病患病及其控制 | 体重、血压、血糖、血脂测量，高血压、糖尿病、血脂异常患病及控制 | 体重、血压、血糖、血脂测量，高血压、糖尿病、血脂异常患病及控制 | 体重、血压、血糖、血脂测量，高血压、糖尿病、血脂异常患病及控制，糖尿病和高血压患者健康管理 | 体重、血压、血糖、血脂测量，高血压、糖尿病、血脂异常患病及控制，糖尿病和高血压患者健康管理 | 体重、血压、血糖、血脂测量，高血压、糖尿病、血脂异常患病及控制，糖尿病和高血压患者健康管理 | 体重、血压、血糖、血脂测量，高血压、糖尿病、血脂异常、慢性肾病患病及控制、糖尿病和高血压患者健康管理 |
| 自报慢性病患病 | 肿瘤、心脑血管、消化系统、呼吸系统、骨关节、口腔和眼科等慢性病疾病患病情况 | 心脑血管急性事件、肿瘤、慢性病呼吸系统疾病患病情况，咳嗽咳痰症状 | 心脑血管急性事件、肿瘤、慢性病呼吸系统疾病患病情况，咳嗽咳痰症状 | 心脑血管急性事件、肿瘤、慢性病呼吸系统疾病患病情况，咳嗽咳痰症状 | 心脑血管急性事件、肿瘤、慢性病呼吸系统疾病患病情况，咳嗽咳痰症状 | 心脑血管急性事件、肿瘤、慢性病呼吸系统、骨关节疾病等患病情况，咳嗽咳痰症状、慢性过敏 |
| 自报健康状况和健康体检 | 自报健康状况、心理健康状况、健康体检 | 自报健康状况、心理健康状况、健康体检 | 自报健康状况、心理健康、健康体检、女性两癌筛查、短暂性脑缺血、老年健康问题 | 自报健康状况、健康体检、女性两癌筛查、老年健康问题 | 自报健康状况、健康体检、女性两癌筛查 | 自报健康状况、健康体检、女性两癌筛查 |
| 口腔健康 | 口腔健康行为 | — | 口腔健康行为 | 口腔健康行为、主要口腔疾病 | 口腔健康行为 | 口腔健康行为 |
| 伤害 | — | 伤害及危险因素 | — | 伤害及危险因素 | 伤害情况及危险因素 | 伤害情况及危险因素 |

## 二、身体测量

自 2004 年以来，中国慢性病及危险因素监测均要求全国采用统一测量工具、统一测量方法进行测量。2004 年测量内容包括血压、身高、体重、腰围和臀围，其中血压测量采用汞柱式血压计，2007—2018 年测量内容包括血压、身高、体重、腰围和心率，其中血压和心率测量采用电子血压计。

### 三、实验室检测

自从 2010 年开始，中国慢性病及危险因素监测在原来问卷和身体测量的基础上，增加了实验室检测内容（表 2-3）。

表 2-3　中国慢性病及危险因素监测实验室检测内容

| 检测指标 | 2010 年 | 2013 年 | 2015 年 | 2018 年 |
| --- | --- | --- | --- | --- |
| 空腹血糖 | √ | √ | √ | √ |
| 服糖后 2 小时血糖(无糖尿病病史者) | √ | √ |  | √ |
| 糖化血红蛋白 | √ | √ | √ | √ |
| 总胆固醇 | √ | √ | √ | √ |
| 低密度脂蛋白胆固醇 | √ | √ | √ | √ |
| 高密度脂蛋白胆固醇 | √ | √ | √ | √ |
| 甘油三酯 | √ | √ | √ | √ |
| 空腹胰岛素 | √ |  |  |  |
| 服糖后 2 小时胰岛素 | √ |  |  |  |
| 血尿酸 |  |  | √ | √ |
| 血红蛋白 |  |  | √ | √ |
| 血肌酐 |  |  |  | √ |
| 白蛋白 |  |  |  | √ |
| 总蛋白 |  |  |  | √ |
| 尿肌酐 |  |  |  | √ |
| 尿微量白蛋白 |  |  |  | √ |

血糖在监测点通过性能验证合格的实验室进行检测，其他指标原则上要求在符合资质的统一实验室进行检测。

## 第三节　监测框架和指标体系

### 一、监测框架和目标

#### （一）WHO 全球非传染性疾病预防控制综合监测框架（含指标）和自愿性目标（2013—2025）

联合国大会于 2011 年通过了有关非传染性疾病问题的政治宣言之后，WHO 制定了一份全球预防控制非传染性疾病综合监测框架（含指标）和自愿性目标，使得全球能够对主要非传染性疾病（心血管病、癌症、慢性肺部疾病和糖尿病）及主要危险因素的防控进展情况加以追踪。这份框架包括 25 个监测指标及 9 项全球自愿性目标（表 2-4），被纳入《预防控制非传染性疾病全球行动计划（2013—2020）》，在 2013 年 5 月举行的世界卫生大会上由各会员国讨论通过。WHO 鼓励各会员国以全球综合监测框架为基础，根据国情，制定本国的非传染性疾病预防控制目标和监测指标。

表 2-4　全球非传染性疾病预防控制综合监测框架（含指标）和自愿性目标（2013—2025）

| 框架要素 | 目标 | 指标 |
| --- | --- | --- |
| 死亡率和发病率 | | |
| 非传染性疾病所致过早死亡 | (1)心血管疾病、癌症、糖尿病或慢性呼吸系统疾病的总死亡率相对降低 25% | (1) 30 ~ 70 岁人群因心血管疾病、癌症、糖尿病或慢性呼吸系统疾病死亡的(无条件)概率 |
| | 其他指标 | (2)每 10 万人口癌症发病率(按癌症类别) |
| 危险因素 | | |
| 行为危险因素 | | |
| 有害使用酒精 [1] | (2)根据本国国情,有害使用酒精现象相对减少至少 10% | (3)根据本国国情,15 岁及以上人群每年人均酒精总消费量(折合成纯酒精的升数,记录的和估计的未记录数)。<br>(4)根据本国国情,青少年和成年人的年龄标化酗酒(重度饮酒)流行率。<br>(5)根据本国国情,青少年和成人酒精相关疾病的发病率和死亡率 |
| 身体活动不足 | (3)身体活动不足流行率相对减少 10% | (6)青少年身体活动不足(定义为每日中等强度至高强度活动时间不足 60 分钟)流行率。<br>(7) 18 岁及以上人群身体活动不足的年龄标化(定义为每周中等强度活动时间不足 150 分钟,或相当量)流行率 |
| 盐／钠的摄入 | (4)人群平均食盐／钠摄入量相对减少 30% | (8) 18 岁及以上人群年龄标化平均每日食盐(氯化钠)摄入量(以 g 为单位) |

| 框架要素 | 目标 | 指标 |
|---|---|---|
| 烟草 | (5) 15 岁及以上人群目前烟草使用流行率(现在吸烟率)相对减少30% | (9) 青少年目前烟草使用流行率(现在吸烟率)。<br>(10) 18 岁及以上人群目前烟草使用年龄标化流行率(标化现在吸烟率) |
| 生物学危险因素 | | |
| 血压升高 | (6) 根据国家具体情况,高血压患病率相对减少25%,或控制高血压患病率 | (11) 18 岁及以上人群高血压的年龄标化患病率(定义为收缩压 ≥ 140mmHg 和 / 或舒张压 ≥ 90mmHg)以及平均收缩压 |
| 糖尿病与肥胖 | (7) 遏制糖尿病和肥胖的上升趋势 | (12) 18 岁及以上人群血糖升高 / 糖尿病的年龄标化患病率 [ 血糖升高 / 糖尿病定义为空腹血糖值 ≥ 7mmol/L(126mg/dl)或因血糖升高接受药物治疗 ]。<br>(13) 青少年超重和肥胖的年龄标化患病率(根据 WHO 生长参考标准进行定义,超重指按年龄和性别计算的 BMI 高于 +1 标准差;肥胖指按年龄和性别计算的 BMI 高于 +2 标准差)。<br>(14) 18 岁及以上成人超重和肥胖的年龄标化流行率(BMI 大于 25kg/m² 定义为超重,大于 30kg/m² 定义为肥胖) |
| | 其他指标 | (15) 18 岁及以上人群饱和脂肪酸(SFA)摄入的能量占总能量的年龄标化平均比例<br>(16) 18 岁及以上人群每日水果和蔬菜消费量少于 5 份(400g)的年龄标化流行率<br>(17) 18 岁及以上人群总胆固醇升高的年龄标化患病率(定义为总胆固醇 ≥ 5.0mmol/L 或 190mg/dl)以及平均总胆固醇水平 |
| 国家系统的应对 | | |
| 药物治疗预防心脏病发作和脑卒中 | (8) 至少 50% 的符合条件者接受预防心脏病发作和脑卒中的药物治疗及咨询(包括控制血糖) | (18) 符合条件应当为预防心脏病发作和脑卒中接受药物治疗和咨询服务(包括血糖控制)者(定义为 10 年心血管疾病风险 ≥ 30% 的 40 岁及以上人群,包括心血管疾病现患者)的比例 |
| 治疗主要非传染性疾病的基本药物和基本技术 | (9) 在 80% 的公立和私营医疗卫生机构提供经济可负担的优质、安全和有效的用于治疗非传染性疾病的基本药物,包括非专利药物 | (19) 在公立和私营医疗卫生机构提供经济可负担的优质、安全和有效的用于治疗非传染性疾病的基本药物(包括非专利药物)和基本技术 |

续表

| 框架要素 | 目标 | 指标 |
|---|---|---|
| 其他指标 | | (20)根据每例癌症死亡患者强阿片类镇痛药吗啡当量消耗量(不包括美沙酮)评估姑息治疗的可及性<br>(21)酌情在国家范围和国家规划内,制定国家政策,在食品供应中限制使用饱和脂肪酸,并且不使用部分氢化植物油<br>(22)根据国家规划和政策,在具有成本效益和经济可负担的情况下,酌情提供人乳头状瘤病毒(HPV)疫苗的可获得性<br>(23)制定政策,减少富含饱和脂肪、反式脂肪酸、游离糖或盐的食品和非酒精饮料的市场营销对儿童的影响<br>(24)通过为婴儿接种的乙肝疫苗第三剂(HepB3)的数量来监测乙肝病毒疫苗接种覆盖率<br>(25)30~49岁妇女接受宫颈癌筛查(至少一次或更多)的比例,以及根据国家规划或政策,更低年龄组或更高年龄组接受宫颈癌筛查的比例 |

注:[1] 各国按照WHO减少有害使用酒精的全球战略酌情选择符合国情的有害使用酒精的指标,建议包括重度间歇性饮酒的流行率、酒精年消费量、酒精相关患病率和死亡率等指标。

### (二)我国慢性病防控相关的重要指标及目标

1. 《"健康中国2030"规划纲要》指标及目标　健康中国建设慢性病防控相关主要指标包括:

- 人均预期寿命/岁
  2015年:76.34　2020年:77.3　2030年:79.0
- 居民健康素养水平/%
  2015年:10　2020年:20　2030年:30
- 经常参加体育锻炼人数/亿人
  2015年:3.6(2014年)　2020年:4.35　2030年:5.3
- 重大慢性病过早死亡率/%
  2015年:19.1(2013年)　2020年:比2015年降低10%　2030年:比2015年降低30%

2. 《中国防治慢性病中长期规划(2017—2025年)》指标及目标　《中国防治慢性病中长期规划(2017—2025年)》所提出的目标中(表2-5),"35岁及以上居民年度血脂检测率"可由中国慢性病及危险因素监测数据进行评估。

表2-5　中国防治慢性病中长期规划(2017—2025年)主要指标及目标

| 主要指标 | 基线 | 2020年 | 2025年 | 属性 |
|---|---|---|---|---|
| 心脑血管疾病死亡率 | 241.3/10万 | 下降10% | 下降15% | 预期性 |
| 总体癌症5年生存率 | 30.9% | 提高5% | 提高10% | 预期性 |

续表

| 主要指标 | 基线 | 2020 年 | 2025 年 | 属性 |
|---|---|---|---|---|
| 高发地区重点癌种早诊率 | 48% | 55% | 60% | 预期性 |
| 70 岁以下人群慢性呼吸系统疾病死亡率 | 11.96/10 万 | 下降 10% | 下降 15% | 预期性 |
| 40 岁以上居民肺功能检测率 | 7.1% | 15% | 25% | 预期性 |
| 高血压患者管理人数 | 8 835 万人 | 10 000 万人 | 11 000 万人 | 预期性 |
| 糖尿病患者管理人数 | 2 614 万人 | 3 500 万人 | 4 000 万人 | 预期性 |
| 高血压、糖尿病患者规范管理率 | 50% | 60% | 70% | 预期性 |
| 35 岁以上居民年度血脂检测率 | 19.4% | 25% | 30% | 预期性 |
| 65 岁以上老年人中医药健康管理率 | 45% | 65% | 80% | 预期性 |
| 居民健康素养水平 | 10% | 大于 20% | 25% | 预期性 |
| 全民健康生活方式行动县(区)覆盖率 | 80.9% | 90% | 95% | 预期性 |
| 经常参加体育锻炼的人数 | 3.6 亿人 | 4.35 亿人 | 5 亿人 | 预期性 |
| 15 岁以上人群吸烟率 | 27.7% | 控制在 25% 以内 | 控制在 20% 以内 | 预期性 |
| 人均每日食盐摄入量 | 10.5g | 下降 10% | 下降 15% | 预期性 |
| 国家慢性病综合防控示范区覆盖率 | 9.3% | 15% | 20% | 预期性 |

### 3. 《健康中国行动（2019—2030 年）》慢性病相关指标及目标

《健康中国行动（2019—2030 年）》总体目标为到 2022 年覆盖经济社会各相关领域的健康促进政策体系基本建立，全民健康素养水平稳步提高，健康生活方式加快推广，心脑血管疾病、癌症、慢性呼吸系统疾病、糖尿病等重大慢性病发病率上升趋势得到遏制，重点传染病、严重精神障碍、地方病、职业病得到有效防控，致残和死亡风险逐步降低，重点人群健康状况显著改善。

到 2030 年，全民健康素养水平大幅提升，健康生活方式基本普及，居民主要健康影响因素得到有效控制，因重大慢性病导致的过早死亡率明显降低，人均健康预期寿命得到较大提高，居民主要健康指标水平进入高收入国家行列，健康公平基本实现，实现《"健康中国 2030"规划纲要》有关目标。

《健康中国行动组织实施和考核方案》明确提出了 15 个领域 124 项指标，其中慢性病相关指标 59 项，共有 30 项指标可以通过慢性病及危险因素监测获得（表 2-6）。

表 2-6 慢性病及危险因素监测可获得的《健康中国行动（2019—2030 年）》指标及目标

| 主要指标 | 基期水平 | 2022 年 | 2025 年 | 属性 |
|---|---|---|---|---|
| 成人肥胖增长率 | 2002—2012 年平均每年增长约 5.3% | 持续减缓 | 持续减缓 | 预期性 |
| 孕妇贫血率 | 2013 年为 17.2% | <14% | <10% | 预期性 |
| 5 岁以下儿童生长迟缓率 | 2013 年为 8.1% | <7% | <5% | 预期性 |
| 人均每日食盐摄入量 | 2012 年为 10.5g | ≤ 5g | ≤ 5g | 倡导性 |
| 成人人均每日食用油摄入量 | 2012 年为 42.1g | 25 ~ 30g | | 倡导性 |
| 蔬菜和水果每日摄入量 | 2012 年为 296g | ≥ 500g | ≥ 500g | 倡导性 |
| 每日摄入食物种类 | — | ≥ 12 | ≥ 12 | 倡导性 |
| 成年人维持健康体重 | 2012 年 BMI（kg/m²）在正常范围内的比例为 52% | 18.5 ≤ BMI<24 | 18.5 ≤ BMI<24 | 倡导性 |
| 经常参加体育锻炼人数比例 | 2014 年为 33.9% | ≥ 37% | ≥ 40% | 预期性 |
| 15 岁以上人群吸烟率 | 2015 年为 27.7% | <24.5% | <20% | 预期性 |
| 失眠现患率 | 2016 年为 15% | 上升趋势减缓 | 上升趋势减缓 | 预期性 |
| 成人每日平均睡眠时间 | 6.5h | 7 ~ 8h | 7 ~ 8h | 倡导性 |
| 农村适龄妇女宫颈癌和乳腺癌筛查率 | 52.6% | ≥ 80% | ≥ 90% | 预期性 |
| 全国儿童青少年总体近视率 | — | 力争每年降低 0.5 个百分点以上 | 新发近视率明显下降 | 约束性 |
| 小学生、初中生、高中生每天睡眠时间 | | 分别不少于 10、9、8h | | 倡导性 |
| 中小学生非学习目的使用电子屏幕产品 | | 单次不宜超过 15min，每天累计不宜超过 1h | | 倡导性 |
| 中小学生每天校内体育活动时间 | | ≥ 1h | | 约束性 |
| 人群健康体检率 | — | 持续提高 | 持续提高 | 倡导性 |
| 18 岁及以上成人定期自我监测血压，血压正常高值人群和其他高危人群经常测量血压 | | | | 倡导性 |
| 40 岁以下血脂正常人群每 2 ~ 5 年检测 1 次血脂，40 岁及以上人群至少每年检测 1 次血脂，心脑血管疾病高危人群每 6 个月检测 1 次血脂 | | | | 倡导性 |
| 基本实现 40 岁及以上人群每年至少检测 1 次空腹血糖，糖尿病前期人群每 6 个月检测 1 次空腹或餐后 2h 血糖 | | | | 倡导性 |

| 主要指标 | 基期水平 | 2022 年 | 2025 年 | 属性 |
|---|---|---|---|---|
| 30 岁及以上居民高血压知晓率 | 2012 年为 47% | ≥ 55% | ≥ 65% | 预期性 |
| 高血压患者规范管理率 | 2015 年为 50% | ≥ 60% | ≥ 70% | 预期性 |
| 高血压治疗率 | 2012 年为 41.1% | 持续提高 | 持续提高 | 预期性 |
| 高血压控制率 | 2012 年为 13.8% | 持续提高 | 持续提高 | 预期性 |
| 35 岁及以上居民年度血脂检测率 | 2012 年为 19.4% | ≥ 27% | ≥ 35% | 预期性 |
| 18 岁及以上居民糖尿病知晓率 | 2012 年为 36.1% | ≥ 50% | ≥ 60% | 预期性 |
| 糖尿病患者规范管理率 | 2015 年为 50% | ≥ 60% | ≥ 70% | 预期性 |
| 糖尿病治疗率 | 2012 年为 33.4% | 持续提高 | 持续提高 | 预期性 |
| 糖尿病控制率 | 2012 年为 30.6% | 持续提高 | 持续提高 | 预期性 |

## 二、中国慢性病及危险因素监测指标体系

### （一）危险因素指标

1. **吸烟行为** 吸烟行为监测指标可反映人群吸烟相关行为的流行现状和趋势，包括：吸烟、戒烟、吸烟者吸烟模式（吸烟量和开始每日吸烟年龄）、二手烟暴露等，具体指标见表 2-7。

表 2-7 吸烟行为相关指标

| 指标类型 | 指标 | 定义 |
|---|---|---|
| 核心 | 现在吸烟率 /% | 调查时仍在吸烟的人(包括每日吸烟和偶尔吸烟者)在总人群中所占的比例 |
| | 每日吸烟率 /% | 调查时每天都吸烟的人在总人群中所占的比例 |
| | 日平均吸烟量 / 支 | 现在吸烟者吸机制卷烟的日平均支数 |
| | 开始每日吸烟年龄 / 岁 | 每日吸烟者开始每日吸烟的平均年龄 |
| | 戒烟率 /% | 过去曾吸过烟,但调查时已不再吸烟的人在所有曾经和现在吸烟者中所占的比例 |
| | 成功戒烟率 /% | 调查时已戒烟 2 年或以上者在所有曾经和现在吸烟者中所占的比例 |
| | 打算戒烟率 /% | 考虑在未来 12 个月内开始戒烟(包括计划在 1 个月内戒烟)的人在现在吸烟者中所占的比例 |
| | 复吸率 /% | 曾经采取行动戒烟的人在现在吸烟者中所占的比例 |
| | 二手烟暴露率 /% | 现在不吸烟者中,通常情况下每周至少 1 天暴露于二手烟的人所占的比例 |
| 扩展 | 吸烟率 /% | 调查时仍在吸烟的人(包括每日吸烟和偶尔吸烟者)以及过去曾经吸烟,调查时已不再吸烟的人在总人群中所占的比例 |

**2. 饮酒行为** 饮酒行为监测指标可反映人群饮酒相关行为的流行现状和趋势，包括：饮酒者比例、饮酒频率、饮酒量、危险和有害饮酒情况等，具体指标见表2-8。

表2-8 饮酒行为相关指标

| 指标类型 | 指标 | 定义 |
|---|---|---|
| 核心 | 过去30天饮酒率 /% | 过去30天内有饮酒行为者在总人群中所占的比例 |
| | 过去12个月饮酒率 /% | 过去12个月内有饮酒行为者在总人群中所占的比例 |
| | 饮酒者日均酒精摄入量 /g | 饮酒者平均每天所摄入的酒精克数 |
| | 危险饮酒率 /% | 男性饮酒者日均酒精摄入量≥41g并且<61g者,女性日均酒精摄入量≥21g并且<41g者在饮酒者中所占的比例 |
| | 有害饮酒率 /% | 男性饮酒者日均酒精摄入量≥61g者,女性日均酒精摄入量≥41g者在饮酒者中所占的比例 |
| | 饮酒者单次大量饮酒率 /% | 指过去30天内,单次饮酒酒精摄入量超过60g的次数≥1次的饮酒者占过去12个月内有饮酒行为者的比例 |

**3. 饮食行为** 饮食行为监测指标可反映人群饮食相关行为的流行现状和趋势，包括：就餐习惯、主要食物类别的食用频率及平均每日食用量及比例、油盐等摄入情况，以及对膳食行为的知晓情况等，具体指标见表2-9。

表2-9 饮食行为相关指标

| 指标类型 | 指标 | 定义 |
|---|---|---|
| 核心 | 蔬菜水果日均摄入量 /g | 平均每人每日新鲜蔬菜和新鲜水果的摄入量 |
| | 蔬菜水果摄入不足率 /% | 日均蔬菜和水果类摄入低于400g者在总人群中所占的比例 |
| | 红肉日均摄入量 /g | 平均每人每日猪、牛、羊等红肉摄入量 |
| | 红肉摄入过多比例 /% | 日均红肉摄入量高于100g者在总人群中所占的比例 |
| 扩展 | 家庭人均每日盐摄入量 /g | 每个家庭平均每人每日的食盐摄入量 |
| | 食盐摄入过多比例 /% | 根据《中国居民膳食指南(2016)》的建议,家庭每人日均食盐摄入量分别超过5g、6g、12g、15g的家庭占所有调查户的比例 |
| | 家庭人均每日烹调油摄入量 /g | 每个家庭平均每人每日的食用油摄入量 |
| | 烹调油摄入过多比例 /% | 根据《中国居民膳食指南(2016)》的建议,家庭每人日均烹调油摄入量分别超过25g和50g的家庭占所有调查户的比例 |

**4. 身体活动**　身体活动包括工作性、交通性和休闲性身体活动及静态行为等，相关指标见表 2-10。

表 2-10　身体活动相关指标

| 指标类型 | 指标 | 定义 |
|---|---|---|
| 核心 | 身体活动不足率 /% | 通常一周内,总活动时间(高强度活动时间 ×2、中等强度活动时间)不足 150 分钟者在总人群中所占的比例 |
| | 经常锻炼率 /% | 每周至少有 3 天参加业余锻炼,每天锻炼至少持续 10 分钟以上者在总人群中所占的比例 |
| | 从不锻炼率 /% | 通常一周中从不参加锻炼者在总人群中所占的比例 |
| | 总静态行为时间 /h | 通常一天内,安静地坐着、靠着或躺着的时间(睡眠时间除外) |
| | 业余静态行为时间 /h | 通常一天内业余时间安静地坐着、靠着或躺着看电视、使用电脑、手机、阅读等静态行为的时间 |
| | 业余屏幕时间 /h | 通常一天内业余在屏幕前安静地坐着、靠着或躺着看屏幕的时间,包括看电视、使用电脑、玩电子游戏、使用手机等 |
| | 平均每日睡眠时间 /h | 平均每日夜间或日间睡眠的总时间 |
| | 失眠现患率 /% | 使用反映睡眠情况的相关量表测得的失眠者在总人群中所占的比例 |

**（二）慢性病相关指标**

**1. 体重及控制**　体重及控制情况包括体重指数及相关指标,中心型肥胖等,具体指标见表 2-11。

表 2-11　体重及控制相关指标

| 指标类型 | 指标 | 定义 |
|---|---|---|
| 核心 | 健康体重率 /% | $18.5\text{kg/m}^2 \leqslant \text{BMI} < 24\text{kg/m}^2$ 者在总人群中所占的比例 |
| | 超重率 /% | $24\text{kg/m}^2 \leqslant \text{BMI} < 28\text{kg/m}^2$ 者在总人群中所占的比例 |
| | 肥胖率 /% | $\text{BMI} \geqslant 28\text{kg/m}^2$ 者在总人群中所占的比例 |
| | 肥胖增长率 /% | 18 岁及以上居民肥胖率的年均增长速度 |
| | 中心型肥胖率 /% | 中心型肥胖者(男性腰围 ≥ 90cm,女性腰围 ≥ 85cm)在总人群中所占的比例 |
| 扩展 | 平均体重指数 /$(\text{kg} \cdot \text{m}^{-2})$ | 平均体重指数(body mass index,BMI)为体重(kg)除以身高的平方($\text{m}^2$) |

**2. 血压及控制** 血压及控制情况包括高血压患病、知晓、治疗、控制及管理等，具体指标见表 2-12。

表 2-12 血压及控制相关指标

| 指标类型 | 指标 | 定义 |
|---|---|---|
| 核心 | 血压检测率 /% | 过去 3 个月内曾经测量血压者在总人群中所占的比例 |
| | 血压知晓率 /% | 了解个人血压状况者在总人群中所占的比例 |
| | 高血压患病率 /% | 血压测量结果收缩压(SBP) ≥ 140mmHg 和 / 或舒张压(DBP) ≥ 90mmHg 以上者,或已被乡镇(社区)级或以上医院确诊为高血压且近 2 周服药者在总人群中所占的比例 |
| | 高血压知晓率 /% | 在高血压患者中,本次调查之前即知道自己患有高血压者(经过乡镇卫生院 / 社区卫生服务中心及以上医疗机构或医生诊断)所占的比例 |
| | 高血压治疗率 /% | 在高血压患者中,近两周内服用降压药物者所占的比例 |
| | 高血压知晓者的治疗率 /% | 在本次调查之前即知道自己患有高血压者中,近两周内服用降压药物者所占的比例 |
| | 高血压控制率 /% | 在高血压患者中,通过治疗血压水平控制在 140/90mmHg 以下者所占的比例 |
| | 高血压治疗控制率 /% | 两周服用降压药的高血压患者中,血压水平控制在 140/90mmHg 以下者所占的比例 |
| | 高血压患者社区健康管理率 /% | 已纳入基层卫生服务机构管理的 35 岁及以上高血压患者在该地区被乡镇(社区)级或以上医院确诊的 35 岁及以上高血压患者中所占的比例 |
| | 高血压患者规范化健康管理率 /% | 按照《国家基本公共卫生服务规范(第三版)》要求,纳入高血压患者社区健康管理的人群中,同时得到基层医疗卫生机构所提供的每年至少 4 次的血压测量和用药、膳食、身体活动、戒烟(其中从不吸烟者除外)、戒酒 / 限酒(其中从不饮酒者除外)5 个方面指导的患者所占的比例 |
| 扩展 | 血压升高率 /% | 血压测量结果收缩压(SBP) ≥ 140mmHg 和 / 或舒张压(DBP) ≥ 90mmHg 以上者在总人群中所占的比例 |
| | 自报高血压患病率 /% | 已被乡镇(社区)级或以上医院确诊为高血压者在总人群中所占的比例 |
| | 未诊断高血压的居民 3 个月内血压检测率 /% | 18 岁及以上居民中 3 个月内测量过血压的人在未诊断为高血压的人群中所占的比例 |

**3. 血糖及控制** 血糖及控制情况包括糖尿病患病、知晓、治疗、控制及管理等,具体指标见表 2-13。

表 2-13 血糖及控制相关指标

| 指标类型 | 指标 | 定义 |
|---|---|---|
| 核心 | 血糖检测率 /% | 过去 6 个月内曾经检测血糖者在总人群中所占的比例 |
| | 血糖知晓率 /% | 了解个人血糖状况者在总人群中所占的比例 |
| | 糖尿病患病率 /% | 空腹血糖测量结果 ≥ 7.0mmol/L 和 / 或服糖后 2 小时 (OGTT-2h) 血糖测量结果 ≥ 11.1mmol/L 者,和 / 或已被乡镇(社区)级或以上医院确诊为糖尿病者在总人群中所占的比例 |
| | 糖尿病知晓率 /% | 在糖尿病患者中,本次调查检测血糖之前即知道自己患有糖尿病者(经乡镇卫生院 / 社区卫生服务中心及以上医疗机构医生诊断)所占的比例 |
| | 糖尿病治疗率 /% | 在糖尿病患者中,采取控制和治疗措施者(包括生活方式干预和 / 或药物治疗)所占的比例 |
| | 糖尿病知晓治疗率 /% | 在本次调查之前即知道自己患有糖尿病者中,采取措施控制血糖者所占的比例 |
| | 糖尿病控制率 /% | 在糖尿病患者中,目前空腹血糖控制在 7.0mmol/L 及以下者所占的比例 |
| | 糖尿病治疗控制率 /% | 已采取控制和治疗措施的糖尿病者中,目前空腹血糖控制在 7.0mmol/L 及以下者所占的比例 |
| | 单纯空腹血糖受损率 /% | 调查之前未被诊断为糖尿病,空腹血糖检测结果 ≥ 6.1mmol/L 且 <7.0mmol/L 者并且糖耐量正常患者在总人群中所占的比例 |
| | 单纯糖耐量减低率 /% | 调查前未被诊断为糖尿病,服糖后 2 小时 (OGTT-2h) 血糖检测结果 ≥ 7.8mmol/L 且 <11.1mmol/L,且空腹血糖正常者在总人群中所占的比例 |
| | 糖尿病患者健康管理率 /% | 已纳入基层医疗卫生机构健康管理的 35 岁及以上糖尿病患者在该地区被乡镇(社区)级或以上医院确诊的 35 岁及以上糖尿病患者中所占的比例 |
| | 糖尿病患者规范化管理率 /% | 按照《国家基本公共卫生服务规范(第三版)》要求,纳入糖尿病患者社区健康管理的人群中,同时得到基层医疗卫生机构所提供的每年至少 4 次的血糖测量和用药、膳食、身体活动、戒烟(其中从不吸烟者除外)、戒酒 / 限酒(其中从不饮酒者除外)5 个方面的指导的人所占的比例 |
| 拓展 | 糖尿病自报患病率 /% | 被乡镇 / 社区级或以上医院诊断为糖尿病的患者占所有调查对象的百分比 |
| | 新诊断糖尿病患病率 /% | 新诊断糖尿病患者在所有调查对象中的百分比 |
| | 糖尿病前期患病率 /% | 糖调节受损患者占所有调查对象的百分比 |
| | 空腹血糖受损合并糖耐量异常患病率 /% | 空腹血糖受损同时糖耐量异常患者在所有调查对象中的百分比 |
| | 40 岁及以上未诊断为糖尿病的居民 12 个月内血糖检测率 /% | 12 个月内测量过血糖的人在 40 岁及以上未诊断为糖尿病的人群中所占的比例 |

**4. 血脂及控制**　血脂及控制情况包括血脂异常患病、知晓、治疗、控制及检测等，具体指标见表 2-14。

表 2-14　血脂及控制相关指标

| 指标类型 | 指标 | 定义 |
|---|---|---|
| 核心 | 血脂检测率 /% | 过去 12 个月内曾经检测血脂者在总人群中所占的比例 |
| | 高胆固醇血症患病率 /% | 总胆固醇（TC）≥ 6.22mmol/L（240mg/dl）者在总人群中所占的比例 |
| | 高甘油三酯血症患病率 /% | 甘油三酯（TG）≥ 2.26mmol/L（200mg/dl）者在总人群所占的比例 |
| | 高低密度脂蛋白胆固醇血症患病率 /% | 低密度脂蛋白胆固醇（LDL-C）≥ 4.14mmol/L（160mg/dl）者在总人群中所占的比例 |
| | 低高密度脂蛋白胆固醇血症患病率 /% | 高密度脂蛋白胆固醇（HDL-C）<1.04mmol/L（40mg/dl）者在总人群中所占的比例 |
| | 血脂异常患病率 /% | 被诊断为高 TC 血症或高 TG 血症或高 LDL-C 血症或低 HDL-C 血症的人在总人群中所占的比例 |
| 扩展 | 胆固醇升高患病率 /% | 总胆固醇 ≥ 5.0mmol/L 者在总人群中所占的比例 |
| | 血脂异常知晓率 /% | 在调查前知晓血脂异常者占血脂异常总检出人群中的百分比 |
| | 血脂异常治疗率 /% | 治疗血脂异常者占血脂异常总检出人群中的百分比 |
| | 血脂异常控制率 /% | 血脂异常者中血脂控制在正常范围内的人群的百分比 |
| | 胆固醇升高患病率 /% | 胆固醇高于 5.0mmol/L 的人数占所有调查对象的百分比 |
| | 40 岁及以上未诊断血脂异常的居民 12 个月内血脂检测率 /% | 12 个月内测量过血脂的人在 40 岁及以上未诊断为血脂异常的人群中所占的比例 |

**5. 其他慢性病**　其他慢性病如高尿酸血症、慢性肾病、过敏性疾病、心脑血管急性事件、慢阻肺患病及其检查情况等，具体指标见表 2-15。

表 2-15　其他慢性病相关指标

| 指标类型 | 指标 | 定义 |
|---|---|---|
| 核心 | 高尿酸血症患病率 /% | 血尿酸水平 >420μmol/L（7mg/dl）者在总人群中所占的比例 |
| | 慢性肾病患病率 /% | 肾小球滤过率（estimated glomerular filtration rate,eGFR）小于 60ml/（min·1.73m²）或尿蛋白 / 肌酐比值大于 30mg/g 者在总人群中所占的比例 |
| | 过敏性疾病患病率 /% | 自报被医生诊断为过敏性鼻炎、荨麻疹、过敏性结膜炎、哮喘、皮炎湿疹等过敏性疾病者在总人群中所占的比例 |

| 指标类型 | 指标 | 定义 |
|---|---|---|
| 扩展 | 心肌梗死自报患病率 /% | 已被县 / 区及以上级别医疗机构医生诊断为心肌梗死者在总人群中所占的比例 |
| | 脑卒中自报患病率 /% | 已被县 / 区及以上级别医疗机构医生诊断为缺血性或出血性卒中者在总人群中所占的比例 |
| | 慢阻肺自报患病率 /% | 已被县 / 区及以上级别医疗机构医生诊断为慢性阻塞性肺疾病者在总人群中所占的比例 |

### （三）其他健康状况指标

其他健康状况包括女性两癌筛查情况和体检情况等，具体指标见表 2-16。

表 2-16　其他健康状况指标

| 指标类型 | 指标 | 定义 |
|---|---|---|
| 核心 | 健康体检率 /% | 接受过不以看病为目的的健康体检者在总人群中所占的比例 |
| | 女性宫颈癌筛查率 /% | 接受过宫颈癌筛查者在女性人群中所占的比例 |
| | 女性乳腺癌筛查率 /% | 接受过乳腺癌筛查者在女性人群中所占的比例 |

# 第三章

# 数据清理

为掌握我国居民慢性病患病及其危险因素的流行现状和变化趋势，为国家制定相关的政策、评估慢性病干预策略和措施的效果提供科学依据，中国疾控中心慢病中心于2004—2018年开展了6次中国慢性病及危险因素监测的现场调查。2004年数据采用纸质问卷采集，从2015年开始利用电子化信息收集与管理平台，采用平板电脑（PAD端）和电脑端共同收集调查信息，原始数据质量在逐步提高。开展数据清理工作对于产出有价值的结果至关重要。本章节以中国慢性病及危险因素监测数据的清理为主要对象，结合数据收集过程中可能出现的问题，制定清理原则、流程和对策建议。

## 第一节　数据清理原则

数据清理的目的是为了保证数据的完整、可靠和准确，确保数据分析前的内部和外部一致性。数据清理是指对数据进行重新审查和校验，发现并纠正数据文件中可识别错误的过程，其原则应遵循完整性、标准化、可溯源性、唯一性和循环性。

### 一、完整性

第一是调查对象的完整性，即是否按照设计调查了要求调查的全部对象；第二每个对象是否按照要求调查了该调查的所有内容，即是否存在缺失项，尤其是核心指标是否完整，对数据集的样本量和变量信息进行完整性评价。此外，需核查数据是否按照调查计划已完整录入、上传或下载，是否存在以省份、县（区）为单位的观测缺失，是否存在整个模块或某一变量的缺失，是否存在数据集中特定单元格，是否存在信息缺失等。

### 二、标准化

需核查数据的科学性、统一性、通用性和逻辑校验。科学性指核查数据与其他外部数据的标准是否保持一致，宜参考或使用现行或通用的卫生相关数据集标准，尤其是需要与外部数据进行链接时，数据的标准化更为重要。统一性指核查数据集或数据库内部的标准是否保持一致,如变量定义、格式、单位、取值精度、编码规则等。通用性指数据与其他外部数据的标准是否保持一致,即参考或使用现行或通用的卫生相关数据集标准,尤其是需要与外部数据进行关联分析时更要注重此特征。逻辑校验需根据问卷设计的情况开展。

### 三、可溯源性

可溯源性是指每一次的更改、删除或增加,都必须保留原始数据和相关代码,以保证第三方核查清理的规范性。此外,需要将数据清理结果细化到观测和变量,以方便核查异常数据是否具有聚集性,方便推测异常值产生的相关原因。

### 四、唯一性

数据集内或数据集间不同研究对象的个体唯一性标识和有效记录是否重复。同一研究对象只能有唯一的标识。

### 五、循环性

数据清理工作是一个循环往复的过程,即使认为数据的清理已经结束,数据库已经关闭,但在数据的分析阶段还会发现不少该清理的问题,因此可能会有循环往复的过程。

## 第二节 数据清理步骤

### 一、制订数据清理计划

数据清理计划应包括数据清理的目的、原则、流程或步骤、人员分工与清理报告图表样式等。清理计划应覆盖清理的时间点、原始数据库名称和日期、数据库各部分样本量、缺失和重复数据的处理、相应事件的逻辑核查、外部数据(比对其他具有全国代表性的横断面数据,如卫生服务调查等)与检测数据一致性核查等内容。清理计划中应完成数据列表,涉及库中变量名、数据类型、取值范围和编码含义等多个方面。清理计划的逻辑跳转应与问卷设计的逻辑一致,如应跳转但却有数据,则需要将误填数据赋为空值。清理报告中应包括分省、调查点的数据分布图表(如频数描述、可交互散点图、直方图、折线图等),展示数据特性,发现离群值,查看数据分布的峰形和峰值,对收集的数据进行分析和比较,识别可能存在的问题,及时向现场工作人员反馈、核查及修正,以提高数据质量。数据清理流程见图3-1。

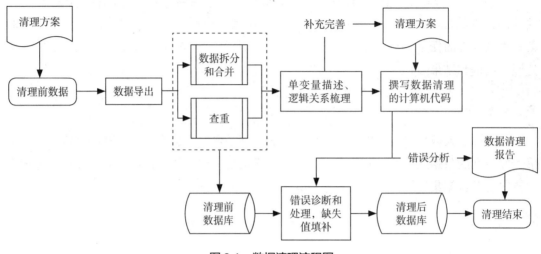

图 3-1　数据清理流程图

## 二、处置问题数据

### （一）补充缺失变量或观测

存在缺失、异常值和错误的数据应经工作人员核实，并根据实际情况再次收集或重新测量这部分信息。如无法重新收集相关数据，则需要评估该部分的数据质量，以确定是否需要删除该监测县（区）的全部调查数据。如因电子化采集系统造成的数据缺失，应及时修订并更新采集系统，以免造成数据的系统性偏倚。

### （二）订正不规范数据

不规范数据是指异常值或逻辑错误相关的数据，即数值超出正常值域范围或字符型变量不符合限定类型、逻辑错误，如男性不会出现女性特有的疾病或症状等。不规范数据应依据统一的数据集标准进行订正。对于异常、错误或逻辑冲突的数据，应经工作人员核实或再次收集该部分信息后在数据库中订正。

### （三）去除重复观测

重复数据指一个观测对象有多条完全相同或部分相同数据的情况。重复数据应比对多条数据的全部变量内容，如完全一致则可能由于数据重复上传导致，则保留任一条；如不完全一致，则保留信息量较全的一条；如无法确定，则需与现场工作人员核实，并选择性保留其中一条记录。

### （四）标准化数据整合

需整合不同观测数的数据集时，一般以调查对象的基本信息数据集为核心整合。部分数据集的结构不一致或包括非调查对象，则建议单独存储。非结构化数据整合至数据库中，需标注对象的唯一性标识，可提取关键信息以结构化数据的形式进行整合。对于趋势分析，在合并多年的横断面调查数据前，需要标准化历年数据，如统一问卷问题定义、统一历年行政代码等，详见第七章第一节。

### （五）记录数据清理问题

数据清理的任何阶段涉及数据库的维护、更新、验证的操作，都应详细记录数据处理过程、依据和结果，留存数据处理代码并标记处理说明。如有条件，宜对数据全过程做留痕处理，并存储过程数据库。数据处理结束后，应对数据处理工作和结果进行报告与评价。

若存在缺失数据无法填补或重复数据无法核实等暂时不可修改的问题时，应当记录并保留所有问题数据，在再次调查或随访时进行数据收集和确认，分批次处理上述问题。对于某些问题数据集中出现在一个调查点，如无能力开展专项调查或核实，则应评估后将该调查点的全部数据做删失处理。

## 三、数据清理报告与锁定清理后数据库

数据清理报告应及时向项目执行人员、各省级负责人反馈，反馈内容应包括各变量的不合理值、逻辑错误、缺失值占比，监测点的合格记录数、存在错误的数据点数量、存在错误的观测占总观测数比例，平均每条错误观测发生各类错误的数量，平均每条记录发生各类错误数量等。

数据清理原始库中一般包括个体唯一性标识，即唯一的调查编号，或可以唯一识别其自然人个人身份的信息，包括身份证号码、医疗或社会保险号码等。在开展数据分析前，需进行数据脱敏，即利用随机字符或数字加密隐藏原始数据的过程，将唯一标识涉及的调查对象姓名、住址、联系电话或个人识别或敏感数据的信息单独存储。数据管理人员必须注意研究对象的隐私保护，应去除研究对象的个人敏感信息后，赋予锁定数据库统一的版本号，供研究团队内部和 / 或外部人员使用。锁定后数据格式转化，需核查变量内容的完整性并配备必要的说明文档和数据使用协议，确保研究对象的隐私和数据安全。

# 第四章 数据分析变量准备

数据分析变量准备工作是数据分析的基础，只有将数据按照科学方法进行整理，其他人员使用才更便捷、顺畅，才能确保结果一致和科学。本章通过一系列步骤指导数据分析者准备复杂抽样样本的数据集。分析前，分析者首先需要系统了解所使用数据库的数据收集过程，包括抽样设计、数据收集方法、问卷内容与编码和质量控制等相关内容。其次，要制订分析提纲，明确分析的目的、内容、主要产出（指标）和拟分析表格，以选择合适的数据集，确定分析方法和分析要素。在分析前，需明确调查的分层、整群要素，样本的抽取过程，以及分析数据库的必要信息。分析者需要确认变量的收集人群、年龄范围、纳入标准和排除原则。此外，分析者需要结合问卷内容、血样或尿样检测方法和测量单位，正确定义分析变量。本章第一节将介绍基于复杂抽样样本设计变量的整理，第二节将阐述慢性病和危险因素核心指标的定义与编码方法。

对于疾病监测这样的大型数据库，不要企图每次分析涉及监测获得的所有数据，所以每次分析前首先要确定该次分析的主题，明确此次分析的目的与内容，列出主要的产出，确定将要调用的数据集，制订一个分析提纲。

分析提纲建议包括以下主要内容，以成年人的吸烟行为为例。第一步，确定分析目的，如通过了解中国不同地区成人吸烟行为及其变化为我国控制烟草使用措施提出建议；第二步，确定主要产出（指标）：产出是指围绕分析目的，必须得到的主要结果，也就是分析内容；第三步，结合文献，设计表格样式；最后，根据本章第二节中的相关表格，指导分析人员利用目前数据集中的变量开展数据分析。

## 第一节 样本设计变量的整理

样本设计主要包括两方面信息：抽样方案和该方案下的数据推断方法。抽样方案分为概率抽样和基于模型的抽样方案。数据推断方法分为基于设计和基于模型两种方法。本书将重点介绍基于设计的概率抽样的分析方法。

基于设计的概率抽样的样本设计变量包括分层、整群和权重三个要素。这三个要素可反映调查的基本设计，其中分层和整群两个要素在抽样开始前就预先确定。确定的依据需要综合考虑样本代表性、经费和样本量、社会经济发展等多方面因素。在利用泰勒线性级数法估计方差时，必须标明分层和整群要素。一般来说，国家慢性病及危险因素监测以疾病监测点作为初级抽样单元，即分析中需标明的整群要素为监测点代码。

2004—2010 年，为了估计我国分城乡、东中西部地区人群的慢性病患病及危险因素结果，分层要素主要考虑城乡、东中西、人口数、人均 GDP 和非农人口比例。2013 年开始，为了估计具有省级代表性的结果，监测按照省（自治区、直辖市）、城镇化率（高、低）和人口数（高、低）进行交叉分层。

## 第二节 分析变量的整理

分析变量又称为分析的中间变量，包含着疾病和危险因素定义的重要信息。分析变量的整理基于指标定义、调查问卷和生化检测方法等多方面信息，是复杂样本统计分析的基础。正确定义分析变量是开展描述性统计分析和多因素分析的基础。本节将以 2018 年监测数据为例，涵盖监测指标体系内的核心指标，讲解如何利用 SAS 软件定义指标体系内的核心中间变量。

### 一、危险因素指标

#### （一）吸烟行为

吸烟行为部分包括现在吸烟率等指标，详见表 4-1 至表 4-10。

**表 4-1 现在吸烟率指标定义及计算方法**

| 指标 | 现在吸烟率 |
|---|---|
| 定义 | 调查时仍在吸烟的人（包括每日吸烟和偶尔吸烟者）在总人群中所占的比例 |
| 计算方法 | $\dfrac{\text{调查时存在吸烟行为的调查对象人数}}{\text{调查对象总人数}} \times 100\%$ |
| 分子 | 调查时存在吸烟行为的调查对象人数 |
| 分母 | 所有调查对象人数 |
| 2018 年数据分析 | |
| 问卷问题 | B1 您现在吸烟吗，每天吸、不是每天吸、还是不吸？<br>　　1 是的,每天吸<br>　　2 是的,但不是每天吸<br>　　3 以前吸,但现在不吸<br>　　4 从不吸 |

| 原始变量 | B1 |
|---|---|
| 计算公式 | $\dfrac{\text{B1 变量值为 1 或 2 的记录数}}{\text{B1 变量值为 1、2、3 或 4 的记录数}} \times 100\%$ |
| 分析变量 | current_smk |
| 生成中间变量 SAS 代码 | if B1 in (1 2)　　　then current_smk=100;<br>else if missing(B1)=0 then current_smk=0; |
| 中间变量清理说明 | 无 |

**表 4-2　每日吸烟率指标定义及计算方法**

| 指标 | 每日吸烟率 |
|---|---|
| 定义 | 调查时每天都吸烟的人在总人群中所占的比例 |
| 计算方法 | $\dfrac{\text{调查时存在吸烟行为且每日吸烟的调查对象人数}}{\text{调查对象总人数}} \times 100\%$ |
| 分子 | 调查时存在吸烟行为且每日吸烟的调查对象人数 |
| 分母 | 所有调查对象人数 |
| 2018 年数据分析 | |
| 问卷问题 | B1　您现在吸烟吗,每天吸、不是每天吸、还是不吸?<br>　　1 是的,每天吸<br>　　2 是的,但不是每天吸<br>　　3 以前吸,但现在不吸<br>　　4 从不吸 |
| 原始变量 | B1 |
| 计算公式 | $\dfrac{\text{B1 变量值为 1 的记录数}}{\text{B1 变量值为 1、2、3 或 4 的记录数}} \times 100\%$ |
| 分析变量 | daily_smk |
| 生成中间变量 SAS 代码 | if B1=1 then daily_smk=100;<br>else if missing(B1)=0 then daily_smk=0; |
| 中间变量清理说明 | 无 |

表 4-3 日平均吸烟量指标定义及计算方法

| 指标 | 日平均吸烟量 |
|---|---|
| 定义 | 调查时存在吸烟行为的人每日平均吸烟量(机制卷烟,支) |
| 计算方法 | $\dfrac{\Sigma \text{吸烟者日吸烟量} / \text{支}}{\text{吸烟者人数}} \times 100\%$ |
| 分子 | 调查时存在吸烟行为的调查对象平均每日吸烟量(机制卷烟,支) |
| 分母 | 调查时存在吸烟行为的调查对象人数 |
| 2018 年数据分析 | |
| 问卷问题 | B1 您现在吸烟吗,每天吸、不是每天吸、还是不吸?<br>　　1 是的,每天吸<br>　　2 是的,但不是每天吸<br>　　3 以前吸,但现在不吸<br>　　4 从不吸<br>B3 您现在平均每天(每周)吸多少支机制卷烟?<br>　　1 □□支 / 天<br>　　2 □□支 / 周<br>　　3 不吸机制卷烟 |
| 原始变量 | B1,B3,b3day,b3week |
| 计算公式 | $\dfrac{\Sigma \text{tob}}{\text{B1 为 1、2 的记录数}} \times 100\%$ |
| 分析变量 | tob |
| 生成中间变量 SAS 代码 | if B1=1 and B3=1　　　　then tob=b3day;<br>else if B1=2 and B3=2　　then tob=b3week/7;<br>else if csmk=100 and B3=3 then tob=0; |
| 中间变量清理说明 | 无 |

表 4-4 开始每日吸烟年龄指标定义及计算方法

| 指标 | 开始每日吸烟年龄 |
|---|---|
| 定义 | 每日吸烟者开始每日吸烟的平均年龄 |
| 计算方法 | $\dfrac{\Sigma \text{调查时存在吸烟行为且每日吸烟的人开始每日吸烟的年龄}}{\text{调查时存在吸烟行为且每日吸烟的调查对象人数}}$ |
| 分子 | 调查时存在吸烟行为且每日吸烟的调查对象开始每日吸烟的年龄 |
| 分母 | 调查时存在吸烟行为且每日吸烟的调查对象人数 |

| 2018 年数据分析 | |
|---|---|
| 问卷问题 | B1　您现在吸烟吗,每天吸、不是每天吸、还是不吸?<br>　　1　是的,每天吸<br>　　2　是的,但不是每天吸<br>　　3　以前吸,但现在不吸<br>　　4　从不吸<br>B2　您是从什么时候开始每天吸烟的?<br>　　_____周岁 |
| 原始变量 | B1,B2 |
| 计算公式 | $\dfrac{\text{B2 变量值的和}}{\text{B1 变量值为 1 的记录数}}$ |
| 分析变量 | cds_age |
| 生成中间变量 SAS 代码 | cds_age=B2; |
| 中间变量清理说明 | 排除开始吸烟年龄大于实际年龄的对象 |

**表 4-5　戒烟率指标定义及计算方法**

| 指标 | 戒烟率 |
|---|---|
| 定义 | 过去曾吸过烟,但调查时已不再吸烟的人在所有曾经和现在吸烟者中所占的比例 |
| 计算方法 | $\dfrac{\text{过去曾吸过烟,但调查时已不再吸烟的调查对象人数}}{\text{所有曾经和现在吸烟的调查对象人数}} \times 100\%$ |
| 分子 | 调查时已戒烟的调查对象人数 |
| 分母 | 调查时存在吸烟行为和曾经吸烟的调查对象人数 |
| 2018 年数据分析 | |
| 问卷问题 | B1　您现在吸烟吗,每天吸、不是每天吸、还是不吸?<br>　　1　是的,每天吸<br>　　2　是的,但不是每天吸<br>　　3　以前吸,但现在不吸<br>　　4　从不吸 |
| 原始变量 | B1 |
| 计算公式 | $\dfrac{\text{B1 变量值为 3 的记录数}}{\text{B1 变量值为 1、2 或 3 的记录数}} \times 100\%$ |
| 分析变量 | quit_smk |
| 生成中间变量 SAS 代码 | if　B1=3　then quit_smk=100;<br>else if B1 in (1 2) then quit_smk=0; |
| 中间变量清理说明 | 无 |

表 4-6　成功戒烟率指标定义及计算方法

| 指标 | 成功戒烟率 |
|---|---|
| 定义 | 调查时已戒烟 2 年或以上者在所有曾经和现在吸烟者中所占的比例 |
| 计算方法 | $\dfrac{调查时已戒烟 2 年或以上的所有曾经和现在吸烟者人数}{调查时所有曾经和现在吸烟者人数} \times 100\%$ |
| 分子 | 调查时已戒烟 2 年或以上的调查对象人数 |
| 分母 | 调查时存在吸烟行为和曾经吸烟的调查对象人数 |
| 2018 年数据分析 | |
| 问卷问题 | B1　您现在吸烟吗，每天吸、不是每天吸、还是不吸？<br>　　1　是的，每天吸<br>　　2　是的，但不是每天吸<br>　　3　以前吸，但现在不吸<br>　　4　从不吸<br>B7　您停止吸烟多长时间了？<br>　　a＿＿＿＿年　b＿＿＿＿月　c＿＿＿＿周　d＿＿＿＿日 |
| 原始变量 | B1,b7a,b7b,b7c,b7d |
| 计算公式 | $\dfrac{B1 变量值为 3，且停止吸烟时长（年）\geq 2 的记录数}{B1 变量值为 1、2 或 3 的记录数} \times 100\%$ |
| 分析变量 | s_quit_smk |
| 生成中间变量 SAS 代码 | if B1=3　　then do;<br>if b7a>0　　then quit_year=b7a;<br>else if b7b>0 then quit_year=b7b/12;<br>else if b7c>0 then quit_year=b7c/52;<br>else if b7d>0 then quit_year=b7d/365;<br>end;<br>if quit_smk=100 and quit_year>=2　　then s_quitsmk=100;<br>else if B1 in（1 2 3）　　　　　　　　then s_quitsmk=0; |
| 中间变量清理说明 | 无 |

表 4-7　打算戒烟率指标定义及计算方法

| 指标 | 打算戒烟率 |
|---|---|
| 定义 | 考虑在未来 12 个月内开始戒烟（包括计划在 1 个月内戒烟）的人在现在吸烟者中所占的比例 |
| 计算方法 | $\dfrac{考虑在未来 12 个月内开始戒烟的调查对象人数}{调查时存在吸烟行为的调查对象人数} \times 100\%$ |
| 分子 | 考虑在未来 12 个月内开始戒烟（包括计划在 1 个月内戒烟）的调查对象人数 |

| 分母 | 调查时存在吸烟行为的调查对象人数 |
|---|---|
| 2018 年数据分析 | |
| 问卷问题 | B1 您现在吸烟吗,每天吸、不是每天吸、还是不吸?<br>　　1 是的,每天吸<br>　　2 是的,但不是每天吸<br>　　3 以前吸,但现在不吸<br>　　4 从不吸<br>B5 下面哪个选项最符合您关于戒烟的想法?<br>　　1 准备在 1 个月内戒烟<br>　　2 考虑在 12 个月内戒烟<br>　　3 会戒烟,但不会在 12 个月内<br>　　4 不想戒烟<br>　　9 不知道 |
| 原始变量 | B1,B5 |
| 计算公式 | $\dfrac{\text{B5 变量值为 1、2 或 3 的记录数}}{\text{B1 变量值为 1 或 2 的记录数}} \times 100\%$ |
| 分析变量 | at_smk |
| 生成中间变量 SAS 代码 | if current_smk=100 and B5 in (1 2 3)　　　　then at_smk=100;<br>else if current_smk=100 and missing(B5)=0　　then at_smk=0; |
| 中间变量清理说明 | B5=9 的记录不计入分子分母 |

表 4-8　复吸率指标定义及计算方法

| 指标 | 复吸率 |
|---|---|
| 定义 | 曾经采取行动戒烟的人在现在吸烟者中所占的比例 |
| 计算方法 | $\dfrac{\text{曾经采取行动戒烟的调查对象人数}}{\text{调查时存在吸烟行为的调查对象人数}} \times 100\%$ |
| 分子 | 曾经采取行动戒烟的调查对象人数 |
| 分母 | 调查时存在吸烟行为的调查对象人数 |
| 2018 年数据分析 | |
| 问卷问题 | B1 您现在吸烟吗,每天吸、不是每天吸、还是不吸?<br>　　1 是的,每天吸<br>　　2 是的,但不是每天吸<br>　　3 以前吸,但现在不吸<br>　　4 从不吸<br>B4 过去您是否戒过烟?<br>　　1 是,过去 12 个月内<br>　　2 是,12 个月以前<br>　　3 否 |

续表

| 原始变量 | B1,B4 |
|---|---|
| 计算公式 | $\dfrac{\text{B4 变量值为 1 或 2 的记录数}}{\text{B1 变量值为 1 或 2 的记录数}} \times 100\%$ |
| 分析变量 | re_smk |
| 生成中间变量 SAS 代码 | if current_smk=100 and b4 in (1 2)　　　　　then re_smk=100;<br>else if current_smk=100 and missing(b4)=0　then re_smk=0; |
| 中间变量清理说明 | 无 |

#### 表 4-9　二手烟暴露率指标定义及计算方法

| 指标 | 二手烟暴露率 |
|---|---|
| 定义 | 现在不吸烟者中,通常情况下每周至少 1 天暴露于二手烟的人所占的比例 |
| 计算方法 | $\dfrac{\text{现在不吸烟且每周至少 1 天暴露于二手烟的调查对象人数}}{\text{现在不吸烟的调查对象人数}} \times 100\%$ |
| 分子 | 现在不吸烟且每周至少 1 天暴露于二手烟的调查对象人数 |
| 分母 | 现在不吸烟的调查对象人数 |
| 2018 年数据分析 | |
| 问卷问题 | B1　您现在吸烟吗,每天吸、不是每天吸、还是不吸?<br>　　1　是的,每天吸<br>　　2　是的,但不是每天吸<br>　　3　以前吸,但现在不吸<br>　　4　从不吸<br>B13　通常情况下,您每周接触二手烟的天数是?<br>　　1　每天<br>　　2　平均每周 4 ~ 6 天<br>　　3　平均每周 1 ~ 3 天<br>　　4　没有<br>　　9　不知道 / 记不清 |
| 原始变量 | B1,B13 |
| 计算公式 | $\dfrac{\text{B13 变量值为 1、2 或 3 的记录数}}{\text{B1 变量值为 3、4 的记录数}} \times 100\%$ |
| 分析变量 | shs |
| 生成中间变量 SAS 代码 | if B1 in (3 4) and B13 in (1 2 3)　　then shs=100;<br>else if B1 in (3 4) and B13=4　　　then shs=0; |
| 中间变量清理说明 | B13 变量值为 9 的记录不计入分子分母 |

表 4-10 吸烟率指标定义及计算方法

| 指标 | 吸烟率 |
|---|---|
| 定义 | 调查时仍在吸烟的人(包括每日吸烟和偶尔吸烟者)以及过去曾经吸烟,调查时已不再吸烟的人在总人群中所占的比例 |
| 计算方法 | $\dfrac{\text{调查时仍在吸烟的人以及过去曾经吸烟的调查对象人数}}{\text{调查对象总人数}} \times 100\%$ |
| 分子 | 调查时仍在吸烟的人(包括每日吸烟和偶尔吸烟者)以及过去曾经吸烟的调查对象人数 |
| 分母 | 所有调查对象人数 |
| 2018 年数据分析 | |
| 问卷问题 | B1　您现在吸烟吗,每天吸、不是每天吸、还是不吸?<br>　　1　是的,每天吸<br>　　2　是的,但不是每天吸<br>　　3　以前吸,但现在不吸<br>　　4　从不吸 |
| 原始变量 | B1 |
| 计算公式 | $\dfrac{\text{B1 变量值为 1 或 2 或 3 的记录数}}{\text{B1 变量值为 1、2、3 或 4 的记录数}} \times 100\%$ |
| 分析变量 | smk |
| 生成中间变量 SAS 代码 | if B1 in (1 2 3)　then smk=100;<br>else if missing(B1)=0 then smk=0; |
| 中间变量清理说明 | 无 |

## (二)饮酒行为

饮酒行为部分包括过去 30 天饮酒率等指标,详见表 4-11 至表 4-16。

表 4-11 过去 30 天饮酒率指标定义及计算方法

| 指标 | 过去 30 天饮酒率 |
|---|---|
| 定义 | 过去 30 天内有饮酒行为者在总人群中所占的比例 |
| 计算方法 | $\dfrac{\text{调查前过去 30 天内有过饮酒行为的调查对象人数}}{\text{所有调查对象人数}} \times 100\%$ |
| 分子 | 调查前过去 30 天内有过饮酒行为的调查对象人数 |
| 分母 | 所有调查对象人数 |

| 2018 年数据分析 | |
|---|---|
| 问卷问题 | C12 过去 12 个月里,您喝过酒吗?<br>　　1　喝过,在过去 30 天以前<br>　　2　喝过,在 30 天内<br>　　3　没喝过 |
| 原始变量 | C12 |
| 计算公式 | $\dfrac{\text{C12 变量值为 1 的记录数}}{\text{C12 变量值为 1、2 或 3 的记录数}} \times 100\%$ |
| 分析变量 | dk30 |
| 生成中间变量 SAS 代码 | if C12=1　　　　　　　then dk30=100;<br>else if missing(C12)=0　then dk30=0; |
| 中间变量清理说明 | 无 |

表 4-12　过去 12 个月饮酒率指标定义及计算方法

| 指标 | 过去 12 个月饮酒率 |
|---|---|
| 定义 | 过去 12 个月内有饮酒行为者在总人群中所占的比例 |
| 计算方法 | $\dfrac{\text{过去 12 个月内有过饮酒行为的调查对象人数}}{\text{所有调查对象人数}} \times 100\%$ |
| 分子 | 调查前的过去 12 个月内有过饮酒行为的调查对象人数 |
| 分母 | 所有调查对象人数 |
| 2018 年数据分析 | |
| 问卷问题 | C12 过去 12 个月里,您喝过酒吗?<br>　　1　喝过,在过去 30 天以前<br>　　2　喝过,在 30 天内<br>　　3　没喝过 |
| 原始变量 | C12 |
| 计算公式 | $\dfrac{\text{C12 变量值为 1、2 的记录数}}{\text{C12 变量值为 1、2 或 3 的记录数}} \times 100\%$ |
| 分析变量 | dk12 |
| 生成中间变量 SAS 代码 | if C12 in (1 2)　　　then dk12=100;<br>else if missing(C12)=0　then dk12=0; |
| 中间变量清理说明 | 无 |

表 4-13　饮酒者日均酒精摄入量指标定义及计算方法

| 指标 | 饮酒者日均酒精摄入量 |
|---|---|
| 定义 | 饮酒者平均每天所摄入的酒精克数 |
| 计算方法 | $\dfrac{\sum 饮酒者在过去 12 个月内的饮酒精量}{365}$ |
| 分子 | 调查前的过去 12 个月里有过饮酒行为的调查对象在过去 12 个月内的饮酒精量 |
| 分母 | 365 |
| 2018 年数据分析 | |

| 问卷问题 | C12 过去 12 个月里,您喝过酒吗?<br>　1 喝过,在过去 30 天以前<br>　2 喝过,在 30 天内<br>　3 没喝过<br><br>请回忆在过去 12 个月里通常情况下,您是否吃过下列食物,并估计各类食物的食用频率和食用量。 |
|---|---|

| C16 | C17 是否食用<br>1 是,<br>2 否 | 食用频率(只填其中 1 项) | | | | C22 平均每次食用量 |
|---|---|---|---|---|---|---|
| | | C18<br>次/天 | C19<br>次/周 | C20<br>次/月 | C21<br>次/年 | |
| 7　高度白酒(≥ 42 度) | C17a7 | C18a7 | C19a7 | C20a7 | C21a7 | C22a7 |
| 8　低度白酒(<42 度) | C17a8 | C18a8 | C19a8 | C20a8 | C21a8 | C22a8 |
| 9　啤酒(4 度) | C17a9 | C18a9 | C19a9 | C20a9 | C21a9 | C22a9 |
| 10　黄酒(18 度) | C17a10 | C18a10 | C19a10 | C20a10 | C21a10 | C22a10 |
| 11　米酒(18 度) | C17a11 | C18a11 | C19a11 | C20a11 | C21a11 | C22a11 |
| 12　葡萄酒(14 度) | C17a12 | C18a12 | C19a12 | C20a12 | C21a12 | C22a12 |

| 原始变量 | C12,C17a7 ~ C22a12 |
|---|---|
| 计算公式 | $\dfrac{\sum_{i=7}^{12} c22a_i \times K \times \sum (c18a_i \times 365,\ c19a_i \times 52.14,\ c20a_i \times 12,\ c21a_i)}{50 \times 365}$<br>其中 K 为酒精折算系数 |
| 分析变量 | dknpd |
| 生成中间变量 SAS 代码 | dknpd=sum(c22a7*20.8*sum(c18a7*365,c19a7*52.14,c20a7*12,c21a7)/(50*365), c22a8*15.2*sum(c18a8*365,c19a8*52.14,c20a8*12,c21a8)/(50*365), c22a9*0.04*0.8*sum(c18a9*365,c19a9*52.14,c20a9*12,c21a9)/365, sum(c22a10*7.2*sum(c18a10*365,c19a10*52.14,c20a10*12,c21a10),c22a11*7.2*sum(c18a11*365,c19a11*52.14,c20a11*12,c21a11))/(365*50), c22a12*4*sum(c18a12*365,c19a12*52.14,c20a12*12,c21a12))/(365*50) |
| 中间变量清理说明 | Dknpd<=1 000 |

**表 4-14 危险饮酒率指标定义及计算方法**

| 指标 | 危险饮酒率 |
|---|---|
| 定义 | 男性饮酒者日均酒精摄入量 ≥ 41g 并且 <61g 者,女性日均酒精摄入量 ≥ 21g 并且 <41g 者在饮酒者中所占的比例 |
| 计算方法 | $\dfrac{\text{调查前的过去 12 个月内有危险饮酒行为的调查对象人数}}{\text{过去 12 个月饮酒者人数}} \times 100\%$ |
| 分子 | 调查前的过去 12 个月内有危险饮酒行为的调查对象人数 |
| 分母 | 过去 12 个月饮酒者人数 |
| 2018 年数据分析 | |
| 问卷问题 | A1 性别<br>　　1 男　2 女<br>C12 过去 12 个月里,您喝过酒吗?<br>　　1 喝过,在过去 30 天以前<br>　　2 喝过,在 30 天内<br>　　3 没喝过<br><br>请回忆在过去 12 个月里通常情况下,您是否吃过下列食物,并估计各类食物的食用频率和食用量。 |

| C16 | C17 是否食用 1 是, 2 否 | 食用频率(只填其中 1 项) | | | | C22 平均每次食用量 |
|---|---|---|---|---|---|---|
| | | C18 次/天 | C19 次/周 | C20 次/月 | C21 次/年 | |
| 7　高度白酒(≥ 42 度) | C17a7 | C18a7 | C19a7 | C20a7 | C21a7 | C22a7 |
| 8　低度白酒(<42 度) | C17a8 | C18a8 | C19a8 | C20a8 | C21a8 | C22a8 |
| 9　啤酒(4 度) | C17a9 | C18a9 | C19a9 | C20a9 | C21a9 | C22a9 |
| 10　黄酒(18 度) | C17a10 | C18a10 | C19a10 | C20a10 | C21a10 | C22a10 |
| 11　米酒(18 度) | C17a11 | C18a11 | C19a11 | C20a11 | C21a11 | C22a11 |
| 12　葡萄酒(14 度) | C17a12 | C18a12 | C19a12 | C20a12 | C21a12 | C22a12 |

| 原始变量 | A1,C12,C17a7 ~ C22a12 |
|---|---|
| 计算公式 | $\dfrac{(41 \leq \text{dknpd}<61 \text{ and } A1=1) \text{ 或 } (21 \leq \text{dknpd}<41 \text{ and } A1=2) \text{ 的记录数}}{\text{C12 变量值为 1、2 的记录数}} \times 100\%$ |
| 分析变量 | Dknpd, haz_dk_drker |
| 生成中间变量 SAS 代码 | if (41<=dknpd<61 and A1=1) or (21<=dknpd<41 and A1=2) then haz_dk_drker =100;<br>else if C12 in (1 2) then haz_dk_drker=0; |
| 中间变量清理说明 | 无 |

## 表 4-15　有害饮酒率指标定义及计算方法

| 指标 | 有害饮酒率 |
|---|---|
| 定义 | 男性饮酒者日均酒精摄入量 ≥ 61g 者,女性日均酒精摄入量 ≥ 41g 者在饮酒者中所占的比例 |
| 计算方法 | $\dfrac{\text{调查前的过去 12 个月内有害饮酒行为的调查对象人数}}{\text{过去 12 个月饮酒者人数}} \times 100\%$ |
| 分子 | 调查前的过去 12 个月内有害饮酒行为的调查对象人数 |
| 分母 | 过去 12 个月饮酒者人数 |
| 2018 年数据分析 | |

| | |
|---|---|
| 问卷问题 | A1　性别<br>　　1 男　2 女<br>C12 过去 12 个月里,您喝过酒吗?<br>　　1 喝过,在过去 30 天以前<br>　　2 喝过,在 30 天内<br>　　3 没喝过<br><br>请回忆在过去 12 个月里通常情况下,您是否吃过下列食物,并估计各类食物的食用频率和食用量。 |

| C16 | C17 是否食用 1 是,2 否 | 食用频率(只填其中 1 项) | | | | C22 平均每次食用量 |
|---|---|---|---|---|---|---|
| | | C18 次/天 | C19 次/周 | C20 次/月 | C21 次/年 | |
| 7　高度白酒(≥ 42 度) | C17a7 | C18a7 | C19a7 | C20a7 | C21a7 | C22a7 |
| 8　低度白酒(<42 度) | C17a8 | C18a8 | C19a8 | C20a8 | C21a8 | C22a8 |
| 9　啤酒(4 度) | C17a9 | C18a9 | C19a9 | C20a9 | C21a9 | C22a9 |
| 10　黄酒(18 度) | C17a10 | C18a10 | C19a10 | C20a10 | C21a10 | C22a10 |
| 11　米酒(18 度) | C17a11 | C18a11 | C19a11 | C20a11 | C21a11 | C22a11 |
| 12　葡萄酒(14 度) | C17a12 | C18a12 | C19a12 | C20a12 | C21a12 | C22a12 |

| | |
|---|---|
| 原始变量 | A1, C12,C17a7 ~ C22a12 |
| 计算公式 | $\dfrac{(\text{dknpd} \geq 61 \text{ and a1=1}) \text{ 或 } (\text{dknpd} \geq 41 \text{ and a1=2}) \text{ 的记录数}}{\text{C12 变量值为 1、2 的记录数}} \times 100\%$ |
| 分析变量 | dknpd, harm_dk_drker |
| 生成中间变量 SAS 代码 | if (dknpd>=61 and A1=1) or (dknpd>=41 and A1=2)<br>then harm_dk_drker =100;<br>else if C12 in (1 2) 　　then harm_dk_drker=0; |
| 中间变量清理说明 | 无 |

表 4-16　饮酒者单次大量饮酒率指标定义及计算方法

| 指标 | 饮酒者单次大量饮酒率 |
|---|---|
| 定义 | 指过去 30 天内,单次酒精摄入量超过 60g 的次数 ≥ 1 次的饮酒者占过去 12 个月内有饮酒行为者的比例 |
| 计算方法 | $\dfrac{\text{过去 30 天一次性大量饮酒人数}}{\text{过去 12 个月饮酒者人数}} \times 100\%$ |
| 分子 | 调查前过去 30 天内有一次性大量饮酒行为的调查对象人数 |
| 分母 | 过去 12 个月饮酒者人数 |
| 2018 年数据分析 | |
| 问卷问题 | C12 过去 12 个月里,您喝过酒吗?<br>　　1　喝过,在过去 30 天以前<br>　　2　喝过,在 30 天内<br>　　3　没喝过<br>C13 过去 30 天里,您一次喝酒超过 3 两高度白酒,或 4 两低度白酒,或 3 瓶半啤酒,或 6 个易拉罐啤酒,或 9 两黄酒 / 米酒,或 1 斤 8 两葡萄酒,或 3 斤半青稞酒的次数? □□次 |
| 原始变量 | C12,C13 |
| 计算公式 | $\dfrac{\text{C13} \geq 1 \text{ 的记录数}}{\text{C12 变量值为 1、2 的记录数}} \times 100\%$ |
| 分析变量 | binge_dk |
| 生成中间变量 SAS 代码 | if C13 ≥ 1　　　　　　then binge_dk=1;<br>else if　C12 in (1 2)　then binge_dk=0; |
| 中间变量清理说明 | 无 |

## (三)饮食行为

本部分总有效样本量为蔬菜 / 水果 / 红肉日均摄入量全部不为缺失的样本数,指标包括蔬菜和水果日均摄入量等指标,详见表 4-17 至表 4-24。

表 4-17　蔬菜和水果日均摄入量指标定义及计算方法

| 指标 | 蔬菜水果日均摄入量 |
|---|---|
| 定义 | 平均每人每日新鲜蔬菜和新鲜水果的摄入量 |
| 计算方法 | $\dfrac{\sum \text{调查对象每日食用的蔬菜和水果的合计量}}{\text{摄入量为不缺失的调查对象人数}}$ |
| 分子 | 每日蔬菜和水果摄入量的合计值 |
| 分母 | 所有调查对象人数 |

| 2018 年数据分析 | |
| --- | --- |
| 问卷问题 | **蔬菜**<br>C17a2 是否食用新鲜蔬菜<br>　　1 是<br>　　2 否<br>C18a2（次／天），C19a2（次／周），C20a2（次／月），C21a2（次／年）　食用频率<br>C22a2 平均每次食用量<br>**水果**<br>C17a3 是否食用新鲜蔬菜<br>　　1 是<br>　　2 否<br>C18a3（次／天），C19a3（次／周），C20a3（次／月），C21a3（次／年）　食用频率<br>C22a3 平均每次食用量 |
| 原始变量 | C17a2,C18a2,C19a2,C20a2,C21a2,C22a2,<br>C17a3,C18a3,C19a3,C20a3,C21a3,C22a3 |
| 计算公式 | $$\frac{\sum vege\_n + \sum fruit\_n}{日摄入量为不缺失的记录数}$$ |
| 分析变量 | fr_ve_n |
| 生成中间变量 SAS 代码 | if C17a2=1 and C22a2<=0　then vege_n=.;<br>else if C17a2=1 and C22a2>0 and sum(C18a2, C19a2,C20a2,C21a2)>0 then<br>vege_n=(sum(C18a2,C19a2/7,C20a2/30,C21a2/365))*C22a2;<br>else if C17a2=2　then vege_n=0; else vege_n=.;<br>if C17a3=1 and C22a3<=0　then fruit_n=.;<br>else if C17a3=1 and C22a3>0 and sum(C18a3, C19a3,C20a3,C21a3)>0 then<br>fruit_n=(sum(C18a3,C19a3/7,C20a3/30,C21a3/365))*C22a3;<br>else if C17a3=2　then fruit_n=0;<br>else fruit_n=.; fr_ve_n=fruit_n + vege_n;<br>以上程序可通过 SAS 宏实现，将食物编号设置为宏变量 |
| 中间变量清理说明 | 蔬菜日均摄入量大于等于 1 500g，设为缺失；if vege_n>=1 500 then vege_n=.;<br>水果日均摄入量大于等于 1 500g，设为缺失；if fruit_n>=1 500 then fruit_n=. |

表 4-18　蔬菜水果摄入不足率指标定义及计算方法

| 指标 | 蔬菜水果摄入不足率 |
| --- | --- |
| 定义 | 日均蔬菜和水果类摄入低于 400g 者在总人群中所占的比例 |
| 计算方法 | $\dfrac{过去 12 个月内蔬菜和水果摄入量少于 400g 的调查对象人数}{所有调查对象人数} \times 100\%$ |
| 分子 | 调查前的过去 12 个月内蔬菜和水果摄入量少于 400g 的调查对象人数 |
| 分母 | 所有调查对象人数 |

| 2018 年数据分析 | |
|---|---|
| 问卷问题 | **蔬菜**<br>C17a2 是否食用新鲜蔬菜<br>　　　1 是<br>　　　2 否<br>C18a2(次/天),C19a2(次/周),C20a2(次/月),C21a2(次/年) 食用频率<br>C22a2 平均每次食用量<br>**水果**<br>C17a3 是否食用新鲜蔬菜<br>　　　1 是<br>　　　2 否<br>C18a3(次/天),C19a3(次/周),C20a3(次/月),C21a3(次/年) 食用频率<br>C22a3 平均每次食用量 |
| 原始变量 | C17a2,C18a2,C19a2,C20a2,C21a2,C22a2,<br>C17a3,C18a3,C19a3,C20a3,C21a3,C22a3 |
| 计算公式 | $\dfrac{\text{每日蔬菜和水果累计摄入量} <400\text{g 的记录数}}{\text{摄入量不为缺失的记录数}} \times 100\%$ |
| 分析变量 | vf_lack_who |
| 生成中间变量 SAS 代码 | if　0<=fr_ve_n<400　then vf_lack_who=100;<br>else if fr_ve_n>=400　then vf_lack_who=0; |
| 中间变量清理说明 | 无 |

**表 4-19　红肉日均摄入量指标定义及计算方法**

| 指标 | 红肉日均摄入量 |
|---|---|
| 定义 | 平均每人每日猪、牛、羊等红肉摄入量 |
| 计算方法 | $\dfrac{\sum \text{一日红肉摄入量}}{\text{红肉摄入量不为缺失的调查对象人数}}$ |
| 分子 | 一日红肉摄入量总量 |
| 分母 | 所有调查对象人数 |
| 2018 年数据分析 | |
| 问卷问题 | C17a4 是否食用畜肉<br>　　　1 是　2 否<br>C18a4(次/天),C19a4(次/周),C20a4(次/月),C21a4(次/年) 食用频率<br>C22a4 平均每次食用量 |
| 原始变量 | C17a4,C18a4,C19a4,C20a4,C21a4,C22a4 |

| 计算公式 | $\dfrac{\text{通过 C17a4} \sim \text{C22a4 计算所得的日均摄入量的和}}{\text{日摄入量不为缺失的记录数}}$ |
|---|---|
| 分析变量 | redmeat_n |
| 生成中间变量 SAS 代码 | if C17a4=1 and C22a4<=0<br>then redmeat_n=.;<br>else if C17a4=1 and C22a4>0 and sum(C18a4, C19a4,C20a4,C21a4)>0<br>then redmeat_n=(sum(C18a4,C19a4/7,C20a4/30,C21a4/365))*C22a4;<br>else if C17a4=2<br>then redmeat_n=0;<br>以上程序可通过 SAS 宏实现，将食物编号设置为宏变量 |
| 中间变量清理说明 | 红肉日均摄入量大于等于 1 500g，设为缺失 |

表 4-20　红肉摄入过多比例指标定义及计算方法

| 指标 | 红肉摄入过多比例 |
|---|---|
| 定义 | 日均红肉摄入量高于 100g 者在总人群中所占的比例 |
| 计算方法 | $\dfrac{\text{红肉日均摄入量多于 100g 的调查对象人数}}{\text{所有调查对象人数}} \times 100\%$ |
| 分子 | 调查前的过去 12 个月内日均红肉摄入量多于 100g 的调查对象人数 |
| 分母 | 所有调查对象人数 |
| 2018 年数据分析 | |
| 问卷问题 | C17a4　是否食用畜肉<br>　　1 是　2 否<br>C18a4（次／天），C19a4（次／周），C20a4（次／月），C21a4（次／年）　食用频率<br>C22a4 平均每次食用量 |
| 原始变量 | C17a4,C18a4,C19a4,C20a4,C21a4,C22a4 |
| 计算公式 | $\dfrac{\text{平均每日红肉摄入量} \geq 100 \text{ 的记录数}}{\text{摄入量不为缺失的记录数}} \times 100\%$ |
| 分析变量 | h_redmeat |
| 生成中间变量 SAS 代码 | redmeat_n 定义及计算方法见红肉日均摄入量<br>if　0<=redmeat_n<100　then h_redmeat=100;<br>else if redmeat_n>=100　then h_redmeat=0; |
| 中间变量清理说明 | 红肉日均摄入量大于等于 1 500g，设为缺失 |

表 4-21 家庭人均每日食盐摄入量指标定义及计算方法

| 指标 | 家庭人均每日食盐摄入量 |
|---|---|
| 定义 | 家庭内平均每人每日消费的食盐量 |
| 计算方法 | $\dfrac{\sum 家庭内人均每日消费的碘盐和非碘盐累计量}{每日食盐摄入量不为空的所有调查户数}$ |
| 分子 | 家庭内人均每日消费的碘盐和非碘盐累计量 |
| 分母 | 所有调查对象人数 |
| 2018 年数据分析 | |
| 问卷问题 | HC1 您家通常有几个人在家吃早餐？<br>HC2 您家通常有几个人在家吃午餐？<br>HC3 您家通常有几个人在家吃晚餐？<br>HC8a3 您家里通常一个月食用多少碘盐？<br>HC8a4 您家里通常一个月食用多少非碘盐？ |
| 原始变量 | HC1,HC2,HC3,HC8a3,HC8a4 |
| 计算公式 | $\sum \dfrac{(HC8a3+HC8a4)\times \dfrac{3}{30}}{\dfrac{HC1,HC2\,和\,HC3\,累计的用餐人次数}{摄入量不为缺失的记录数}}$ |
| 分析变量 | salt |
| 生成中间变量 SAS 代码 | * 三餐中任意一餐就餐人数为 -9 或缺失,则该户人口为缺失不计入计算;<br>  if hc1<0 or hc2<0 or hc3<0<br>  then pop=.;<br>  else  pop=hc1+hc2+hc3;<br>* 三餐用餐人次数在 30 人以上的赋值为 30;<br>  if pop>30    then pop_new=30;<br>  else if pop=0    then pop_new=.;<br>  else  pop_new=pop;<br>* 食盐量 <1g 的人统一赋值为 1;<br>  if 0<=salt<1  then salt=1;*<br>  salt=((hc8a3+hc8a4)*3/30)/pop_new; |
| 中间变量清理说明 | * 三餐用餐人次数在 30 人以上的赋值为 30;<br>* 食盐摄入量小于 1g/d,赋值为 1 |

表 4-22 食盐摄入过多的比例指标定义及计算方法

| 指标 | 食盐摄入过多的比例 |
|---|---|
| 定义 | 根据《中国居民膳食指南(2022)》的建议,家庭每人日均食盐摄入量超过 5g 者占总人群的比例 |

| 计算方法 | $\dfrac{家庭人均每日食盐摄入量超过 5g 的调查对象人数}{所有调查对象人数} \times 100\%$ |
|---|---|
| 分子 | 家庭人均每日食盐摄入量超过 5g 的调查对象人数 |
| 分母 | 所有调查对象人数 |
| 2018 年数据分析 | |
| 问卷问题 | HC1 您家通常有几个人在家吃早餐？<br>HC2 您家通常有几个人在家吃午餐？<br>HC3 您家通常有几个人在家吃晚餐？<br>HC8a3 您家里通常一个月食用多少碘盐？<br>HC8a4 您家里通常一个月食用多少非碘盐？ |
| 原始变量 | HC1,HC2,HC3,HC8a3,HC8a4 |
| 计算公式 | $\dfrac{salt>5g 的记录数}{HC1,HC2 和 HC3 均不为缺失的记录数} \times 100\%$ |
| 分析变量 | salt, h_salt_5 |
| 生成中间变量 SAS 代码 | if salt>5<br>then h_salt_5=100;<br>else if 0<=salt<=5<br>then h_salt_5=0; |
| 中间变量清理说明 | 无 |

**表 4-23　家庭人均每日烹调油摄入量指标定义及计算方法**

| 指标 | 家庭人均每日烹调油摄入量 |
|---|---|
| 定义 | 家庭内平均每人每日消费的烹调油量 |
| 计算方法 | $\dfrac{\sum 家庭内人均每日消费的植物油和动物油累计量}{每日烹调油摄入量不为空的所有调查户数}$ |
| 分子 | 家庭内人均每日消费的植物油和动物油累计量 |
| 分母 | 所有调查户数 |
| 2018 年数据分析 | |
| 问卷问题 | HC1 您家通常有几个人在家吃早餐？<br>HC2 您家通常有几个人在家吃午餐？<br>HC3 您家通常有几个人在家吃晚餐？<br>HC8a1 您家里通常一个月食用多少植物油？<br>HC8a2 您家里通常一个月食用多少动物油？ |
| 原始变量 | HC1,HC2,HC3,HC8a1,HC8a2 |

| | |
|---|---|
| 计算公式 | $$\frac{(HC8a1+HC8a2)\times\dfrac{3}{30}}{\dfrac{\sum \text{HC1,HC2 和 HC3 累计的用餐人次数}}{\text{摄入量不为缺失的记录数}}}$$ |
| 分析变量 | oil |
| 生成中间变量 SAS 代码 | * 三餐中任意一餐就餐人数为 -9 或缺失,则该户人口设为缺失不计入计算;<br>　if hc1<0 or hc2<0 or hc3<0　then pop=.;<br>　else pop=hc1+hc2+hc3;<br>* 三餐用餐人次数在 30 人以上的赋值为 30;<br>　if pop>30 then pop_new=30;<br>　else if pop=0 then pop_new=.;<br>　else pop_new=pop;<br>　oil=((hc8a1+hc8a2)/30)*3/pop_new; |
| 中间变量清理说明 | * 三餐用餐人次数在 30 人以上的赋值为 30 |

表 4-24　烹调油摄入过多比例指标定义及计算方法

| | |
|---|---|
| 指标 | 烹调油摄入过多比例 |
| 定义 | 根据《中国居民膳食指南(2022)》的建议,每人每日烹调油摄入量超过 30g 者占总人群的比例 |
| 计算方法 | $\dfrac{\text{家庭人均每日烹调油摄入量超过 30g 的调查对象人数}}{\text{烹调油摄入量不为空的所有调查户数}}\times 100\%$ |
| 分子 | 人均每日烹调油摄入量超过 30g 的调查对象人数<br>人均每日烹调油摄入量超过 50g 的调查户 |
| 分母 | 所有调查户 |
| 2018 年数据分析 | |
| 问卷问题 | HC1 您家通常有几个人在家吃早餐?<br>HC2 您家通常有几个人在家吃午餐?<br>HC3 您家通常有几个人在家吃晚餐?<br>HC8a1 您家里通常一个月食用多少植物油?<br>HC8a2 您家里通常一个月食用多少动物油? |
| 原始变量 | HC1,HC2,HC3,HC8a1,HC8a2 |
| 计算公式 | $\dfrac{\text{oil>30g 的记录数}}{\text{HC1、HC2 和 HC3 均不为缺失的记录数}}\times 100\%$ |
| 分析变量 | h_oil |
| 生成中间变量 SAS 代码 | if oil>30 then h_oil=100;<br>else if 0<=oil<30 then h_oil=0; |
| 中间变量清理说明 | 无 |

### （四）身体活动

本部分有效样本量为一周身体活动总时间不为缺失的样本数，指标包括身体活动不足率等指标，详见表 4-25 至表 4-32。

**表 4-25　身体活动不足率指标定义及计算方法**

| 指标 | 身体活动不足率 |
|---|---|
| 定义 | 通常一周内,总活动时间(高强度活动时间 ×2、中等强度活动时间)不足 150 分钟者在总人群中所占的比例 |
| 计算方法 | $$\frac{通常一周内总活动时间(高强度活动时间 \times2、中等强度活动时间)}{所有调查对象人数}\times100\%$$ 不足 150 分钟的调查对象人数 |
| 分子 | 通常一周内总活动时间(高强度活动时间 ×2、中等强度活动时间)不足 150 分钟的调查对象人数 |
| 分母 | 所有调查对象人数 |
| 2018 年数据分析 | |
| 问卷问题 | D1　在您的工作、农活及家务活动中,有没有高强度活动,并且活动时间持续 10 分钟以上?　　1 是　2 否 |
| | D2　在您的工作、农活及家务活动中,通常一周内有多少天会进行上述高强度活动?　　_____ 天 |
| | D3　在您的工作、农活及家务活动中,通常一天内,您累计有多长时间进行上述高强度活动?　　_____ 小时　_____ 分钟 |
| | D6　在您的工作、农活及家务活动中,有没有中强度活动,并且活动时间持续 10 分钟以上?　　1 是　2 否 |
| | D7　在您的工作、农活及家务活动中,通常一周内有多少天会进行上述中强度活动?　　_____ 天 |
| | D8　在您的工作、农活及家务活动中,通常一天内,您累计有多长时间进行上述中强度活动?　　_____ 小时　_____ 分钟 |
| | D11　您在外出时,有没有步行或骑自行车持续至少 10 分钟的情况?　　1 是　2 否 |
| | D12　通常一周内,您有多少天外出时步行或骑自行车持续至少 10 分钟?　　_____ 天 |
| | D13　通常一天内,您步行或骑自行车多长时间?　　_____ 小时　_____ 分钟 |
| | D14　您是否进行持续至少 10 分钟,引起呼吸、心跳显著增加的高强度活动?　　1 是　2 否 |

| | |
|---|---|
| 问卷问题 | D15 通常一周内,您有多少天进行上述高强度的运动或休闲活动?<br>＿＿＿＿天<br>D16 通常一天内,您累计有多长时间进行上述高强度的运动或休闲活动?<br>＿＿＿＿小时＿＿＿＿分钟<br>D17 您是否进行持续至少 10 分钟,引起呼吸、心跳轻度增加的中等强度运动和休闲活动? 如快步走、游泳、打太极拳等。<br>1 是　2 否<br>D18 通常一周内,您有多少天进行上述中等强度的运动或休闲活动?<br>＿＿＿＿天<br>D19 通常一天内,您累计有多长时间进行上述中等强度的运动或休闲活动?<br>＿＿＿＿小时＿＿＿＿分钟 |
| 原始变量 | D1,D2,D3hr,D3min,D6,D7,D8hr,D8min,D11,D12,D13hr,D13min,D14,D15,D16hr,D16min,D17,D18,D19hr,D19min |
| 计算公式 | $\dfrac{\text{一周中等强度或相当量总身体活动时间} <150 \text{分钟的记录数}}{\text{身体活动时间未缺失的记录数}} \times 100\%$ |
| 分析变量 | total_nowt |
| 生成中间变量 SAS 代码 | * 变量名做转换,以便做趋势分析时,与其他年份使用相同的代码;<br><br>vigwork_sta=D1;　　　vigwork_day=D2;　　　midwork_sta=D6;<br>midwork_day=D7;　　　trans_sta=D11;　　　trans_day=D12;<br>vigrecre_sta=D14;　　vigrecre_day=D15;　　midrecre_sta=D17;<br>midrecre_day=D18;　　vigwork_hr=D3hr;　　vigwork_min=D3min;<br>midwork_hr=D8hr;　　midwork_min=D8min;　　trans_hr=D13hr;<br>trans_min=D13min;　　vigrecre_hr=D16hr;　　vigrecre_min=D16min;<br>midrecre_hr=D19hr;　　midrecre_min=D19min;<br><br>* 高强度职业活动每周累计时间(分钟)(vigwork_w);<br>vigwork_d=vigwork_hr*60+vigwork_min;<br><br>if vigwork_sta=2 then do;<br>vigwork_d=0;vigwork_w=0;<br>end;<br>else if vigwork_sta=1 and vigwork_day<=0　　　then do;<br>vigwork_d=0;vigwork_w=0;<br>end;<br>else if vigwork_sta=1 and vigwork_day>0　　　then do;<br>if vigwork_d>=10<br>then<br>vigwork_w=vigwork_d*vigwork_day;<br>else if 0<=vigwork_d<10<br>then vigwork_w=0;<br>end;<br><br>* 中等强度职业活动每周累计时间(分钟)(midwork_w); |

| 生成中间变量 SAS 代码 | midwork_d=midwork_hr*60+midwork_min;<br>if midwork_sta=2<br>then do;<br>midwork_d=0;midwork_w=0;end;<br>else if midwork_sta=1 and midwork_day<=0<br>then do;<br>midwork_d=0;midwork_w=0;end;<br>else if midwork_sta=1 and midwork_day>0<br>then do; if midwork_d>=10<br>then midwork_w=midwork_d*midwork_day;<br>else if 0<=midwork_d<10<br>then<br>midwork_w=0;<br>end;<br><br>* 职业活动每周累计时间（分钟）（work_w）;<br>work_w=vigwork_w*2+midwork_w;<br><br>* 交通性活动每周累计时间（分钟）（trans_w）;<br>trans_d=trans_hr*60+trans_min;<br>if trans_sta=2<br>then do;<br>trans_d=0;trans_w=0;end;<br>else if trans_sta=1 and trans_day<=0<br>then do;<br>trans_d=0;trans_w=0;end;<br>else if trans_sta=1 and trans_day>0<br>then do;<br>if trans_d>=10<br>then<br>trans_w=trans_d*trans_day;<br>else if 0<=trans_d<10<br>then<br>trans_w=0;<br>end;<br><br>* 高强度休闲活动每周累计时间（分钟）（vigrecre_w）;<br>vigrecre_d=vigrecre_hr*60+vigrecre_min;<br>if vigrecre_sta=2<br>then do;<br>vigrecre_d=0;vigrecre_w=0;end;<br>else if vigrecre_sta=1 and vigrecre_day<=0      then do;<br>vigrecre_d=0;vigrecre_w=0;end; |
|---|---|

续表

| 生成中间变量 SAS 代码 | <br>else if vigrecre_sta=1 and vigrecre_day>0　　　then do;<br>if vigrecre_d>=10<br>then<br>vigrecre_w=vigrecre_d\*vigrecre_day;<br>else if 0<=vigrecre_d<10<br>then<br>vigrecre_w=0;<br>end;<br>\* 中等强度休闲活动每周累计时间（小时）(midrecre_w);<br>midrecre_d=midrecre_hr\*60+midrecre_min;<br>if midrecre_sta=2<br>then do;<br>midrecre_d=0;midrecre_w=0;end;<br>else if midrecre_sta=1 and midrecre_day<=0　　then do;<br>midrecre_d=0;midrecre_w=0;end;<br>else if midrecre_sta=1 and midrecre_day>0　　then do;<br>if midrecre_d>=10<br>then<br>midrecre_w=midrecre_d\*midrecre_day;<br>else if 0<=midrecre_d<10<br>then<br>midrecre_w=0;<br>end;<br><br>\* 休闲活动每日累计时间（折算中等强度，小时）(recre_d);<br>recre_d=vigrecre_d\*2+midrecre_d;<br><br>\* 休闲活动每周累计时间（折算中等强度，小时）(recre_w);<br>recre_w=vigrecre_w\*2+midrecre_w;<br><br>\* 合算为中等强度活动（将高等强度的活动时间换算为中等强度活动时间的 2 倍）总活动时间（分钟）/ 周(total_w);<br>total_w=work_w+trans_w+recre_w;<br><br>\* 身体活动不足：总活动时间（分钟）/ 周 <150 分钟(total_nowt);<br>if 0<=total_w<150<br>then total_nowt=100;<br>else if total_w>=150<br>then total_nowt=0; |
| --- | --- |
| 中间变量清理说明 | 任意活动（工作、交通、休闲）时间 >16 小时的记录总活动时间认为不合理,设为缺失<br>if vigwork_d>960 or midwork_d>960 or trans_d>960 or vigrecre_d>960 or midrecre_d>960　then total_w=.; |

**表 4-26  经常锻炼率指标定义及计算方法**

| 指标 | 经常锻炼率 |
|---|---|
| 定义 | 每周至少有 3 天参加业余锻炼,每天锻炼至少持续 10 分钟者在总人群中所占的比例 |
| 计算方法 | $\dfrac{\text{每周参加业余锻炼至少 3 天,每天锻炼至少 10 分钟的调查对象人数}}{\text{所有调查对象人数}} \times 100\%$ |
| 分子 | 每周参加业余锻炼至少 3 次,每次至少 10 分钟的调查对象人数 |
| 分母 | 所有调查对象人数 |
| 2018 年数据分析 | |
| 问卷问题 | D14 您是否进行持续至少 10 分钟,引起呼吸、心跳显著增加的高强度活动?<br>　　1 是　2 否<br>D15 通常一周内,您有多少天进行上述高强度的运动或休闲活动?<br>　　＿＿＿天<br>D16 通常一天内,您累计有多长时间进行上述高强度的运动或休闲活动?<br>　　＿＿＿小时＿＿＿分钟<br>D17 您是否进行持续至少 10 分钟,引起呼吸、心跳轻度增加的中等强度运动和休闲活动?如快步走、游泳、打太极拳等。<br>　　1 是　2 否<br>D18 通常一周内,您有多少天进行上述中等强度的运动或休闲活动?<br>　　＿＿＿天<br>D19 通常一天内,您累计有多长时间进行上述中等强度的运动或休闲活动?<br>　　＿＿＿小时＿＿＿分钟 |
| 原始变量 | D14,D15,D16hr,D16min,D17,D18,D19hr,D19min |
| 计算公式 | $\dfrac{\text{一日中等以上休闲性活动时间 recre\_d} \geq 10 \text{ 且}(D15+D18) \geq 3 \text{ 的记录数}}{\text{休闲性活动时间不为缺失的记录数}} \times 100\%$ |
| 分析变量 | exrate |
| 生成中间变量 SAS 代码 | recre_d, vigrecre_day, midrecre_day 定义及变量名转换见身体活动不足率代码。<br>\* 锻炼构成;<br>　if recre_w=0<br>　then ex=1;<br>　else if recre_d>0 and<br>　1<=sum(vigrecre_day,midrecre_day)<=2　　　　　　then ex=2;<br>　else if recre_d>=10 and sum(vigrecre_day,midrecre_day)>=3　then ex=3;<br>\* 经常锻炼率;<br>　if ex=3　　　　　　then exrate=100;<br>　else if ex in (1 2)　　then exrate=0; |
| 中间变量清理说明 | 本部分代码建立在"身体活动不足率代码"基础上,该部分定义 recre_d<10 则 recre_w=0 |

表 4-27　从不锻炼率指标定义及计算方法

| 指标 | 从不锻炼率 |
|---|---|
| 定义 | 通常一周中从不参加锻炼者在总人群中所占的比例 |
| 计算方法 | $\dfrac{\text{通常 1 周内从不参加锻炼的调查对象人数}}{\text{所有调查对象人数}} \times 100\%$ |
| 分子 | 通常 1 周内从不参加锻炼的调查对象人数 |
| 分母 | 所有调查对象人数 |
| 2018 年数据分析 | |
| 问卷问题 | D14 您是否进行持续至少 10 分钟,引起呼吸、心跳显著增加的高强度活动?<br>　　1 是　　2 否<br>D15 通常一周内,您有多少天进行上述高强度的运动或休闲活动?<br>　　＿＿＿＿天<br>D16 通常一天内,您累计有多长时间进行上述高强度的运动或休闲活动?<br>　　＿＿＿小时＿＿＿＿分钟<br>D17 您是否进行持续至少 10 分钟,引起呼吸、心跳轻度增加的中等强度运动和休闲活动? 如快步走、游泳、打太极拳等。<br>　　1 是　　2 否<br>D18 通常一周内,您有多少天进行上述中等强度的运动或休闲活动?<br>　　＿＿＿＿天<br>D19 通常一天内,您累计有多长时间进行上述中等强度的运动或休闲活动?<br>　　＿＿＿小时＿＿＿＿分钟 |
| 原始变量 | D14,D15,D16hr,D16min,D17,D18,D19hr,D19min |
| 计算公式 | $\dfrac{\text{vigrecr\_w 和 midrecre\_w 变量均为 0 的记录数}}{\text{休闲活动时间不为缺失的记录数}} \times 100\%$ |
| 分析变量 | noex |
| 生成中间变量 SAS 代码 | ex 定义及变量名转换见身体活动不足率代码。<br>if ex=1　　　　　　then noex=100;<br>else if ex in (2 3)　　then noex =0; |
| 中间变量清理说明 | 无 |

表 4-28　总静态行为时间指标定义及计算方法

| 指标 | 总静态行为时间 |
|---|---|
| 定义 | 通常一天内,安静地坐着、靠着或躺着的时间(睡眠时间除外) |
| 计算方法 | $\dfrac{\sum \text{平均每天坐着、靠着或躺着的时间(含工作和业余,但不含睡觉)}}{\text{所有调查对象人数}}$ |
| 分子 | 所有调查对象通常一天累计坐着、靠着或躺着的时间 |

| | |
|---|---|
| 分母 | 所有调查对象人数 |
| 2018 年数据分析 | |
| 问卷问题 | D20 通常一天内,您累计有多少时间坐着、靠着或躺着?(包括坐着工作、学习、阅读、看电视、用电脑、休息等所有静态行为的时间,但不包括睡觉时间)<br>_____ 小时 _____ 分钟 |
| 原始变量 | D20hr,D20min |
| 计算公式 | $\dfrac{\sum\left(D20hr+\dfrac{D20min}{60}\right)}{D20\ 不为缺失的记录数}\times100\%$ |
| 分析变量 | sedentary |
| 生成中间变量 SAS 代码 | sedentary=d20hr+d20min/60; |
| 中间变量清理说明 | 无 |

表 4-29　业余静态行为时间指标定义及计算方法

| | |
|---|---|
| 指标 | 业余静态行为时间 |
| 定义 | 通常一天内业余时间安静地坐着、靠着或躺着看电视、使用电脑、手机、阅读等静态行为的时间 |
| 计算方法 | $\dfrac{\sum 业余时间里平均每天看电视、使用电脑、手机、阅读等静态行为的时间}{所有调查对象人数}$ |
| 分子 | 所有调查对象业余时间平均每天看电视、使用电脑、手机、阅读等静态行为的时间 |
| 分母 | 所有调查对象人数 |
| 2018 年数据分析 | |
| 问卷问题 | D21a 您在业余时间里,平均每天看电视的时间为多少?<br>_____ 小时 _____ 分钟<br>D21b 您在业余时间里,平均每天使用电脑(包括台式电脑、笔记本电脑、平板电脑等)的时间为多少?<br>_____ 小时 _____ 分钟<br>D21c 您在业余时间里,平均每天使用手机的时间为多少?<br>_____ 小时 _____ 分钟<br>D21d 您在业余时间里,平均每天用于阅读(纸质读物)的时间为多少?<br>_____ 小时 _____ 分钟 |
| 原始变量 | D21ahr,D21amin,D21bhr,D21bmin,D21chr,D21cmin,D21dhr,D21dmin |
| 计算公式 | $\dfrac{D21ahr\ \sim\ D21dmin\ 变量值和}{4\ 种业余静态行为时间均不为缺失的记录数}\times100\%$ |
| 分析变量 | sedtime |
| 生成中间变量 SAS 代码 | *静态行为;<br>  sedentary=D20hr+D20min/60; |

| 生成中间变量 SAS 代码 | * 业余静态行为；<br>tv_t=D21ahr+D21amin/60;<br>pc_t=D21bhr+D21bmin/60;<br>phone_t=D21chr+D21cmin/60;<br>read_t=D21dhr+D21dmin/60;<br>sedtime=tv_t+pc_t+phone_t+read_t |
|---|---|
| 中间变量清理说明 | 无 |

<br>

表 4-30　业余屏幕时间指标定义及计算方法

| 指标 | 业余屏幕时间 |
|---|---|
| 定义 | 通常一天内业余在屏幕前安静地坐着、靠着或躺着看屏幕的时间,包括看电视、使用电脑、玩电子游戏、使用手机等 |
| 计算方法 | $\dfrac{\text{业余屏幕总时间}}{\text{所有调查对象人数}}$ |
| 分子 | 所有调查对象通常一天内业余在屏幕前安静地坐着、靠着或躺着看屏幕的时间,包括看电视、使用电脑、玩电子游戏、使用手机等 |
| 分母 | 所有调查对象人数 |
| 2018 年数据分析 | |
| 问卷问题 | D21a 您在业余时间里,平均每天看电视的时间为多少?<br>＿＿＿小时＿＿＿分钟<br>D21b 您在业余时间里,平均每天使用电脑(包括台式电脑、笔记本电脑、平板电脑等)的时间为多少?<br>＿＿＿小时＿＿＿分钟<br>D21c 您在业余时间里,平均每天使用手机的时间为多少?<br>＿＿＿小时＿＿＿分钟 |
| 原始变量 | D21ahr,D21amin,D21bhr,D21bmin,D21chr,D21cmin |
| 计算公式 | $\dfrac{\text{D21ahr} \sim \text{D21cmin 变量值和}}{\text{4 种业余静态行为时间均不为缺失的记录数}} \times 100\%$ |
| 分析变量 | screen_t |
| 生成中间变量 SAS 代码 | * 静态行为；<br>sedentary=D20hr+D20min/60;<br><br>* 业余静态行为；<br>tv_t=D21ahr+D21amin/60;<br>pc_t=D21bhr+D21bmin/60;<br>phone_t=D21chr+D21cmin/60;<br><br>screen_t=tv_t+pc_t+phone_t; |
| 中间变量清理说明 | 无 |

表 4-31　平均每日睡眠时间指标定义及计算方法

| 指标 | 平均每日睡眠时间 |
|---|---|
| 定义 | 平均每日夜间或日间睡眠的总时间 |
| 计算方法 | $\dfrac{\text{一天睡眠总时间}}{\text{所有调查对象人数}}$ |
| 分子 | 所有调查对象通常一天累计睡觉的时间 |
| 分母 | 所有调查对象人数 |
| **2018 年数据分析** | |
| 问卷问题 | D22 通常一天内,您睡觉累计有多少时间?<br>_____ 小时 _____ 分钟 |
| 原始变量 | D22hr,D22min |
| 计算公式 | $\dfrac{\sum(\text{D22hr}+\dfrac{\text{D22min}}{60})}{\text{D22hr 不为缺失的记录数}}$ |
| 分析变量 | sleeptime |
| 生成中间变量 SAS 代码 | sleeptime=D22hr+D22min/60; |
| 中间变量清理说明 | 无 |

表 4-32　失眠现患率指标定义及计算方法

| 指标 | 失眠现患率 |
|---|---|
| 定义 | 使用睡眠情况量表测得的失眠者在总人群中所占的比例 |
| 计算方法 | $\dfrac{\text{出现任意一种失眠症状的记录数}}{\text{所有调查对象人数}}\times 100\%$ |
| 分子 | 过去 30 天内,每周至少 3 天出现以下任意一种情况的调查对象人数:入睡困难、中间觉醒 2 次或以上、服药帮助睡眠、早醒且难以再次入睡 |
| 分母 | 所有调查对象人数 |
| **2018 年数据分析** | |
| 问卷问题 | D22a 过去 30 天内,您是否每周至少有 3 天出现下列睡眠问题?<br>　　D22a1 打鼾或窒息、憋气　　　　　　　　　　　　　1 是　2 否<br>　　D22a2 入睡困难(入睡时间 30 分钟以上)　　　　　　1 是　2 否<br>　　D22a3 中间觉醒两次以上(含两次)　　　　　　　　1 是　2 否<br>　　D22a4 至少有 1 天服用安眠药(西药或中药)以帮助睡眠　1 是　2 否<br>　　D22a5 早醒,并难以重新入睡　　　　　　　　　　　1 是　2 否 |
| 原始变量 | D22a2 ~ D22a5 |

续表

| 计算公式 | $\dfrac{D22a2=1 \text{ OR } D22a3=1 \text{ OR } D22a4=1 \text{ OR } D22a5=1}{D22a2,D22a3,D22a4,D22a5 \text{ 全部不为缺失的记录数}} \times 100\%$ | |
|---|---|---|
| 分析变量 | insomnia | |
| 生成中间变量 SAS 代码 | if D22a2=1 or D22a3=1 or D22a4=1 or D22a5=1<br>else if D22a2+D22a3+D22a4+D22a5^=. | then insomnia=100;<br>then insomnia=0; |
| 中间变量清理说明 | 无 | |

## 二、慢性病相关指标

### （一）体重及控制

本部分体重及控制指标包括 BMI 等指标，详见表 4-33 至表 4-38。

表 4-33　平均体质指数指标定义及计算方法

| 指标 | 平均体重指数（BMI） |
|---|---|
| 定义 | 体重比身高的平方 |
| 计算方法 | $\dfrac{\text{体重（kg）}}{\text{身高（m）}\times \text{身高（m）}}$ |
| 分子 | 体重 /kg |
| 分母 | 身高的平方 /m$^2$ |
| 2018 年数据分析 | |
| 问卷问题 | M2 身高_____厘米（cm）<br>M3 体重_____公斤（kg） |
| 原始变量 | M2,M3 |
| 计算公式 | $\dfrac{M3}{(M2/100)^2}$ |
| 分析变量 | BMI |
| 生成中间变量 SAS 代码 | height=M2*1; weight=M3*1;<br>BMI=weight/((height/100)*(height/100)); |
| 中间变量清理说明 | if height=-9 then height=.;<br>if weight=-9 then weight=.;<br>if height<80 or height>200 then height=.;<br>if weight<20　or weight>150 then weight=.;<br>if BMI<15 or BMI>45 then BMI=.; |

表 4-34　健康体重率指标定义及计算方法

| 指标 | 健康体重率 |
|---|---|
| 定义 | 总人群中 BMI 计算值在 $18.5\text{kg/m}^2 \le \text{BMI} < 24.0\text{kg/m}^2$ 范围者所占的比例 |
| 计算方法 | $\dfrac{18.5\text{kg/m}^2 \le \text{BMI} < 24.0\text{kg/m}^2 \text{ 的调查对象}}{\text{所有调查对象}} \times 100\%$ |
| 分子 | $18.5\text{kg/m}^2 \le \text{BMI} < 24.0\text{kg/m}^2$ 的调查对象人数 |
| 分母 | 所有调查对象人数 |
| 2018 年数据分析 | |
| 问卷问题 | M2 身高_____厘米（cm）<br>M3 体重_____公斤（kg） |
| 原始变量 | M2,M3 |
| 计算公式 | $\dfrac{18.5\text{kg/m}^2 \le \text{BMI} < 24.0\text{kg/m}^2 \text{ 的调查对象人数}}{\text{所有调查人数}} \times 100\%$ |
| 分析变量 | Health_WT |
| 生成中间变量 SAS 代码 | if 18.5<=BMI<24.0　　　　then Health_WT =100;<br>else if missing(BMI)=0　　then Health_WT =0; |
| 中间变量清理说明 | 无 |

表 4-35　超重率指标定义及计算方法

| 指标 | 超重率 |
|---|---|
| 定义 | 总人群中 BMI 计算值达到超重范围（$24.0\text{kg/m}^2 \le \text{BMI} < 28.0\text{kg/m}^2$）者所占的比例 |
| 计算方法 | $\dfrac{24.0\text{kg/m}^2 \le \text{BMI} < 28.0\text{kg/m}^2 \text{ 的调查对象人数}}{\text{所有调查对象人数}} \times 100\%$ |
| 分子 | $24.0\text{kg/m}^2 \le \text{BMI} < 28.0\text{kg/m}^2$ 的调查对象人数 |
| 分母 | 所有调查对象人数 |
| 2018 年数据分析 | |
| 问卷问题 | M2 身高_____厘米（cm）<br>M3 体重_____公斤（kg） |
| 原始变量 | M2,M3 |
| 计算公式 | $\dfrac{24.0\text{kg/m}^2 \le \text{BMI} < 28.0\text{kg/m}^2 \text{ 的调查对象人数}}{\text{所有调查人数}} \times 100\%$ |
| 分析变量 | ovwt |
| 生成中间变量 SAS 代码 | * 中国标准 - 超重率；<br>if 24<=BMI<28.0　　　　then ovwt=100;<br>else if missing(BMI)=0　　then ovwt=0; |
| 中间变量清理说明 | 无 |

表 4-36　肥胖率指标定义及计算方法

| 指标 | 肥胖率 |
|---|---|
| 定义 | 总人群中 BMI 达到肥胖范围（BMI $\geqslant$ 28.0kg/m$^2$）者所占的比例 |
| 计算方法 | $\dfrac{\text{BMI} \geqslant 28.0\text{kg/m}^2 \text{ 的调查对象人数}}{\text{所有调查对象人数}} \times 100\%$ |
| 分子 | BMI $\geqslant$ 28.0kg/m$^2$ 的调查对象人数 |
| 分母 | 所有调查对象人数 |
| 2018 年数据分析 | |
| 问卷问题 | M2 身高_____厘米（cm）<br>M3 体重_____公斤（kg） |
| 原始变量 | M2,M3 |
| 计算公式 | $\dfrac{\text{BMI} \geqslant 28.0\text{kg/m}^2 \text{ 的调查对象人数}}{\text{所有调查人数}} \times 100\%$ |
| 分析变量 | obs |
| 生成中间变量 SAS 代码 | * 肥胖率;<br>　if BMI>=28　　　　　then obs=100;<br>　else if missing(BMI)=0　then obs=0; |
| 中间变量清理说明 | 无 |

表 4-37　肥胖增长率定义及计算方法

| 指标 | 肥胖增长率 |
|---|---|
| 定义 | 18 岁及以上居民肥胖率的年均增长速度 |
| 计算方法 | $\sqrt[N]{\dfrac{\textit{肥胖率}_{某年}}{\textit{肥胖率}_{某年-N}}} - 1$ |

表 4-38　中心型肥胖率指标定义及计算方法

| 指标 | 中心型肥胖率 |
|---|---|
| 定义 | 人群中,中心型肥胖者（男性腰围 $\geqslant$ 90cm,女性腰围 $\geqslant$ 85cm）所占的比例 |
| 计算方法 | $\dfrac{\text{男性腰围} \geqslant 90\text{cm 或女性腰围} \geqslant 85\text{cm 的调查对象人数}}{\text{所有调查对象人数}} \times 100\%$ |
| 分子 | 男性腰围 $\geqslant$ 90cm 或女性腰围 $\geqslant$ 85cm 的调查对象人数 |
| 分母 | 所有调查对象人数 |
| 2018 年数据分析 | |

| 问卷问题 | A1 性别　　1 男　2 女<br>腰围<br>M4a 第 1 次测量_____厘米（cm）<br>M4b 第 2 次测量_____厘米（cm） |
|---|---|
| 原始变量 | A1, M4a, M4b |
| 计算公式 | $\dfrac{（A1=1 且 M4 \geqslant 90cm）或（A1=2 且 M4 \geqslant 85cm）}{总记录数} \times 100\%$ |
| 分析变量 | cobs |
| 生成中间变量 SAS 代码 | waist=MEAN(m4a,m4b);<br>if (waist>=90 and A1=1) or (waist>=85 and A1=2) then cobs=100;<br>else if missing(waist)=0　　 then cobs=0; |
| 中间变量清理说明 | if m4a=-9 or m4a<50 then m4a=.;<br>if m4b=-9 or m4b<50 then m4b=.; |
| 中间变量清理说明 | 无 |

## （二）血压及控制

本部分血压及控制指标包括血压升高率等指标，详见表 4-39 至表 4-51。

表 4-39　血压升高率指标定义及计算方法

| 指标 | 血压升高率 |
|---|---|
| 定义 | 血压测量结果收缩压（SBP）$\geqslant$ 140mmHg 和 / 或舒张压（DBP）$\geqslant$ 90mmHg 以上者在总人群中的百分比 |
| 计算方法 | $\dfrac{血压测量值升高的调查人数}{所有调查对象人数} \times 100\%$ |
| 分子 | SBP $\geqslant$ 140mmHg 或 DBP $\geqslant$ 90mmHg 的调查对象人数 |
| 分母 | 所有调查对象人数 |
| 2018 年数据分析 | |
| 问卷问题 | M7a 收缩压第 1 次读数_____（mmHg）<br>M7b 舒张压第 1 次读数_____（mmHg）<br>M8a 收缩压第 2 次读数_____（mmHg）<br>M8b 舒张压第 2 次读数_____（mmHg）<br>M9a 收缩压第 3 次读数_____（mmHg）<br>M9b 舒张压第 3 次读数_____（mmHg） |
| 原始变量 | M7a, M7b, M8a, M8b, M9a, M9b |
| 计算公式 | $\dfrac{SBP \geqslant 140mmHg 或 DBP \geqslant 90mmHg 的记录数}{总记录数} \times 100\%$ |
| 分析变量 | RBP |

| | |
|---|---|
| 生成中间变量 SAS 代码 | SBP=MEAN(M8a1,M9a1);<br>DBP=MEAN(M8b1,M9b1);<br>if SBP>=140 OR DBP>=90　then RBP=100;<br>else if 0<SBP<140 AND 0<DBP<90　then RBP=0; |
| 中间变量清理说明 | * 如果第二次和第三次测量的收缩压差值大于 20mmHg，并且第一次和第二次收缩压的差值小于等于 20mmHg，同时第一次和第三次收缩压的差值大于第一次和第二次收缩压的差值，则用第一次测量的收缩压替代第三次测量的收缩压；<br>* 如果第二次和第三次测量的收缩压差值大于 20mmHg，并且第一次和第三次和收缩压的差值小于等于 20mmHg，同时第一次和第三次收缩压的差值小于等于第一次和第二次收缩压的差值，则用第一次测量的收缩压替代第二次测量的收缩压。<br>* 如果第二次和第三次测量的收缩压的差值大于 20mmHg 且第一次和第三次测量的收缩压的差值大于 20mmHg 且第一次和第二次测量的收缩压的差值大于 20mmHg，则第二次和第三次收缩压的值为缺失。<br>* 舒张压的替代规则也是同理。<br>SBPdif1=abs(M7a-M8a);<br>SBPdif2=abs(M7a-M9a);<br>SBPdif3=abs(M8a-M9a);<br>if SBPdif3>20　and SBPdif1<=20 and SBPdif2>SBPdif1 then M9a1=M7a;<br>else M9a1=M9a;<br>if　SBPdif3>20　and SBPdif2<=20 and SBPdif2<=SBPdif1　then M8a1=M7a;<br>else M8a1=M8a;<br>if　SBPdif3>20　and SBPdif2>20 and SBPdif1>20 then M8a1=. and M9a1=.;<br>DBPdif1=abs(M7b-M8b);<br>DBPdif2=abs(M7b-M9b);<br>DBPdif3=abs(M8b-M9b);<br>if DBPdif3>20　and DBPdif1<=20　and　DBPdif2>DBPdif1　then M9b1=M7b;<br>else M9b1=M9b;<br>if　DBPdif3>20　and　DBPdif2<=20 and DBPdif2<=DBPdif1　then M8b1=M7b;<br>else M8b1=M8b;<br>if DBPdif3>20　and DBPdif3>20　and　DBPdif3>20　then M8b1=. and M9b1=.;<br>if sbp>=250 then sbp=.;<br>if dbp>=130 then dbp=.; |

表 4-40　血压检测率指标定义及计算方法

| 指标 | 血压检测率 |
|---|---|
| 定义 | 过去 3 个月内曾经测量血压者在总人群中所占的比例 |
| 计算方法 | $\dfrac{过去\ 3\ 个月内曾经测量血压者人数}{所有调查对象人数} \times 100\%$ |
| 分子 | 过去 3 个月内曾经测量血压者的调查对象人数 |
| 分母 | 所有调查对象人数 |

| 2018 年数据分析 | |
|---|---|
| 问卷问题 | E2a 您最近一次测量血压的时间?<br>1 从未测过<br>2 每天测<br>3 7 天内<br>4 1 个月内<br>5 3 个月内<br>6 3 个月以前<br>9 记不清 |
| 原始变量 | E2a |
| 计算公式 | $\dfrac{\text{E2a 为 2、3、4、5 的记录数}}{\text{总记录数}} \times 100\%$ |
| 分析变量 | Bp_test |
| 生成中间变量 SAS 代码 | if E2a in (2 3 4 5) then Bp_test=100; else if missing(E2a)=0 then    Bp_test=0; |
| 中间变量清理说明 | 无 |

表 4-41　血压知晓率指标定义及计算方法

| 指标 | 血压知晓率 |
|---|---|
| 定义 | 了解个人血压状况者在总人群中所占的比例 |
| 计算方法 | $\dfrac{\text{了解个人血压状况者人数}}{\text{所有调查对象人数}} \times 100\%$ |
| 分子 | 本次调查前,了解个人血压的调查对象人数 |
| 分母 | 所有调查对象人数 |
| 2018 年数据分析 | |
| 问卷问题 | E2b 在参加本次调查之前,您是否知道自己的血压情况?<br>1 高于正常范围<br>2 属于正常范围<br>3 低于正常范围<br>9 不知道 |
| 原始变量 | E2b |
| 计算公式 | $\dfrac{\text{E2b 选 1、2、3}}{\text{E2b 不缺失的记录数}} \times 100\%$ |
| 分析变量 | bp_knowledge |
| 生成中间变量 SAS 代码 | if E2b in (1 2 3) then    bp_knowledge=100;<br>else if missing(E2b)=0 then bp_knowledge=0; |
| 中间变量清理说明 | 无 |

表 4-42 高血压患病率指标定义及计算方法

| 指标 | 高血压患病率 |
|---|---|
| 定义 | 血压测量结果收缩压(SBP)≥ 140mmHg 和 / 或舒张压(DBP)≥ 90mmHg 以上者,或已被乡镇(社区)级或以上医院确诊为高血压且近 2 周服药者在总人群中所占的比例 |
| 计算方法 | $\dfrac{\text{近 2 周服用了降压药或本次测量血压升高的人数}}{\text{所有调查对象人数}} \times 100\%$ |
| 分子 | 近 2 周服用了降压药(E2f=1)或本次测量高血压(收缩压大于 140mmHg 或舒张压高于 90mmHg)的人数 |
| 分母 | 所有调查对象人数 |
| 2018 年数据分析 | |
| 问卷问题 | E2c 您有没有被乡镇卫生院或社区卫生服务中心或以上级别医疗机构诊断过高血压?<br>1 有,首次确诊在□□□□年□□月或□□岁<br>2 没有<br>E2f 最近 2 周,您是否服用了降压药?<br>1 是<br>2 否 |
| 原始变量 | M8a, M8b, M9a, M9b, E2c, E2f |
| 计算公式 | $\dfrac{\text{E2f=1 或者 SBP} \geqslant 140\text{mmHg 或者 DBP} \geqslant 90\text{mmHg 的记录数}}{\text{总记录数}} \times 100\%$ |
| 分析变量 | HBP |
| 生成中间变量 SAS 代码 | RBP 定义方法见血压升高率指标定义及计算方法。<br>if      RBP=100 or E2f=1      then HBP=100;<br>else if E2f^=1 and RBP=0      then HBP=0; |
| 中间变量清理说明 | 无 |

表 4-43 高血压知晓率指标定义及计算方法

| 指标 | 高血压知晓率 |
|---|---|
| 定义 | 在高血压患者中,本次调查之前即知道自己患有高血压者(经过乡镇卫生院 / 社区卫生服务中心及以上医疗机构或医生诊断)所占的比例 |
| 计算方法 | $\dfrac{\text{自报高血压患者人数}}{\text{高血压患者人数}} \times 100\%$ |
| 分子 | 曾被乡镇 / 社区级或以上医院医生诊断为高血压者人数 |
| 分母 | 所有高血压患者人数 |
| 分层 | 年龄、性别,其他社会人口学分层 |
| 2018 年数据分析 | |

| 问卷问题 | E2c 您有没有被乡镇卫生院或社区卫生服务中心或以上级别医疗机构诊断过高血压？<br>1 有，首次确诊在□□□□年□□月或□□岁<br>2 没有<br>E2f 最近2周，您是否服用了降压药？<br>1 是<br>2 否 |
|---|---|
| 原始变量 | E2c,E2f, SBP, DBP |
| 计算公式 | $\dfrac{\text{E2c=1 且 HBP=100 的记录数}}{\text{HBP=100 的记录数}} \times 100\%$ |
| 分析变量 | HBP_AW |
| 生成中间变量 SAS 代码 | HBP 定义方法见高血压患病率指标定义及计算方法。<br>if E2c=1 and HBP=100 then HBP_AW=100;<br>else if HBP=100 then HBP_AW =0; |
| 中间变量清理说明 | 无 |

### 表 4-44　高血压治疗率指标定义及计算方法

| 指标 | 高血压治疗率 |
|---|---|
| 定义 | 在高血压患者中，近两周内服用降压药物者所占的比例 |
| 计算方法 | $\dfrac{\text{高血压患者中，近两周内服用降压药物者的人数}}{\text{高血压患者人数}} \times 100\%$ |
| 分子 | 近两周内服用降压药物的人数 |
| 分母 | 高血压患者人数 |
| 2018 年数据分析 | |
| 问卷问题 | E2c 您有没有被乡镇卫生院或社区卫生服务中心或以上级别医疗机构诊断过高血压？<br>1 有，首次确诊在□□□□年□□月或□□岁<br>2 没有<br>E2f 最近2周，您是否服用了降压药？<br>1 是<br>2 否 |
| 原始变量 | E2c,E2f, M8a,M8b,M9a,M9c |
| 计算公式 | $\dfrac{\text{E2f=1 且 HBP\_AW=100 的记录数}}{\text{HBP=100 的记录数}} \times 100\%$ |
| 分析变量 | HBP_TREAT |
| 生成中间变量 SAS 代码 | HBP_AW 定义方法见高血压知晓率指标定义及计算方法。<br>if E2f=1 and HBP_AW=100 then HBP_TREAT=100;<br>else if HBP=100 then HBP_TREAT=0; |
| 中间变量清理说明 | 无 |

表 4-45　高血压知晓者的治疗率指标定义及计算方法

| 指标 | 高血压知晓者的治疗率 |
|---|---|
| 定义 | 在本次调查之前即知道自己患有高血压者中,近两周内服用降压药物者所占的比例 |
| 计算方法 | $\dfrac{近两周内服用降压药物者的人数}{自报为高血压患者的人数} \times 100\%$ |
| 分子 | 近两周内服用降压药物者人数 |
| 分母 | 自报高血压患者人数 |
| 2018 年数据分析 | |
| 问卷问题 | E2c 您有没有被乡镇卫生院或社区卫生服务中心或以上级别医疗机构诊断过高血压?<br>　　1 有,首次确诊在□□□□年□□月或□□岁<br>　　2 没有<br>E2f 最近 2 周,您是否服用了降压药?<br>　　1 是<br>　　2 否 |
| 原始变量 | E2c,E2f, M8a,M8b,M9a,M9c |
| 计算公式 | $\dfrac{HBP\_TREAT\ 的记录数}{E2c=1\ 且\ HBP=100\ 的记录数} \times 100\%$ |
| 分析变量 | HBP_AW_TREAT |
| 生成中间变量 SAS 代码 | HBP_TREAT 定义方法见高血压治疗率指标定义及计算方法。<br>if HBP_TREAT=100 then HBP_AW_TREAT =100;<br>else if HBP_AW=100 then HBP_AW_TREAT =0; |
| 中间变量清理说明 | 无 |

表 4-46　高血压控制率指标定义及计算方法

| 指标 | 高血压控制率 |
|---|---|
| 定义 | 在高血压患者中,通过治疗血压水平控制在 140/90mmHg 以下者所占的比例 |
| 计算方法 | $\dfrac{高血压者中,血压得到有效控制的人数}{高血压患者人数} \times 100\%$ |
| 分子 | 高血压患者中血压得到控制(收缩压 <140mmHg 和舒张压 <90mmHg)的人数 |
| 分母 | 高血压患者人数 |
| 2018 年数据分析 | |
| 问卷问题 | E2c 您有没有被乡镇卫生院或社区卫生服务中心或以上级别医疗机构诊断过高血压?<br>　　1 有,首次确诊在□□□□年□□月或□□岁<br>　　2 没有<br>E2f 最近 2 周,您是否服用了降压药?<br>　　1 是<br>　　2 否 |

| 原始变量 | E2c,E2f, M8a,M8b,M9a,M9c |
|---|---|
| 计算公式 | $\dfrac{0<SBP<140mmHg\ 且\ 0<DBP<90mmHg\ 且\ HBP=100\ 的记录数}{HBP=100\ 的记录数}\times100\%$ |
| 分析变量 | HBP_CONTROL |
| 生成中间变量 SAS 代码 | SBP、DBP 和 HBP 定义方法见血压升高和高血压患病率指标定义及计算方法。<br>if 0<SBP<140 and 0<DBP<90 and HBP=100 then HBP_CONTROL=100;<br>else if HBP=100 then HBP_CONTROL=0; |
| 中间变量清理说明 | 无 |

表 4-47　高血压治疗控制率指标定义及计算方法

| 指标 | 高血压治疗控制率 |
|---|---|
| 定义 | 两周服用降压药的高血压患者中,血压水平控制在 140/90mmHg 以下者所占的比例 |
| 计算方法 | $\dfrac{高血压患者药物治疗者中,血压得到有效控制的人数}{高血压药物治疗者人数}\times100\%$ |
| 分子 | 接受高血压药物治疗的患者中,血压得到有效控制(收缩压 <140mmHg 和舒张压 <90mmHg)的人数 |
| 分母 | 高血压患者接受药物治疗的人数 |
| 2018 年数据分析 | |
| 问卷问题 | E2c 您有没有被乡镇卫生院或社区卫生服务中心或以上级别医疗机构诊断过高血压?<br>　　1 有,首次确诊在□□□□年□□月或□□岁<br>　　2 没有<br>E2f 最近 2 周,您是否服用了降压药?<br>　　1 是<br>　　2 否 |
| 原始变量 | E2c,E2f, M8a,M8b,M9a,M9c |
| 计算公式 | $\dfrac{0<SBP<140mmHg\ 且\ 0<DBP<90mmHg\ 且\ HBP=100\ 的记录数}{HBP\_TREAT\ 的记录数}\times100\%$ |
| 分析变量 | HBP_TRT_CONTROL |
| 生成中间变量 SAS 代码 | SBP、DBP、HBP 和 HBP_TREAT 定义方法见血压升高率、高血压患病率和高血压治疗率的指标定义及计算方法。<br>if 0<SBP<140 and 0<DBP<90 and HBP=100　then HBP_TRT_CONTROL=100;<br>else if HBP_TREAT=100 then HBP_TRT_CONTROL=0; |
| 中间变量清理说明 | 无 |

表 4-48 高血压患者社区健康管理率指标定义及计算方法

| 指标 | 高血压患者社区健康管理率 |
|---|---|
| 定义 | 已纳入基层卫生服务机构管理的 35 岁及以上高血压患者在该地区被乡镇(社区)级或以上医院确诊的 35 岁及以上高血压患者中所占的比例 |
| 计算方法 | $\dfrac{35\ \text{岁以上,参加了基层医疗卫生机构提供的高血压病随访管理的高血压患者人数}}{35\ \text{岁以上高血压患者人数}} \times 100\%$ |
| 分子 | 35 岁以上高血压患者中参加了基层医疗卫生机构提供的高血压病随访管理者人数 |
| 分母 | 35 岁以上高血压患者人数 |
| 2018 年数据分析 | |
| 问卷问题 | E2c 您有没有被乡镇卫生院或社区卫生服务中心或以上级别医疗机构诊断过高血压?<br>1 有,首次确诊在□□□□年□□月或□□岁<br>2 没有<br>E2g 您是否参加了基层医疗卫生机构提供的高血压病随访管理? (指在社区卫生服务中心 / 站、乡镇卫生院 / 村卫生室接受定期或不定期检查、治疗、合理膳食和运动等指导)<br>1 是<br>2 否<br>99 不知道 |
| 原始变量 | age, E2c,E2g, M8a,M8b,M9a,M9c |
| 计算公式 | $\dfrac{\text{age} \geq 35\ \text{且 E2g=1 且 HBP\_self=100 的记录数}}{\text{age} \geq 35\ \text{且 E2c=1 且 HBP\_self=100 的记录数}} \times 100\%$ |
| 分析变量 | HBP_MNG35 |
| 生成中间变量 SAS 代码 | if E2c=. or age<35 then HBP_MNG35=.;<br>else if E2g=1       then HBP_MNG35=100;<br>else if E2c=1       then HBP_MNG35=0; |
| 中间变量清理说明 | 无 |

表 4-49 高血压患者规范化健康管理率指标定义及计算方法

| 指标 | 高血压患者规范化健康管理率 |
|---|---|
| 定义 | 按照《国家基本公共卫生服务规范(第三版)》要求,纳入高血压患者社区健康管理的人群中,同时得到基层医疗卫生机构所提供的每年至少 4 次的血压测量和用药、膳食、身体活动、戒烟(其中从不吸烟者除外)、戒酒 / 限酒(其中从不饮酒者除外)5 个方面的指导的患者所占的比例 |

| 计算方法 | $\dfrac{\text{参加基层医疗卫生机构提供的高血压随访管理达到了规}}{\text{参加高血压随访管理的人数}}\times 100\%$ |
|---|---|
| 分子 | 高血压患者中,参加基层医疗卫生机构提供的高血压随访管理达到了规范化管理标准者人数 |
| 分母 | 参加基层医疗卫生机构提供的高血压随访管理的人数 |
| 2018 数据分析 | |
| 问卷问题 | B1 您现在吸烟吗,每天吸、不是每天吸、还是不吸? <br> 1 是的,每天吸 <br> 2 是的,但不是每天吸 <br> 3 以前吸,但现在不吸 <br> 4 从不吸 <br><br> C12 过去的 12 个月里,您喝过酒吗? <br> 1 喝过,在过去 30 天以前 <br> 2 喝过,在 30 天内 <br> 3 没喝过 <br><br> E2c 您有没有被乡镇卫生院或社区卫生服务中心或以上级别医疗机构诊断过高血压? <br> 1 有,首次确诊在□□□□年□□月或□□岁 <br> 2 没有 <br><br> E2f 最近 2 周,您是否服用了降压药? <br> 1 是 <br> 2 否 <br><br> E2g 您是否参加了基层医疗卫生机构提供的高血压病随访管理?（指在社区卫生服务中心 / 站、乡镇卫生院 / 村卫生室接受定期或不定期检查、治疗、合理膳食和运动等指导） <br> 1 是 <br> 2 否 <br> 99 不知道 <br><br> E2h 过去 12 个月内,基层医疗机构医生是否为您提供过任何检查或指导? <br> 1 是 <br> 2 否 <br><br> E2ha 如果是,具体提供过哪些检查或指导? <br> 1 测量血压　　　1 是,□□□次 / 年（E2ha1q） <br> 　　　　　　　　2 否 <br> 2 用药指导　　　1 是,□□次 / 年（E2ha2q） <br> 　　　　　　　　2 否 <br> 3 饮食指导　　　1 是　2 否 <br> 4 身体活动指导　1 是　2 否 <br> 5 戒烟或少吸烟　1 是　2 否　3 我现在不吸烟 <br> 6 戒酒或少饮酒　1 是　2 否　3 我从不饮酒 |

续表

| 原始变量 | age, B1,C12,E2c, E2f, E2g, E2h, E2ha1, E2ha2, E2ha3, E2ha4, E2ha5, E2ha6, E2ha1q, E2ha2q, M8a,M8b,M9a,M9c |
|---|---|
| 计算公式 | $$\frac{\begin{array}{l}\text{E2ha1q} \geqslant 4 \text{ and } ((\text{B1 in (1,2) and C12 in (1,2) and (E2ha2=1 and}}\\\text{E2ha3=1 and E2ha4=1 and E2ha5=1 and E2ha6=1)) or (B1 in (1,2)}\\\text{and C12=3 and (E2ha2=1 and E2ha3=1 and E2ha4=1 and E2ha5=1))}\\\text{or (B1 in (3,4) and C12 in (1,2)and (E2ha2=1 and E2ha3=1 and}\\\text{E2ha4=1 and E2ha6=1)) or (B1 in (3,4) and C12=3 and (E2ha2=1}\\\text{and E2ha3=1 and E2ha4=1)))}\end{array}}{\text{E2h=1}} \times 100\%$$ |
| 分析变量 | HBP_STMNG35 |
| 生成中间变量 SAS 代码 | if age<35 then HBP_STMNG35=.;<br>else if HBP_MNG35=100 and E2ha1q>=4 and ((b1 in (1,2) and c12 in (1,2) and (E2ha2=1 and E2ha3=1 and E2ha4=1 and E2ha5=1 and E2ha6=1)) or (b1 in (1,2) and c12=3 and (E2ha2=1 and E2ha3=1 and E2ha4=1 and E2ha5=1)) or (b1 in (3,4) and c12 in (1,2) and (E2ha2=1 and E2ha3=1 and E2ha4=1 and E2ha6=1)) or (b1 in (3,4) and c12=3 and (E2ha2=1 and E2ha3=1 and E2ha4=1))) then HBP_STMNG35=100;<br>else if (HBP_MNG35=100 and E2ha1=1 and E2ha1q>0 and E2ha2+E2ha3+E2ha4+E2ha5+E2ha6^=.)) or (HBP_MNG35=100 and E2ha1=2 and (E2ha2+E2ha3+E2ha4+E2ha5+E2ha6^=.)) or (HBP_MNG35=100 and E2h=2) then HBP_STMNG35=0; |
| 中间变量清理说明 | 无 |

**表 4-50 自报高血压患病率指标定义及计算方法**

| 指标 | 自报高血压患病率 |
|---|---|
| 定义 | 已被乡镇/社区级或以上医院确诊为高血压的患者且近2周服用了降压药的患者在所有调查对象中的百分比 |
| 计算方法 | $$\frac{\begin{array}{c}\text{已被乡镇/社区级或以上医院确诊为高血压的患者且近}\\\text{两周服用了降压药的人数}\end{array}}{\text{所有调查对象人数}} \times 100\%$$ |
| 分子 | 已被乡镇/社区级或以上医院确诊为高血压的患者且近2周服用了降压药的人数 |
| 分母 | 所有调查对象人数 |
| 2018 年数据分析 | |
| 问卷问题 | E2a 您最近一次测量血压的时间?<br>1 从未测过<br>2 每天测<br>3 7天内<br>4 1个月内<br>5 3个月内<br>6 3个月以前 |

| | |
|---|---|
| 问卷问题 | 9 记不清<br>E2c 您有没有被乡镇卫生院或社区卫生服务中心或以上级别医疗机构诊断<br>　　过高血压?<br>　　1 有,首次确诊在□□□□年□□月或□□岁<br>　　2 没有<br>E2f 最近 2 周,您是否服用了降压药?<br>　　1 是<br>　　2 否 |
| 原始变量 | M8a, M8b, M9a, M9b, E2a, E2c, E2f |
| 计算公式 | $\dfrac{E2c{=}1\ \text{且}\ E2f{=}1\ \text{的记录数}}{E2c{=}1\ \text{或}\ E2a{=}1\ \text{或}(E2c{=}1\ \text{且}\ E2f{=}2)\text{的记录数}} \times 100\%$ |
| 分析变量 | HBP_SELF |
| 生成中间变量 SAS 代码 | if E2c=1 and E2f=1 then HBP_SELF=100;<br>else if E2c=2 or E2a=1 or (E2c=1 and E2f=2) then HBP_SELF=0; |
| 中间变量清理说明 | 无 |

**表 4-51　未诊断高血压的居民 3 个月内血压检测率指标定义及计算方法**

| | |
|---|---|
| 指标 | 18 岁及以上未诊断高血压的居民 3 个月内血压检测率 |
| 定义 | 18 岁及以上居民中 3 个月内测量过血压的人在未诊断为高血压的人群中所占的比例 |
| 计算方法 | $\dfrac{18\ \text{岁及以上自报}\ 3\ \text{个月内测量过血压的调查对象人数}}{\text{血压测量状况不为缺失且自报未诊断为高血压的调查对象人数}} \times 100\%$ |
| 分子 | 18 岁及以上自报 3 个月内测量过血压的调查对象人数 |
| 分母 | 清楚知道自己是否测量过血压且自报未诊断为高血压的调查对象 |
| 2018 年数据分析 | |
| 问卷问题 | E2a 您最近一次测量血压的时间?<br>　　1 从未测过<br>　　2 每天测<br>　　3 7 天内<br>　　4 1 个月内<br>　　5 3 个月内<br>　　6 3 个月以前<br>　　9 记不清 |
| 原始变量 | E2a |

| 计算公式 | $\dfrac{2 \leqslant E2a \leqslant 5 \text{ 的记录数}}{1 \leqslant E2a \leqslant 6 \text{ and } hbp\_self =0 \text{ 的记录数}} \times 100\%$ |
|---|---|
| 分析变量 | HBP_mes3 |
| 生成中间变量 SAS 代码 | HBP_self 指标定义及计算方法见自报高血压患病率<br>if HBP_self=0                  then do;<br>  if E2a in (2 3 4 5)         then<br>HBP_mes3=100;<br>    else if E2a in (1 6)        then<br>HBP_mes3=0;<br>end; |
| 中间变量清理说明 | 无 |

## （三）血糖及控制

本部分血糖及控制指标包括血糖检测率等指标，详见表 4-52 至表 4-68。

表 4-52 血糖检测率指标定义及计算方法

| 指标 | 血糖检测率 |
|---|---|
| 定义 | 过去 6 个月内曾经检测血糖者在总人群中所占的比例 |
| 计算方法 | $\dfrac{\text{过去 6 个月内曾经检测血糖者人数}}{\text{所有调查对象人数}} \times 100\%$ |
| 分子 | 过去 6 个月内曾经检测血糖的调查对象人数 |
| 分母 | 所有调查对象人数 |
| 2018 年数据分析 | |
| 问卷问题 | E3a 您最近一次测量血糖的时间？<br>    1 6 个月内<br>    2 12 个月内<br>    3 2 年内<br>    4 2 年以前<br>    5 从来没测过血糖<br>    9 记不清 |
| 原始变量 | E3a |
| 计算公式 | $\dfrac{\text{E3a 为 1 的记录数}}{\text{总记录数}} \times 100\%$ |
| 分析变量 | Bg_test |
| 生成中间变量 SAS 代码 | if E3a in (1) then Bg_test=100; else if missing(E3a)=0 then   Bg_test=0; |
| 中间变量清理说明 | 无 |

表 4-53　血糖知晓率指标定义及计算方法

| 指标 | 血糖知晓率 |
|---|---|
| 定义 | 了解个人血糖状况者在总人群中所占的比例 |
| 计算方法 | $\dfrac{了解个人血糖状况者人数}{所有调查对象人数} \times 100\%$ |
| 分子 | 本次调查前,了解个人血糖状况者的调查对象人数 |
| 分母 | 所有调查对象人数 |
| 2018 年数据分析 | |
| 问卷问题 | E3b 在参加本次调查之前,您是否知道自己的血糖情况?<br>　　1 高于正常范围<br>　　2 属于正常范围<br>　　3 低于正常范围<br>　　9 不知道 |
| 原始变量 | E3b |
| 计算公式 | $\dfrac{E3b\ 选\ 1、2、3}{E3b\ 不缺失的记录数} \times 100\%$ |
| 分析变量 | bg_knowledge |
| 生成中间变量 SAS 代码 | if E3b in (1 2 3) then　　bg_knowledge=100;<br>else if missing(E3b)=0 then bg_knowledge=0; |
| 中间变量清理说明 | 无 |

表 4-54　糖尿病患病率指标定义及计算方法

| 指标 | 糖尿病患病率 |
|---|---|
| 定义 | 空腹血糖测量结果 ≥ 7mmol/L 和 / 或服糖后 2 小时(OGTT-2h)血糖测量结果 ≥ 11.1mmol/L 者,和 / 或已被乡镇(社区)级或以上医院确诊为糖尿病者在总人群中所占的比例 |
| 计算方法 | $\dfrac{被乡镇/社区级或以上医院诊断为糖尿病的患者或血糖测量值升高者人数}{所有调查对象人数} \times 100\%$ |
| 分子 | 被乡镇 / 社区级或以上医院诊断为糖尿病的患者或血糖测量值升高者人数 |
| 分母 | 所有调查对象人数 |
| 2018 年数据分析 | |
| 问卷问题 | E3c 您有没有被乡镇卫生院或社区卫生服务中心或以上级别医疗机构医生诊断患有糖尿病?<br>　　1 有<br>　　2 没有 |

续表

| 原始变量 | E3c, Fbg, Bg2h |
|---|---|
| 计算公式 | $\dfrac{\text{E3c=1 或 (Fbg} \geqslant 7 \text{ 或 Bg2h} \geqslant 11.1)\text{的记录数}}{\text{所有调查对象记录数}} \times 100\%$ |
| 分析变量 | DM |
| 生成中间变量 SAS 代码 | If E3c=1 or (Fbg>=7 or Bg2h>=11.1) then DM=100;<br>Else if (E3c=2 or E3a=5) and 0<Fbg<7 and 0<Bg2h<11.1 then DM=0; |
| 中间变量清理说明 | 无 |

表 4-55　糖尿病知晓率指标定义及计算方法

| 指标 | 糖尿病知晓率 |
|---|---|
| 定义 | 在糖尿病患者中,本次调查检测血糖之前即知道自己患有糖尿病者(经乡镇卫生院/社区卫生服务中心及以上医疗机构医生诊断)所占的比例 |
| 计算方法 | $\dfrac{\text{调查前知晓糖尿病的人数}}{\text{糖尿病患者人数}} \times 100\%$ |
| 分子 | 调查前知晓糖尿病的人数 |
| 分母 | 糖尿病患者人数 |
| 2018 年数据分析 | |
| 问卷问题 | E3c 您有没有被乡镇卫生院或社区卫生服务中心或以上级别医疗机构医生诊断患有糖尿病?<br>1 有<br>2 没有 |
| 原始变量 | E3c, Fbg, Bg2h |
| 计算公式 | $\dfrac{\text{E3c=1 的记录数}}{\text{E3c=1 或 (Fbg} \geqslant 7 \text{ 或 Bg2h} \geqslant 11.1)\text{的记录数}} \times 100\%$ |
| 分析变量 | DM_AW |
| 生成中间变量 SAS 代码 | DM 定义方法见糖尿病患病率的指标定义及计算方法。<br>自报糖尿病定义<br>if missing(DM)=0　then do;<br>if E3c=1　then DM_self=100;<br>else　DM_self=0;<br>end;<br>If DM_self=100 then DM_AW=100;<br>Else if DM=100 then DM_AW=0; |
| 中间变量清理说明 | 无 |

表 4-56　糖尿病治疗率指标定义及计算方法

| 指标 | 糖尿病治疗率 |
|---|---|
| 定义 | 被诊断为糖尿病的调查对象中采取措施控制血糖的患者比例 |
| 计算方法 | $\dfrac{采取措施控制血糖的糖尿病患者人数}{糖尿病患者人数} \times 100\%$ |
| 分子 | 被诊断为糖尿病的调查对象中采取措施控制血糖的患者人数 |
| 分母 | 糖尿病患者人数 |
| 2018 年数据分析 | |
| 问卷问题 | E3ea　如果是,您采取了以下哪些措施来控制血糖(可多选)<br>　　1　口服药<br>　　2　胰岛素注射<br>　　3　控制饮食<br>　　4　增加运动<br>　　6　血糖监测<br>　　7　其他 |
| 原始变量 | E3ea1,E3ea2,E3ea3,E3ea4,E3c,Fbg,Bg2h |
| 计算公式 | $\dfrac{E3ea1=1\ 或\ E3ea2=1\ 或\ E3ea3=1\ 或\ E3ea4=1\ 的记录数}{E3c=1\ 或(Fbg \geqslant 7\ 或\ Bg2h \geqslant 11.1)的记录数} \times 100\%$ |
| 分析变量 | DM_TREAT |
| 生成中间变量 SAS 代码 | DM 定义方法见糖尿病患病率的指标定义及计算方法。<br>If (E3ea1=1 or E3ea2=1 or E3ea3=1 or E3ea4=1) and DM=100 then DM_TREAT=100;<br>Else if DM=100 then DM_TREAT=0; |
| 中间变量清理说明 | 无 |

表 4-57　糖尿病知晓治疗率指标定义及计算方法

| 指标 | 糖尿病知晓治疗率 |
|---|---|
| 定义 | 在本次调查之前即知道自己患有糖尿病者中,采取措施控制血糖者所占的比例 |
| 计算方法 | $\dfrac{知晓糖尿病的调查对象中采取措施控制血糖的患者人数}{知晓糖尿病的调查对象人数} \times 100\%$ |
| 分子 | 知晓糖尿病的调查对象中采取措施控制血糖的患者人数 |
| 分母 | 知晓糖尿病的调查对象人数 |
| 2018 年数据分析 | |

| 问卷问题 | E3ea　如果是,您采取了以下哪些措施来控制血糖(可多选)<br>　　　　1　口服药<br>　　　　2　胰岛素注射<br>　　　　3　控制饮食<br>　　　　4　增加运动<br>　　　　6　血糖监测<br>　　　　7　其他 |
|---|---|
| 原始变量 | E3ea1,E3ea2,E3ea3,E3ea4,E3c |
| 计算公式 | $\dfrac{\text{E3c=1 且(E3ea1=1 或 E3ea2=1 或 E3ea3=1 或 E3ea4=1)的记录数}}{\text{E3c=1 的记录数}} \times 100\%$ |
| 分析变量 | DM_AW_TREAT |
| 生成中间变量 SAS 代码 | DM_self 定义方法见糖尿病知晓率的指标定义及计算方法。<br>If DM_self=100 and (E3ea1=1 or E3ea2=1 or E3ea3=1 or E3ea4=1) then DM_AW_TREAT=100;<br>Else if DM_self=100 then DM_AW_TREAT=0; |
| 中间变量清理说明 | 无 |

表 4-58　糖尿病控制率指标定义及计算方法

| 指标 | 糖尿病控制率 |
|---|---|
| 定义 | 在糖尿病患者中,目前空腹血糖控制在 7.0mmol/L 及以下者所占的比例 |
| 计算方法 | $\dfrac{\text{空腹血糖正常的糖尿病患者人数}}{\text{糖尿病患者人数}} \times 100\%$ |
| 分子 | 被诊断为糖尿病的调查对象中目前空腹血糖正常(低于 7.0mmol/L)的患者人数 |
| 分母 | 糖尿病患者人数 |
| 2018 年数据分析 | |
| 问卷问题 | E3c　您有没有被乡镇卫生院或社区卫生服务中心或以上级别医疗机构医生诊断患有糖尿病?<br>　　　　1　有<br>　　　　2　没有 |
| 原始变量 | E3c, Fbg, Bg2h |
| 计算公式 | $\dfrac{\text{(E3c=1 或 Bg2h} \geqslant \text{11.1)且 0<Fbg<7 的记录数}}{\text{E3c=1 或(Fbg} \geqslant \text{7 或 Bg2h} \geqslant \text{11.1)的记录数}} \times 100\%$ |
| 分析变量 | DM_CONTROL |
| 生成中间变量 SAS 代码 | DM 定义方法见糖尿病患病率的指标定义及计算方法。<br>If DM=100 and 0<Fbg<7 then DM_CONTROL=100;<br>Else if DM=100 then DM_CONTROL=0; |
| 中间变量清理说明 | 无 |

表 4-59 糖尿病治疗控制率指标定义及计算方法

| 指标 | 糖尿病治疗控制率 |
|---|---|
| 定义 | 已采取控制和治疗措施的糖尿病患者中,目前空腹血糖控制在 7.0mmol/L 及以下者所占的比例 |
| 计算方法 | $\dfrac{接受治疗的糖尿病患者中空腹血糖正常的人数}{接受治疗的糖尿病患者人数} \times 100\%$ |
| 分子 | 接受治疗的糖尿病患者中目前空腹血糖正常(低于 7.0mmol/L)的人数 |
| 分母 | 接受治疗的糖尿病患者人数 |
| 2018 年数据分析 | |
| 问卷问题 | E3ea 如果是,您采取了以下哪些措施来控制血糖(可多选)<br>1 口服药<br>2 胰岛素注射<br>3 控制饮食<br>4 增加运动<br>6 血糖监测<br>7 其他 |
| 原始变量 | E3ea1,E3ea2,E3ea3,E3ea4,E3c,Fbg,Bg2h |
| 计算公式 | $\dfrac{E3c=1 \text{ 或 } Bg2h \geqslant 11.1 \text{ 且 } 0<Fbg<7 \text{ 且 }(E3ea1=1 \text{ 或 } E3ea2=1 \text{ 或 } E3ea3=1 \text{ 或 } E3ea4=1)\text{的记录数}}{E3c=1 \text{ 或 }(Fbg \geqslant 7 \text{ 或 } Bg2h \geqslant 11.1)\text{ 且 }(E3ea1=1 \text{ 或 } E3ea2=1 \text{ 或 } E3ea3=1 \text{ 或 } E3ea4=1)\text{的记录数}} \times 100\%$ |
| 分析变量 | DM_TRT_CONTROL |
| 生成中间变量 SAS 代码 | DM_TREAT 定义方法见糖尿病治疗率的指标定义及计算方法。<br>If DM_TREAT=100 and 0<Fbg<7 then DM_TRT_CONTROL=100;<br>Else if DM_TREAT=100 then DM_TRT_CONTROL=0; |
| 中间变量清理说明 | 无 |

表 4-60 单纯空腹血糖受损率指标定义及计算方法

| 指标 | 单纯空腹血糖受损率 |
|---|---|
| 定义 | 调查之前未被诊断为糖尿病,空腹血糖检测结果 $\geqslant$ 6.1mmol/L 且 <7.0mmol/L 者并且糖耐量正常患者在总人群中所占的比例 |
| 计算方法 | $\dfrac{单纯空腹血糖受损患者人数}{所有调查对象人数} \times 100\%$ |
| 分子 | 单纯空腹血糖受损患者人数 |
| 分母 | 所有调查对象人数 |

| 2018 年数据分析 | |
|---|---|
| 问卷问题 | E3a 您最近一次测量血糖的时间？<br>1 6 个月内<br>2 12 个月内<br>3 2 年内<br>4 2 年以前<br>5 从来没测过血糖<br>9 记不清<br>E3c 您有没有被乡镇卫生院或社区卫生服务中心或以上级别医疗机构医生诊断患有糖尿病？<br>1 有<br>2 没有 |
| 原始变量 | E3a,E3c,Fbg,Bg2h |
| 计算公式 | $\dfrac{(\text{E3c 为 2 或 E3a 为 5}) \text{且 } 6.1 \le \text{Fbg}{<}7 \text{ 且 } 0{<}\text{Bg2h}{<}7.8 \text{ 的记录数}}{\text{所有调查对象的记录数}} \times 100\%$ |
| 分析变量 | IFG |
| 生成中间变量 SAS 代码 | DM_self 定义方法见糖尿病知晓率的指标定义及计算方法。<br>If DM_self=0 and 6.1<=Fbg<7 and 0<Bg2h<7.8 then IFG=100;<br>Else if DM_self=100 or (DM_self=0 and (0<Fbg<6.1 or Fbg>=7 or Bg2h>=7.8))<br>then IFG=0; |
| 中间变量清理说明 | 无 |

**表 4-61 单纯糖耐量减低率指标定义及计算方法**

| 指标 | 单纯糖耐量减低率 |
|---|---|
| 定义 | 调查前未被诊断为糖尿病,服糖后 2 小时(OGTT-2h)血糖检测结果 ≥ 7.8mmol/L 且 <11.1mmol/L 者,且空腹血糖正常者在总人群中所占的比例 |
| 计算方法 | $\dfrac{\text{单纯糖耐量异常患者人数}}{\text{所有调查对象人数}} \times 100\%$ |
| 分子 | 单纯糖耐量减低者人数 |
| 分母 | 所有调查对象人数 |
| 2018 年数据分析 | |
| 问卷问题 | E3a 您最近一次测量血糖的时间？<br>1 6 个月内<br>2 12 个月内<br>3 2 年内<br>4 2 年以前 |

| 问卷问题 | 5 从来没测过血糖<br>9 记不清<br>E3c 您有没有被乡镇卫生院或社区卫生服务中心或以上级别医疗机构医生诊断患有糖尿病?<br>1 有<br>2 没有 |
|---|---|
| 原始变量 | E3a,E3c,Fbg,Bg2h |
| 计算公式 | $\dfrac{(E3c\ 为\ 2\ 或\ E3a\ 为\ 5)\ 且\ 0<Fbg<6.1\ 且\ 7.8 \leqslant Bg2h<11.1\ 的记录数}{所有调查对象的记录数} \times 100\%$ |
| 分析变量 | IGT |
| 生成中间变量 SAS 代码 | DM_self 定义方法见糖尿病知晓率的指标定义及计算方法。<br>If DM_self=0 and 7.8<=Bg2h<11.1 then IGT=100;<br>Else if DM_self=100 or (DM_self= 0 and (Fbg>=6.1 or 0<Bg2h<7.8 or Bg2h>=11.1)) then IGT=0; |
| 中间变量清理说明 | 无 |

表 4-62　糖尿病患者健康管理率指标定义及计算方法

| 指标 | 糖尿病患者健康管理率 |
|---|---|
| 定义 | 已纳入基层卫生服务机构管理的糖尿病患者在该地区 35 岁以上被乡镇(社区)级或以上医院确诊的糖尿病患者中所占的比例 |
| 计算方法 | $\dfrac{35\ 岁以上,参加了基层医疗卫生机构提供的糖尿病随访管理的糖尿病患者人数}{35\ 岁以上糖尿病患者人数} \times 100\%$ |
| 分子 | 35 岁以上糖尿病患者中参加了基层医疗卫生机构提供的糖尿病随访管理者人数 |
| 分母 | 35 岁以上糖尿病患者人数 |
| 2018 年数据分析 | |
| 问卷问题 | E3c 您有没有被乡镇卫生院或社区卫生服务中心或以上级别医疗机构医生诊断患有糖尿病?<br>1 有<br>2 没有<br>E3f 您是否参加了基层医疗卫生机构提供的糖尿病随访管理?（指在社区卫生服务中心/站、乡镇卫生院/村卫生室接受定期或不定期检查、治疗、合理膳食和运动等指导）<br>1 是<br>2 否<br>9 不知道 |

| 原始变量 | E3c, E3f |
|---|---|
| 计算公式 | $\dfrac{\text{Age} \geqslant 35 \text{ 且 E3c=1 且 E3f=1 的记录数}}{\text{Age} \geqslant 35 \text{ 且 E3c=1 的记录数}} \times 100\%$ |
| 分析变量 | DM_MNG35 |
| 生成中间变量 SAS 代码 | If age>=35 and DM_self=100 and e3f=1 then DM_MNG35=100;<br>Else if age>=35 and DM_self=100 and e3f=2 then DM_MNG35=0; |
| 中间变量清理说明 | 无 |

表 4-63 糖尿病患者规范化管理率指标定义及计算方法

| 指标 | 糖尿病患者规范化管理率 |
|---|---|
| 定义 | 按照《国家基本公共卫生服务规范(第三版)》要求,纳入糖尿病患者社区健康管理的人群中,同时得到基层医疗卫生机构所提供的每年至少4次的血糖测量和用药、膳食、身体活动、戒烟(其中从不吸烟者除外)、戒酒/限酒(其中从不饮酒者除外)5个方面的指导的人所占的比例 |
| 计算方法 | $\dfrac{\text{参加基层医疗卫生机构提供的糖尿病随访管理达到了规范化管理标准人数}}{\text{参加糖尿病随访管理的人数}} \times 100\%$ |
| 分子 | 糖尿病患者中,参加基层医疗卫生机构提供的糖尿病随访管理达到了规范化管理标准人数 |
| 分母 | 参加基层医疗卫生机构提供的糖尿病随访管理人数 |
| 2018 年数据分析 | |
| 问卷问题 | E3c 您有没有被乡镇卫生院或社区卫生服务中心或以上级别医疗机构医生诊断患有糖尿病?<br>1 有<br>2 没有<br>E3f 您是否参加了基层医疗卫生机构提供的糖尿病随访管理? (指在社区卫生服务中心/站、乡镇卫生院/村卫生室接受定期或不定期检查、治疗、合理膳食和运动等指导)<br>1 是<br>2 否<br>9 不知道<br>E3ga 过去 12 个月内,如果基层医疗卫生机构医生为您提供过任何检查或指导,具体是以下哪些<br>1 测量血压 □□次/年<br>2 测量血糖 □□次/年<br>3 用药指导 □□次/年<br>4 饮食指导<br>5 身体活动指导<br>6 戒烟或少吸烟 |

| | |
|---|---|
| 问卷问题 | 7 戒酒或少饮酒<br>B1 您现在吸烟吗,每天吸、不是每天吸、还是不吸?<br>　　1 是的,每天吸<br>　　2 是的,但不是每天吸<br>　　3 以前吸,但现在不吸<br>　　4 从不吸<br>C12 过去的 12 个月里,您喝过酒吗?<br>　　1 喝过,在 30 天内<br>　　2 喝过,在过去 30 天以前<br>　　3 没喝过 |
| 原始变量 | E3c, E3f, E3ga2, E3ga2q, E3ga3, E3ga4, E3ga5, E3ga6, E3ga7, B1, C12 |
| 计算公式 | $$\frac{DM_{MNG35}=100\text{ 且 }E3ga2q \geqslant 4\text{ 且 }E3ga3=1\text{ 且 }E3ga4=1\text{ 且 }E3ga5=1\text{ 且}}{DM_{MNG35}=100\text{ 的记录数}} \times 100\%$$<br>E3ga6=1（B1 为 1 或 2）且 E3ga7=1（C12 为 1 或 2）的记录数 |
| 分析变量 | DM_STMNG35 |
| 生成中间变量 SAS 代码 | if DM_MNG35=100 and E3ga2q>=4 and E3ga3=1 and E3ga4=1 and E3ga5=1 and ((b1 in (1 2) and E3ga6=1) or b1 in (3 4)) and ((c12 in (1 2) and E3ga7=1) or c12=3) then DM_STMNG35=100;<br>else if (DM_MNG35=100 and E3ga2=1 and E3ga2q>0 and (E3ga3+ E3ga4+ E3ga5+ E3ga6+ E 3ga7)ne.) or (DM_MNG35=100 and E3ga2=2 and (E3ga3+E3ga4+E3ga5+E3ga6+E3ga7)ne.) or (DM_MNG35=100 and E3g=2) then DM_STMNG35=0; |
| 中间变量清理说明 | 无 |

表 4-64 糖尿病自报患病率指标定义及计算方法

| | |
|---|---|
| 指标 | 糖尿病自报患病率 |
| 定义 | 被乡镇 / 社区级或以上医院诊断为糖尿病的患者占所有调查对象的百分比 |
| 计算方法 | $$\frac{\text{被乡镇 / 社区级或以上医院诊断为糖尿病的患者人数}}{\text{所有调查对象人数}} \times 100\%$$ |
| 分子 | 被乡镇 / 社区级或以上医院诊断为糖尿病的患者人数 |
| 分母 | 所有调查对象人数 |
| 2018 年数据分析 | |
| 问卷问题 | E3a 您最近一次测量血糖的时间?<br>　　1 6 个月内<br>　　2 12 个月内<br>　　3 2 年内<br>　　4 2 年以前<br>　　5 从来没测过血糖 |

| | |
|---|---|
| 问卷问题 | 9 记不清<br>E3c 您有没有被乡镇卫生院或社区卫生服务中心或以上级别医疗机构医生诊断患有糖尿病?<br>1 有<br>2 没有 |
| 原始变量 | E3a,E3c |
| 计算公式 | $\dfrac{\text{E3c=1 的记录数}}{\text{所有调查对象的记录数}} \times 100\%$ |
| 分析变量 | DM_self |
| 生成中间变量 SAS 代码 | If E3c=1 then DM_self=100;<br>Else if E3c=2 or E3a=5 then DM_self=0; |
| 中间变量清理说明 | 无 |

表 4-65　新诊断糖尿病患病率指标定义及计算方法

| | |
|---|---|
| 指标 | 新诊断糖尿病患病率 |
| 定义 | 新诊断糖尿病患者在所有调查对象中的百分比 |
| 计算方法 | $\dfrac{\text{新诊断糖尿病患者人数}}{\text{所有调查对象人数}} \times 100\%$ |
| 分子 | 新诊断糖尿病患者人数 |
| 分母 | 所有调查对象人数 |
| 2018 年数据分析 | |
| 问卷问题 | E3c 您有没有被乡镇卫生院或社区卫生服务中心或以上级别医疗机构医生诊断患有糖尿病?<br>1 有<br>2 没有 |
| 原始变量 | E3c, Fbg, Bg2h |
| 计算公式 | $\dfrac{\text{DM\_Self 为 0 且}(Fbg \geq 7 \text{ 或 } Bg2h \geq 11.1)\text{的记录数}}{\text{所有调查对象记录数}} \times 100\%$ |
| 分析变量 | DM_new |
| 生成中间变量 SAS 代码 | If DM_self=0 and (Fbg>=7 or Bg2h>=11.1) then DM_new=100;<br>Else if DM_self=100 or (DM_self=0 and 0<Fbg<7 and 0<Bg2h<11.1) then DM_new=0; |
| 中间变量清理说明 | 无 |

表 4-66　糖尿病前期患病率指标定义及计算方法

| 指标 | 糖尿病前期患病率 |
|---|---|
| 定义 | 糖调节受损患者占所有调查对象的百分比 |
| 计算方法 | $\dfrac{糖调节受损患者人数}{所有调查对象人数} \times 100\%$ |
| 分子 | 糖调节受损患者,包括空腹血糖受损和 / 或糖耐量受损者人数 |
| 分母 | 所有调查对象人数 |
| 2018 年数据分析 | |
| 问卷问题 | E3a 您最近一次测量血糖的时间?<br>　　1 6 个月内<br>　　2 12 个月内<br>　　3 2 年内<br>　　4 2 年以前<br>　　5 从来没测过血糖<br>　　9 记不清<br>E3c 您有没有被乡镇卫生院或社区卫生服务中心或以上级别医疗机构医生诊断患有糖尿病?<br>　　1 有<br>　　2 没有 |
| 原始变量 | E3a,E3c,Fbg,Bg2h |
| 计算公式 | $\dfrac{\begin{array}{c}(E3c\ 为\ 2\ 或\ E3a\ 为\ 5)且(0<Fbg<7\ 且\ 7.8 \leqslant Bg2h<11.1)\\ 或(6.1 \leqslant Fbg<7\ 且\ 0<Bg2h<7.8)的记录数\end{array}}{所有调查对象记录数} \times 100\%$ |
| 分析变量 | PRE_DM |
| 生成中间变量 SAS 代码 | If (DM_self=0 and 0<Fbg<7 and 7.8<=Bg2h<11.1) or (DM_self=0 and 6.1<=Fbg<7 and 0<Bg2h<7.8) then PRE_DM=100;<br>Else if DM_self=100 or (DM_self=0 and ((0<Fbg<6.1 and 0<Bg2h<7.8) or fbg>=7 or bg2h>=11.1)) then PRE_DM=0; |
| 中间变量清理说明 | 无 |

表 4-67　空腹血糖受损合并糖耐量异常患病率指标定义及计算方法

| 指标 | 空腹血糖受损合并糖耐量异常患病率 |
|---|---|
| 定义 | 空腹血糖受损同时糖耐量异常患者在所有调查对象中的百分比 |
| 计算方法 | $\dfrac{空腹血糖受损且糖耐量异常患者人数}{所有调查对象人数} \times 100\%$ |
| 分子 | 空腹血糖受损且糖耐量异常患者人数 |
| 分母 | 所有调查对象人数 |
| 2018 年数据分析 | |

| | |
|---|---|
| 问卷问题 | E3a 您最近一次测量血糖的时间？<br>　1 6 个月内<br>　2 12 个月内<br>　3 2 年内<br>　4 2 年以前<br>　5 从来没测过血糖<br>　9 记不清<br>E3c 您有没有被乡镇卫生院或社区卫生服务中心或以上级别医疗机构医生诊断患有糖尿病？<br>　1 有<br>　2 没有 |
| 原始变量 | E3a,E3c,Fbg,Bg2h |
| 计算公式 | $\dfrac{（E3c\ 为\ 2\ 或\ E3a\ 为\ 5）且\ 6.1 \leq fbg<7\ 且\ 7.8 \leq bg2h<11.1\ 的记录数}{所有调查对象的记录数} \times 100\%$ |
| 分析变量 | IFG_IGT |
| 生成中间变量 SAS 代码 | If DM_self=0 and 6.1<=fbg<7 and 7.8<=bg2h<11.1 then IFG_IGT=100;<br>Else if DM_self=100 or (DM_self=0 and (0<fbg<6.1 or fbg>=7 or 0<bg2h<7.8 or bg2h>=11.1)) then IFG_IGT=0; |
| 中间变量清理说明 | 无 |

**表 4-68　未诊断为糖尿病的居民 12 个月内血糖检测率指标定义及计算方法**

| | |
|---|---|
| 指标 | 40 岁及以上未诊断为糖尿病的居民 12 个月内血糖检测率 |
| 定义 | 12 个月内测量过血糖的人在 40 岁及以上未诊断为糖尿病的人群中所占的比例 |
| 计算方法 | $\dfrac{自报\ 12\ 个月内测量过血糖的\ 40\ 岁及以上调查对象人数}{血糖测量状况清楚的\ 40\ 岁及以上未诊断为糖尿病的调查对象人数} \times 100\%$ |
| 分子 | 自报 12 个月内测量过血糖的 40 岁及以上调查对象人数 |
| 分母 | 清楚知道自己有没有测量过血糖的 40 岁及以上未诊断为糖尿病的调查对象人数 |
| 2018 年数据分析 | |
| 问卷问题 | E3a 您最近一次测量血糖距离现在有多长时间？<br>　1 6 个月内<br>　2 12 个月内<br>　3 2 年内<br>　4 2 年以前<br>　5 从来没测过血糖<br>　9 记不清 |
| 原始变量 | E3a |
| 计算公式 | $\dfrac{E3a\ in\ (1,2)\ 的记录数}{1 \leq E2a \leq 5\ and\ age \geq 40\ and\ dm\_self\_=0\ 的记录数} \times 100\%$ |

| 分析变量 | bg_mes_12 |
| --- | --- |
| 生成中间变量 SAS 代码 | DM_self 见糖尿病知晓率指标定义及计算方法。<br>if Age>=40 and DM_self=0 then do;<br>　if E3a in (1 2)　　then bg_mes_12=100;<br>　　else if E3a in (3 4 5)then bg_mes_12=0;<br>end; |
| 中间变量清理说明 | 无 |

### （四）血脂及控制

本部分有效样本量为血脂 4 项指标全部不为空的样本数，包括血脂检测率等指标，详见表 4-69 至表 4-79。

**表 4-69　血脂检测率指标定义及计算方法**

| 指标 | 血脂检测率 |
| --- | --- |
| 定义 | 过去 12 个月内曾经检测血脂者在总人群中所占的比例 |
| 计算方法 | $\dfrac{\text{过去 12 个月内检测过血脂的 35 岁以上调查对象人数}}{\text{所有 35 岁以上调查对象人数}} \times 100\%$ |
| 分子 | 过去 12 个月内检测过血脂的 35 岁以上调查对象人数 |
| 分母 | 所有 35 岁以上调查对象人数 |
| 2018 年数据分析 | |
| 问卷问题 | E4a 您最近一次测量血脂距离现在有多长时间？<br>　1 6 个月内<br>　2 12 个月内<br>　3 2 年内<br>　4 2 年以前<br>　5 从来没测过血脂<br>　9 记不清 |
| 原始变量 | E4a,age |
| 计算公式 | $\dfrac{\text{age} \geqslant 35 \text{ 且 E4a 变量值为 1 或 2 的记录数}}{\text{age} \geqslant 35 \text{ 且 E4a 变量值为 1、2、3、4 或 5 的记录数}} \times 100\%$ |
| 分析变量 | lipid_mes |
| 生成中间变量 SAS 代码 | if E4a in (1 2) and age>=35　　　then lipid_mes=100;<br>else if E4a in (3 4 5) and age>=35　　then lipid_mes=0; |
| 中间变量清理说明 | 无 |

**表 4-70　高胆固醇血症患病率指标定义及计算方法**

| 指标 | 高胆固醇血症患病率 |
|---|---|
| 定义 | 总胆固醇（TC）≥ 6.22mmol/L（240mg/dl）者在总人群中所占的比例 |
| 计算方法 | $\dfrac{总胆固醇水平升高的调查对象人数}{总胆固醇水平不为缺失的调查对象人数} \times 100\%$ |
| 分子 | 总胆固醇升高的调查对象人数 |
| 分母 | 总胆固醇水平不为缺失的调查对象人数 |
| 2018 年数据分析 | |
| 问卷问题 | 实验室检测 |
| 原始变量 | chol |
| 计算公式 | $\dfrac{chol \geq 6.22\ 的记录数}{chol>0\ 记录数} \times 100\%$ |
| 分析变量 | h_TC |
| 生成中间变量 SAS 代码 | if chol>=6.22<br>then h_TC=100;<br>else if 0<chol<6.22<br>then h_TC=0; |
| 中间变量清理说明 | 血脂 4 项指标中任意一项 <=0 的记录不纳入分析。<br>if sum(chol,hdl,ldl,trig)<=0　　then delete; |

**表 4-71　高甘油三酯血症患病率指标定义及计算方法**

| 指标 | 高甘油三酯血症患病率 |
|---|---|
| 定义 | 甘油三酯水平高于 2.26mmol/L 的人数占所有调查对象的百分比 |
| 计算方法 | $\dfrac{甘油三酯水平升高的调查对象人数}{甘油三酯水平不为缺失的调查对象人数} \times 100\%$ |
| 分子 | 甘油三酯水平升高调查对象人数 |
| 分母 | 甘油三酯水平不为缺失的调查对象人数 |
| 2018 年数据分析 | |
| 问卷问题 | 实验室检测 |
| 原始变量 | trig |
| 计算公式 | $\dfrac{tirg \geq 2.26\ 的记录数}{0<trig<2.26\ 记录数} \times 100\%$ |
| 分析变量 | h_TG |

| 生成中间变量 SAS 代码 | if trig>=2.26<br>then h_TG=100;<br>else if 0<trig<2.26<br>then h_TG=0; |
|---|---|
| 中间变量清理说明 | 血脂 4 项指标中任意一项 <=0 的记录不纳入分析。<br>if sum(chol,hdl_c,ldl_c,trig)<=0　　then delete; |

表 4-72　高低密度脂蛋白胆固醇血症患病率指标定义及计算方法

| 指标 | 高低密度脂蛋白胆固醇血症患病率 |
|---|---|
| 定义 | 低密度脂蛋白胆固醇（LDL-C）≥ 4.14mmol/L（160mg/dl）者在总人群中所占的比例 |
| 计算方法 | $\dfrac{低密度脂蛋白胆固醇水平升高的调查对象人数}{低密度脂蛋白胆固醇水平不为缺失的调查对象人数} \times 100\%$ |
| 分子 | 低密度脂蛋白胆固醇升高调查对象人数 |
| 分母 | 低密度脂蛋白胆固醇水平不为缺失的调查对象人数 |
| 2018 年数据分析 | |
| 问卷问题 | 实验室检测 |
| 原始变量 | ldl_c |
| 计算公式 | $\dfrac{ldl\_c ≥ 4.14 的记录数}{ldl\_c>0 记录数} \times 100\%$ |
| 分析变量 | h_ldl |
| 生成中间变量 SAS 代码 | if ldl_c>=4.14<br>then h_ldl=100;<br>else if 0<ldl_c<4.14<br>then h_ldl=0; |
| 中间变量清理说明 | 血脂 4 项指标中任意一项 <=0 的记录不纳入分析。<br>if sum(chol,hdl_c,ldl_c,trig)<=0<br>then delete; |

表 4-73　低高密度脂蛋白胆固醇血症患病率指标定义及计算方法

| 指标 | 低高密度脂蛋白胆固醇血症患病率 |
|---|---|
| 定义 | 高密度脂蛋白胆固醇（HDL-C）<1.04mmol/L（40mg/dl）者在总人群中所占的比例 |
| 计算方法 | $\dfrac{高密度脂蛋白胆固醇水平降低的调查对象人数}{高密度脂蛋白胆固醇水平不为缺失的调查对象人数} \times 100\%$ |
| 分子 | 高密度脂蛋白胆固醇降低调查对象人数 |

| 分母 | 高密度脂蛋白胆固醇水平不为缺失的调查对象人数 |
|---|---|
| **2018 年数据分析** | |
| 问卷问题 | 实验室检测 |
| 原始变量 | hdl_c |
| 计算公式 | $\dfrac{0<hdl\_c<1.04\ 的记录数}{hdl\_c>0\ 记录数} \times 100\%$ |
| 分析变量 | l_hdl |
| 生成中间变量 SAS 代码 | if 0<hdl_c<1.04<br>then l_hdl=100;<br>else if hdl_c>=1.04<br>then l_hdl=0; |
| 中间变量清理说明 | 血脂 4 项指标中任意一项 <=0 的记录不纳入分析。<br>if sum(chol,hdl_c,ldl_c,trig)<=0 then delete; |

表 4-74　血脂异常患病率指标定义及计算方法

| 指标 | 血脂异常患病率 |
|---|---|
| 定义 | 已被医生诊断为血脂异常，或血浆或血清中的总胆固醇(TC)、低密度脂蛋白胆固醇(LDL-C)、甘油三酯(TG)水平升高，或高密度脂蛋白胆固醇(HDL-C)水平降低。(《中国成人血脂异常防治指南(2016 修订版)》) |
| 计算方法 | $\dfrac{已被诊断为血脂异常，或\ TC,LDL-C,TG\ 水平升高，或\ HDL-C\ 水平降低的调查对象人数}{血脂\ 4\ 项指标值均大于\ 0\ 的所有调查对象人数} \times 100\%$ |
| 分子 | 已被医生诊断为血脂异常，或血浆或血清中的 TC、LDL-C、TG 水平任一升高，或 HDL-C 水平降低的调查对象人数 |
| 分母 | 所有调查对象人数 |
| **2018 年数据分析** | |
| 问卷问题 | E4a 您最近一次测量血脂距离现在有多长时间？<br>　　1 6 个月内<br>　　2 12 个月内<br>　　3 2 年内<br>　　4 2 年以前<br>　　5 从来没测过血脂<br>　　9 记不清<br><br>E4b 您有没有被乡镇卫生院或社区卫生服务中心或以上级别医疗机构医生诊断为血脂异常或高血脂？<br>　　1 有<br>　　2 没有 |

| 原始变量 | E4a,E4b,生化指标(包括 TC、LDL-C、TG 及 HDL-C,单位 mmol/L) |
| --- | --- |
| 计算公式 | $\dfrac{\text{E4b}=1 \text{ 或 h\_TC}=100 \text{ 或 h\_ldl}=100 \text{ 或 h\_TG}=100 \text{ 或 l\_hdl}=100 \text{ 的记录数}}{\text{血脂 4 项指标值均大于 0 的记录数}} \times 100\%$ |
| 分析变量 | dyslipidemia |
| 生成中间变量 SAS 代码 | h_tc,h_ldl,h_tg,l_hdl 见高胆固醇血症患病率、高甘油三酯血症患病率、高低密度脂蛋白胆固醇血症、低高密度脂蛋白胆固醇的指标定义及计算方法。<br>if e4b=1 or h_tc=100 or h_ldl=100 or l_hdl=100 or h_tg=100<br>then dyslipidemia=100;<br>else if (e4b=2 or e4a=5) and h_tc+h_ldl+l_hdl+h_tg=0<br>then dyslipidemia=0; |
| 中间变量清理说明 | 无 |

### 表 4-75 血脂异常知晓率指标定义及计算方法

| 指标 | 血脂异常知晓率 |
| --- | --- |
| 定义 | 在调查前知晓血脂异常者占血脂异常总检出人群中的百分比 |
| 计算方法 | $\dfrac{\text{血脂异常知晓者人数}}{\text{血脂异常检出者人数}} \times 100\%$ |
| 分子 | 血脂异常知晓者人数 |
| 分母 | 血脂异常患者人数 |
| 2018 年数据分析 | |
| 问卷问题 | E4b 您有没有被乡镇卫生院或社区卫生服务中心或以上级别医疗机构医生诊断为血脂异常或高血脂?<br>1 有<br>2 没有 |
| 原始变量 | E4b,生化指标(包括 TC、LDL-C、TG 及 HDL-C,单位 mmol/L) |
| 计算公式 | $\dfrac{\text{E4b}=1 \text{ 的记录数}}{\text{dyslipidemia}=100 \text{ 的记录数}} \times 100\%$ |
| 分析变量 | lipid_know |
| 生成中间变量 SAS 代码 | if e4b=1 and dyslipidemia=100<br>then lipid_know=100;<br>else if dyslipidemia=100<br>then lipid_Know=0; |
| 中间变量清理说明 | 无 |

表 4-76 血脂异常治疗率指标定义及计算方法

| 指标 | 血脂异常治疗率 |
|---|---|
| 定义 | 治疗血脂异常者占血脂异常总检出人群中的百分比 |
| 计算方法 | $\dfrac{\text{血脂异常治疗者人数}}{\text{血脂异常检出者人数}} \times 100\%$ |
| 分子 | 血脂异常治疗者(包括服药、控制饮食、运动和血脂检测)人数 |
| 分母 | 血脂异常患者人数 |
| 2018 年数据分析 | |
| 问卷问题 | E4b 您有没有被乡镇卫生院或社区卫生服务中心或以上级别医疗机构医生诊断为血脂异常或高血脂?<br>　　1 有<br>　　2 没有<br>E4d 您是否采取措施控制血脂?<br>　　1 是<br>　　2 否 |
| 原始变量 | E4b,E4d,生化指标(包括 TC、LDL-C、TG 及 HDL-C,单位 mmol/L) |
| 计算公式 | $\dfrac{\text{E4d 变量值为 1 的记录数}}{\text{dyslipidemia=100 的记录数}} \times 100\%$ |
| 分析变量 | lipid_treat |
| 生成中间变量 SAS 代码 | if e4d=1 and dyslipidemia=100<br>then lipid_treat=100;<br>else if dyslipidemia=100<br>then lipid_treat=0; |
| 中间变量清理说明 | 无 |

表 4-77 血脂异常控制率指标定义及计算方法

| 指标 | 血脂异常控制率 |
|---|---|
| 定义 | 血脂异常者中血脂控制在正常范围内人群的百分比 |
| 计算方法 | $\dfrac{\text{血脂控制在正常水平的调查对象人数}}{\text{血脂异常检出人群人数}} \times 100\%$ |
| 分子 | 血脂水平控制在正常的调查对象人数 |
| 分母 | 血脂异常检出的调查对象人数 |
| 2018 年数据分析 | |
| 问卷问题 | E4b 您有没有被乡镇卫生院或社区卫生服务中心或以上级别医疗机构医生诊断为血脂异常或高血脂?<br>　　1 有<br>　　2 没有 |

| 原始变量 | E4b,生化指标(包括 chol,ldl,hdl,tg,单位 mmol/L) |
|---|---|
| 计算公式 | $\dfrac{\text{E4b}=1\text{ 且 chol}<6.22\text{ 且 ldl}<4.14\text{ 且 tg}<2.26\text{ 且 hdl}\geq 1.04\text{ 的记录数}}{\text{dyslipidemia}=100\text{ 的记录数}}\times 100\%$ |
| 分析变量 | lipid_control |
| 生成中间变量 SAS 代码 | if E4b=1 and chol<6.22 and ldl_c<4.14 and hdl_c>=1.04 and tg<2.26 and dyslipidemia=100  then lipid_control=100;<br>else if dyslipidemia=100<br>then lipid_control=0; |
| 中间变量清理说明 | 无 |

表 4-78　胆固醇升高患病率指标定义及计算方法

| 指标 | 胆固醇升高患病率 |
|---|---|
| 定义 | 胆固醇高于 5.0mmol/L 者在总人群中所占的比例 |
| 计算方法 | $\dfrac{\text{胆固醇水平升高的调查对象人数}}{\text{胆固醇水平大于 0 的调查对象人数}}\times 100\%$ |
| 分子 | 胆固醇升高调查对象人数 |
| 分母 | 所有调查对象人数 |
| 2018 年数据分析 | |
| 问卷问题 | 实验室检测 |
| 原始变量 | chol |
| 计算公式 | $\dfrac{\text{TC}\geq 5.0\text{ 的记录数}}{\text{总记录数}}\times 100\%$ |
| 分析变量 | h_TC_WHO |
| 生成中间变量 SAS 代码 | if chol>=5 then h_TC_WHO=100;<br>else if 0<chol<5<br>then h_TC_WHO=0; |
| 中间变量清理说明 | 无 |

表 4-79　未诊断血脂异常的居民 12 个月内血脂检测率指标定义及计算方法

| 指标 | 40 岁及以上未诊断血脂异常的居民 12 个月内血脂检测率 |
|---|---|
| 定义 | 12 个月内测量过血脂的人在 40 岁及以上未诊断为血脂异常的人群中所占的比例 |
| 计算方法 | $\dfrac{\text{自报 12 个月内测量过血脂的 40 岁及以上调查对象人数}}{\text{血脂测量状况清楚的 40 岁及以上未诊断血脂异常的调查对象人数}}\times 100\%$ |
| 分子 | 自报 12 个月内测量过血脂的 40 岁及以上调查对象人数 |
| 分母 | 清楚知道自己有没有测量过血脂的 40 岁及以上未诊断为血脂异常的调查对象人数 |

| 2018 年数据分析 | |
|---|---|
| 问卷问题 | E4a 您最近一次测量血脂距离现在有多长时间？<br>　　1 6 个月内<br>　　2 12 个月内<br>　　3 2 年内<br>　　4 2 年以前<br>　　5 从来没测过血脂<br>　　9 记不清 |
| 原始变量 | E4a,age |
| 计算公式 | $\dfrac{\text{E4a in (1,2) 的记录数}}{\text{1} \leqslant \text{E4a} \leqslant \text{5 and age} \geqslant \text{40 and lipid\_know=0 的记录数}} \times 100\%$ |
| 分析变量 | lipid_mes_12 |
| 生成中间变量 SAS 代码 | lipid_know 的指标定义及计算方法见血脂异常知晓率<br>if age>=40 and lipid_know=0 then do;<br>　　if E4a in (1 2)　　　　 then lipid_mes_12=100;<br>　　　else if E4a in (3 4 5)　　 then lipid_mes_12=0;<br>end; |
| 中间变量清理说明 | 无 |

### （五）其他慢性病

本部分其他慢性病指标包括高尿酸血症患病率等指标，详见表 4-80 至表 4-85。

表 4-80　高尿酸血症患病率指标定义及计算方法

| 指标 | 高尿酸血症患病率 |
|---|---|
| 定义 | 血尿酸水平 >420μmol/L 者在总人群中所占的比例 |
| 计算方法 | $\dfrac{\text{血尿酸水平 >420μmol/L 的调查对象人数}}{\text{所有调查对象人数}} \times 100\%$ |
| 分子 | 血尿酸水平 >420μmol/L 的调查对象人数 |
| 分母 | 所有调查对象人数 |
| 2018 年数据分析 | |
| 问卷问题 | 无 |
| 原始变量 | ua |
| 计算公式 | $\dfrac{\text{ua>420 的记录数}}{\text{全部记录数}} \times 100\%$ |
| 分析变量 | HUA |
| 生成中间变量 SAS 代码 | if ua>420　　then HUA=100;<br>ELSE if missing(ua)=0 then HUA=0; |
| 中间变量清理说明 | 无 |

表 4-81　慢性肾病患病率指标定义及计算方法

| 指标 | 慢性肾病患病率 |
|---|---|
| 定义 | 肾小球滤过率（estimated glomerular filtration rate，eGFR）小于 60ml/（min·1.73m²）或尿蛋白/肌酐比值大于 30mg/g 者在总人群中所占的比例 |
| 计算方法 | $\dfrac{\text{肾小球滤过率小于 60ml/（min·1.73m²）或尿蛋白/肌酐比值大于 30mg/g 者的调查对象人数}}{\text{所有调查对象人数}} \times 100\%$ |
| 分子 | 肾小球滤过率（estimated glomerular filtration rate，eGFR）小于 60ml/（min·1.73m²）或尿蛋白/肌酐比值大于 30mg/g 的调查对象人数 |
| 分母 | 所有调查对象人数 |
| 2018 年数据分析 | |
| 问卷问题 | 无 |
| 原始变量 | crea_blood, microproteintocrea_urine, crea_blood, A1, age |
| 计算公式 | $\dfrac{\text{eGFR}<60\text{ml/（min·1.73m²）或尿蛋白/肌酐比值大于 30mg/g 的记录数}}{\text{全部记录数}} \times 100\%$ |
| 分析变量 | CKD |
| 生成中间变量 SAS 代码 | crea_blood_n=crea_blood/88.4;<br>if A1=1　　　　　　　　　　　then do;<br>　if 0<crea_blood_n<=0.9　　　then eGFR=144*((crea_blood_n/0.9)<br>　　　　　　　　　　　　　　　**(-0.411))*(0.993**age);<br>　else if crea_blood_n>0.9　　　then eGFR=144*((crea_blood_n/0.9)<br>　　　　　　　　　　　　　　　**(-1.209))*(0.993**age);<br>end;<br><br>if A1=2　　　　　　　　　　　then do;<br>　if 0<crea_blood_n<=0.7　　　then eGFR=144*((crea_blood_n/0.7)<br>　　　　　　　　　　　　　　　**-0.329)*(0.993**age);<br>　else if crea_blood_n>0.7　　　then egfr=144*((crea_blood_n/0.7)<br>　　　　　　　　　　　　　　　**-1.209)*(0.993**age);<br>end;<br><br>if 0<eGFR<60 or microproteintocrea_urine>30　　　　　　then CKD=100;<br>else if missing(eGFR)=0 and missing(microproteintocrea_urine)=0　then CKD=0; |
| 中间变量清理说明 | 无 |

表 4-82　过敏性疾病患病率指标定义及计算方法

| 指标 | 过敏性疾病患病率 |
|---|---|
| 定义 | 自报被医生诊断为过敏性鼻炎、荨麻疹、过敏性结膜炎、哮喘、皮炎湿疹等过敏性疾病者在总人群中所占的比例 |

| 计算方法 | $\dfrac{自报被医生诊断为过敏性疾病的调查对象人数}{所有调查对象人数} \times 100\%$ |
|---|---|
| 分子 | 自报被医生诊断为过敏性鼻炎、荨麻疹、过敏性结膜炎、哮喘、皮炎湿疹等过敏性疾病的调查对象人数 |
| 分母 | 所有调查对象人数 |
| **2018 年数据分析** | |
| 问卷问题 | E9a 您是否被乡镇卫生院或社区卫生服务中心或以上级别医疗机构医生诊断为过敏性疾病?<br>1 是　2 否 |
| 原始变量 | E9a |
| 计算公式 | $\dfrac{E9a 变量值为 1 的记录数}{全部记录数} \times 100\%$ |
| 分析变量 | dis_allergy |
| 生成中间变量 SAS 代码 | if E9a=1　then dis_allergy=100;<br>else if E9a=2 then dis_allergy=0; |
| 中间变量清理说明 | 无 |

**表 4-83　自报心肌梗死患病率指标定义及计算方法**

| 指标 | 自报心肌梗死患病率 |
|---|---|
| 定义 | 已被县 / 区及以上级别医疗机构医生诊断为心肌梗死者在总人群中所占的比例 |
| 计算方法 | $\dfrac{被医生诊断为心肌梗死的调查对象人数}{所有调查对象人数} \times 100\%$ |
| 分子 | 自报过去发生心肌梗死的调查对象人数 |
| 分母 | 所有调查对象人数 |
| **2018 年数据分析** | |
| 问卷问题 | E5a 您是否曾被乡镇卫生院或社区卫生服务中心或以上级别医疗机构医生诊断为心肌梗死?<br>1 是,首次确诊,在□□□□年□□月或□□岁<br>2 否 |
| 原始变量 | E5a |
| 计算公式 | $\dfrac{E5a 变量值为 1 的记录数}{全部记录数} \times 100\%$ |
| 分析变量 | MI |
| 生成中间变量 SAS 代码 | if E5a=1<br>then MI=100;<br>else if E5a=2<br>then MI=0; |
| 中间变量清理说明 | 无 |

**表 4-84 脑卒中自报患病率指标定义及计算方法**

| 指标 | 脑卒中自报患病率 |
|---|---|
| 定义 | 已被县/区及以上级别医疗机构医生诊断为缺血性或出血性卒中者在总人群中所占的比例 |
| 计算方法 | $\dfrac{\text{过去发生脑卒中的调查对象人数}}{\text{所有调查对象人数}} \times 100\%$ |
| 分子 | 自报过去 12 个月内发生脑卒中的调查对象人数 |
| 分母 | 所有调查对象人数 |
| 2018 年数据分析 | |
| 问卷问题 | E6 您是否曾被乡镇卫生院或社区卫生服务中心或以上级别医疗机构医生诊断为脑卒中？<br>E6a 缺血性脑卒中（如脑血栓、脑梗死、脑栓塞等）<br>　　1 是,首次确诊,在□□□□年□□月或□□岁<br>　　2 否<br>E6b 出血性脑卒中（如脑出血、蛛网膜下腔出血等）<br>　　1 是,首次确诊,在□□□□年□□月或□□岁<br>　　2 否 |
| 原始变量 | E6a E6b |
| 计算公式 | $\dfrac{(\text{E6a 变量值为 1})\text{或}(\text{E6b 变量值为 1})}{\text{全部记录数}} \times 100\%$ |
| 分析变量 | stroke |
| 生成中间变量 SAS 代码 | if E6a=1 OR E6b=1<br>then stroke=100;<br>else if E6a^=0 and E6b^=0　then<br>stroke=0; |
| 中间变量清理说明 | 无 |

**表 4-85 慢阻肺自报患病率指标定义及计算方法**

| 指标 | 慢阻肺自报患病率 |
|---|---|
| 定义 | 已被县/区及以上级别医疗机构医生诊断为慢性阻塞性肺疾病者在总人群中所占的比例 |
| 计算方法 | $\dfrac{\text{自报被诊断为慢性阻塞性肺部疾病的调查对象人数}}{\text{所有调查对象人数}} \times 100\%$ |
| 分子 | 自报被诊断为慢性阻塞性肺部疾病的调查对象人数 |
| 分母 | 所有调查对象人数 |
| 2018 年数据分析 | |
| 问卷问题 | E8 您是否曾被乡镇卫生院或社区卫生服务中心或以上级别医疗机构医生诊断为患有以下慢性病？<br>E8a 慢性阻塞性肺部疾病（如慢支、肺气肿）？ 1 是　2 否 |

| 原始变量 | E8a |
|---|---|
| 计算公式 | $\dfrac{\text{E8a 变量值为 1 的记录数}}{\text{全部记录数}} \times 100\%$ |
| 分析变量 | COPD |
| 生成中间变量 SAS 代码 | if E8a=1 then COPD=100;<br>else if E8a=2 then COPD=0; |
| 中间变量清理说明 | 无 |

## 三、其他健康状况指标

本部分其他健康状况指标包括健康体检率等指标，详见表 4-86 至表 4-88。

**表 4-86　健康体检率指标定义及计算方法**

| 指标 | 健康体检率 |
|---|---|
| 定义 | 接受过不以看病为目的的健康体检者在总人群中所占的比例 |
| 计算方法 | $\dfrac{\text{自报进行过健康体检的调查对象人数}}{\text{所有调查对象人数}} \times 100\%$ |
| 分子 | 自报进行过健康体检的调查对象人数 |
| 分母 | 所有调查对象人数 |
| 2018 年数据分析 | |
| 问卷问题 | F2a　您最近一次进行健康体检是在什么时候？（不包括看病时的体检）<br>　　1　□□□□年□□月<br>　　2　从未体检过 |
| 原始变量 | F2a |
| 计算公式 | $\dfrac{\text{F2a 变量值为 1 的记录数}}{\text{全部记录数}} \times 100\%$ |
| 分析变量 | physical_ex |
| 生成中间变量 SAS 代码 | if F2a =1 then physical_ex=100;<br>else if F2a=2 then physical_ex=0; |
| 中间变量清理说明 | 无 |

**表 4-87　宫颈癌筛查率指标定义及计算方法**

| 指标 | 女性宫颈癌筛查率 |
|---|---|
| 定义 | 接受过宫颈癌筛查者在女性人群中所占的比例 |
| 计算方法 | $\dfrac{\text{自报进行过宫颈癌调查的女性人数}}{\text{所有女性调查对象人数}} \times 100\%$ |

| 分子 | 自报进行过宫颈癌筛查的女性人数 |
|---|---|
| 分母 | 所有清楚地知道自己有没有进行过宫颈癌筛查的女性调查对象人数 |
| 2018 年数据分析 | |
| 问卷问题 | F4a 您是否接受过宫颈癌筛查？如果接受过,最近一次检查是在什么时候?<br>　　1 有,在□□□□年□□月<br>　　2 没有<br>　　9 不清楚 |
| 原始变量 | F4a, A1 |
| 计算公式 | $\dfrac{\text{F4a 变量值为 1 的记录数}}{\text{F4a 变量值为 1 的记录数 +F4a 变量值为 2 的记录数}} \times 100\%$ |
| 分析变量 | screen_cervi_cancer |
| 生成中间变量 SAS 代码 | if A1=2 and F4a =1 then screen_cervi_cancer=100;<br>if A1=2 and F4a=2 then screen_cervi_cancer=0; |
| 中间变量清理说明 | 无 |

表 4-88　乳腺癌筛查率指标定义及计算方法

| 指标 | 女性乳腺癌筛查率 |
|---|---|
| 定义 | 接受过乳腺癌筛查者在女性人群中所占的比例 |
| 计算方法 | $\dfrac{\text{自报进行过乳腺癌调查的女性人数}}{\text{所有女性调查对象人数}} \times 100\%$ |
| 分子 | 自报进行过乳腺癌筛查的女性人数 |
| 分母 | 所有清楚地知道自己有没有进行过乳腺癌筛查的女性调查对象人数 |
| 2018 年数据分析 | |
| 问卷问题 | F4c 您是否接受过乳腺癌筛查？如果接受过,最近一次检查是在什么时候?<br>　　1 有,在<br>　　□□□□年□□月<br>　　2 没有<br>　　9 不清楚 |
| 原始变量 | F4c, A1 |
| 计算公式 | $\dfrac{\text{F4c 变量值为 1 的记录数}}{\text{F4c 变量值为 1 的记录数 +F4c 变量值为 2 的记录数}} \times 100\%$ |
| 分析变量 | screen_breast_cancer |
| 生成中间变量 SAS 代码 | if A1=2 and F4c=1 then screen_breast_cancer=100;<br>if A1=2 and F4c=2 then screen_breast_cancer=0; |
| 中间变量清理说明 | 无 |

# 第五章 复杂抽样权重

当前全国性大规模的流行病学调查往往都是复杂抽样设计，需采用复杂样本数据对总体参数进行推断。复杂抽样数据大多具有层次结构，即反应变量的分布在个体间不具独立性，存在地理距离内、行政区划内或特定空间范围内的聚集性，且个体的入样概率不相同。如果忽略复杂抽样设计，不仅会低估样本统计量的抽样误差，在假设检验时会得到错误的结论。基于上述原因，作为数据管理者，应负责为每个样本案例计算权重，并将最终分析权重变量链接到调查数据库中；作为数据分析者，应正确使用抽样权重调查估计和推论。

## 第一节　复杂抽样权重相关概念

抽样权重是由一个或多个调整因子构成的概率权重。通过给样本加权，以反映样本的整体状况。在复杂抽样数据中，由于所在的抽样层和抽样群的差异，各抽样个体具有不同的抽样权重。在单阶段抽样设计下，抽样权重为抽样概率的倒数。在多阶段抽样中，最终的抽样权重则为多阶段抽样概率倒数的乘积。利用权重可以实现：

（1）补偿亚组间选择的差异概率。

（2）减少因无应答者可能与其他人不同而引起的偏倚。

（3）使样本数据达到估计目标人群总体的目的。如果想要使用监测数据来计算国家级统计数据，那么目标人群是全中国人口。

（4）尽可能补偿抽样框中的不足。这些不足可能是由于区域列表中某些单元的遗漏导致的。

（5）通过使用辅助信息来减少估计过程中的方差。

抽样框是指对可以选择作为样本的总体单位列出名册或排序编号，以确定总体的抽样范围和结构。

初级抽样单元简称 PSU（PRIMARY SAMPLING UNIT）。该单元为抽样设计的第一个单元。如从广东省抽取 5 个县（区）纳入监测，则县（区）就是 PSU；如果从广东省抽取 5 个市，每个市抽取 1 个县和 1 个区纳入监测，则市就是 PSU。在简单随机抽样中，

PSU 与个案要素单元是一致的。一般情况下，如果忽略 PSU 将导致标准误偏小，导致在检验时得到错误的结论。

有限总体修正系数简称 FPC（FINITE POPULATION CORRECTION）。FPC 用于抽样分数（元素的数量或被抽中的受访者与总体的比值）变大的情况。FPC 用于标准误的估计。FPC 的计算公式是：$N$ 是总体中各元素的数量，$N$ 是样本中各元素的数量。

## 第二节　复杂抽样权重的计算

权重的计算与抽样设计和方法密不可分。复杂抽样权重一般包括设计权重（$W_{sel}$）、无应答权重（$W_{nr}$）和事后分层权重（$W_{pk}$），计算方法见公式 5-1。

$$W_{final,i} = W_{sel,i} \times W_{nr,i} \times W_{pk}（公式 5-1）$$

### 一、设计权重

设计权重是反映基于设计分析方法至关重要的环节，通常用于补偿特定案例的过采样、欠采样或不成比例的分层。不同阶段的设计权重计算是该阶段入样概率的倒数，即 $w_{sel,i} = 1/f_i$。利用设计权重估算总体参数的方法见公式 5-2 和公式 5-3：

$$\bar{y}_w = \frac{\sum_{i=1}^{n} w_{sel,i} \cdot y_i}{\sum_{i=1}^{n} w_{sel,i}}（公式 5-2）$$

$$s_w^2 = \frac{\sum_{i=1}^{n} w_{sel,i} \cdot (y_i - \bar{y})^2}{\sum_{i=1}^{n} w_{sel,i} - 1}（公式 5-3）$$

通过这种方法，"扩展"了样本观测在所占人口的份额，但通常情况下设计权重是多阶段抽样时使用，例如（表 5-1）：

表 5-1　健康体检率指标定义及计算方法

| 阶段 | 入样概率 $f_i$ | | 抽样方法 | 设计权重 |
| | 分母 | 分子 | | |
| --- | --- | --- | --- | --- |
| 1 | 层内县（区）数量 | 监测县（区）数量 | 简单随机 | $W_{sel,1}$ |

续表

| 阶段 | 入样概率 $f_i$ | | 抽样方法 | 设计权重 |
| --- | --- | --- | --- | --- |
| | 分母 | 分子 | | |
| 2 | 监测县(区)中总乡镇/街道数量 | 抽中乡镇/街道数量 | 人口规模排序的系统抽样 | $W_{sel,2}$ |
| 3 | 乡镇/街道中村/居委会数量 | 抽中村/居委会数量 | 人口规模排序的系统抽样 | $W_{sel,3}$ |
| 4 | 人口规模相近为原则,对村/居委会中划分村/居民小组,小组数量 | 入选的小组数量 | 简单随机 | $W_{sel,4}$ |
| 5 | 小组中村民/居民小组家庭户总数 | 抽中的村民/居民小组家庭户数 | 简单随机 | $W_{sel,5}$ |
| 6 | 家庭成员 | 1人 | KISH 表 | $W_{sel,6}$ |

多阶段设计权重的计算方法如下:

$$W_{sel}= W_{sel,1} \times W_{sel,2} \times W_{sel,3} \times W_{sel,4} \times W_{sel,5} \times W_{sel,6} \quad （公式 5\text{-}4）$$

## 二、无应答权重

对于调查来说,调查对象无应答是对总体估计影响最大的问题。不同的调查,应答率差异较大,调查对象应答率最高的问题往往是那些容易回答或受访者感兴趣的问题。失访较高的人群往往是年轻人或健康状况好、对体检不感兴趣的人。只有当无应答者是总样本中的随机样本时,样本推断总体才不会产生偏倚,然而现实情况往往相反。例如,在家庭调查中,有很多证据表明,拒访对象比调查对象更年轻,而且更难说服男性参与调查。在城市地区,应答率也往往低于平均水平。

无应答情况最广泛接受的补偿方法是由数据管理者制定将无应答权重以用于调整分析。无应答权重调整的基础是一个以样本选择为应变量的倾向性评分模型。从某种意义上说,反应倾向性概念将对调查的反应视为另一个步骤但不同于真正的样本选择。因此,每个样本的设计权重乘以样本单位倾向性概率的倒数产生新的权重。在调查中,常用两种相关的方法来估计反应倾向和计算无应答调整:简单的加权调整法和倾向评分法。通常,监测采用简单的加权调整法,即分类加权法。如以整户均纳入调查为例,以监测样本个体的无应答权重 $W_{nr,i}$ 为家庭户所有应入选个人问卷调查的总人数比该家庭户实际参加个人问卷调查的总人数。

倾向评分法利用 Logistic 模型为每个受访者估算参与调查的概率,进而测算其无应答权重。

$$\hat{p}_{resp,i}=prob(respondent=yes|X_i)=\left[\frac{e^{X_i\hat{\beta}}}{1+e^{X_i\hat{\beta}}}\right] \quad （公式 5\text{-}5）$$

### 三、事后分层权重

人口结构直接影响分析结果。如果样本的年龄、性别、城乡构成与总体差异较大，往往要利用事后分层来调整人口结构不同造成的人群代表性偏差。从广义上讲，事后分层包括大多数涉及在样本选定后重新调整调查结果的方法。狭义上讲，它指的是一种提高精度的方法，如比率和回归估计。调整的方法是通过对每一样本个体赋予事后分层权重，使这些指标按照权重计算的样本分布与总体分布是一致的。为了代表中国人群分布情况，事后分层权重一般选用人口普查或调查当年年终人口结构。事后分层一般按照地区（省或东、中、西）、城乡、性别或年龄组等变量交叉分组，划分为 k 层。每一层的权重计算方法为见公式 5-6。

$$w_{pk} = \frac{\text{总体在第 } k \text{ 层的人口数}}{\text{样本在第 } k \text{ 层的权重之和}} \quad （公式 5-6）$$

如果将第 k 层的样本权重按照上式求和，其结果为第 k 层的总体人口数，则说明通过上述加权方法，将指标在样本和总体上的分布调整为一致。

复杂调查设计、抽样、加权和数据分析的方法，在 20 世纪得到了改进，并在多种统计软件中广泛应用。本章将以中国慢性病及危险因素监测（2018）抽样设计为例，讲解如何使用 SPSS 软件抽样实现多阶段抽样及权重计算。

## 第三节　复杂抽样实例

中国慢性病及危险因素监测（2018）的抽样采用多阶段分层整群抽样方法，在全国 31 个省（自治区、直辖市）和新疆生产建设兵团的 302 个监测点内抽取 18 岁及以上常住居民作为监测对象。本节将以 SPSS 软件开展抽样的操作方法和步骤为例，讲解如何开展复杂抽样及权重计算。

中国慢性病及危险因素监测（2018）按照多阶段分层整群抽样的方法，在每个监测点采用人口规模排序的系统抽样，随机抽取 3 个乡镇（街道、团）；在每个抽中的乡镇（街道、团）随机抽取 2 个行政村（居委会、连）；在每个抽中的行政村（居委会、连）以不少于 60 户为规模划分为若干个村民 / 居民小组，同时保证各行政村（居委会、连）调查完成 18 岁及以上成年人不少于 100 人；每个监测点至少调查 18 岁及以上常住居民 600 人（表 5-2，图 5-1）。

表 5-2　中国慢性病及危险因素监测（2018）各监测点抽样方法与样本分配

| 抽样阶段 | 样本分配 | 抽样方法 |
| --- | --- | --- |
| 第一阶段抽样 | 抽取 3 个乡镇(街道、团) | 按人口规模排序的系统抽样 |

续表

| 抽样阶段 | 样本分配 | 抽样方法 |
|---|---|---|
| 第二阶段抽样 | 抽取 2 个行政村（居委会、连） | 按人口规模排序的系统抽样 |
| 第三阶段抽样 | 抽取 1 个村民 / 居民小组（至少 60 户） | 简单随机抽样 |
| 第四阶段抽样 | 抽取 45 个居民户 | 简单随机抽样 |

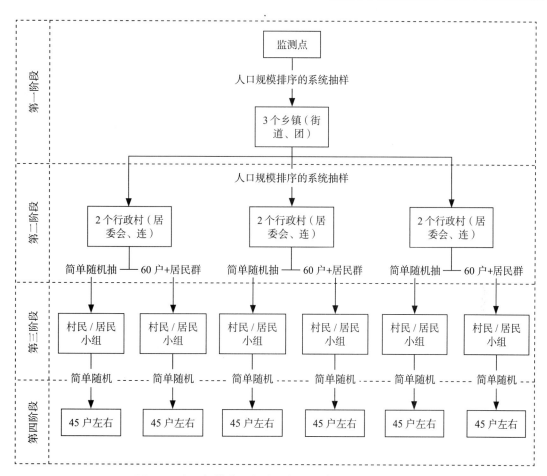

**图 5-1 中国慢性病及危险因素监测（2018）抽样设计**

监测为了提高抽样效率，收集抽样信息是分阶段的，所以无法在抽样前获得所有阶段的完整抽样框，即不能通过一次软件操作完成本次监测 4 个阶段的所有样本选取工作，需要分阶段分别抽取样本。

在 SPSS 中，若分阶段选取样本，每一阶段的抽样工作均需要建立（设计）一个抽样计划文件，然后抽取相应阶段的样本，同时软件会自动产生样本相关信息，比如入样单元的抽样权重。我们需要记录每一阶段抽样所产生的抽样权重，因为权重直接影响了最终分析的准确性。

> 打开 SPSS 软件；
> 选择"文件"下拉菜单，点击"打开"→"数据"，如图 5-2。

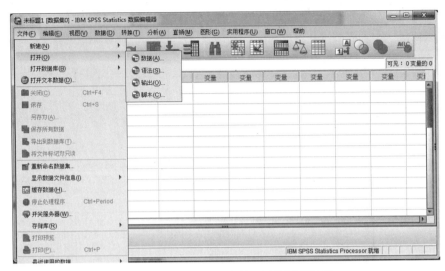

图 5-2　利用 SPSS 导入第一阶段抽样数据

> 从弹出对话框中找到存放 CSV 文件的地址，在"文件类型"下选择"文本格式（\*.txt, \*.dat, \*.csv)"，然后点击需要导入的 CSV 文件。如图 5-3。

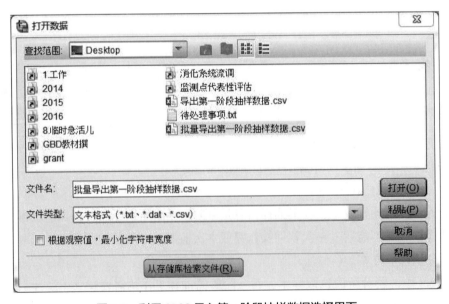

图 5-3　利用 SPSS 导入第一阶段抽样数据选择界面

> 需要利用文本导入向导，进行相关设置，如图 5-4。

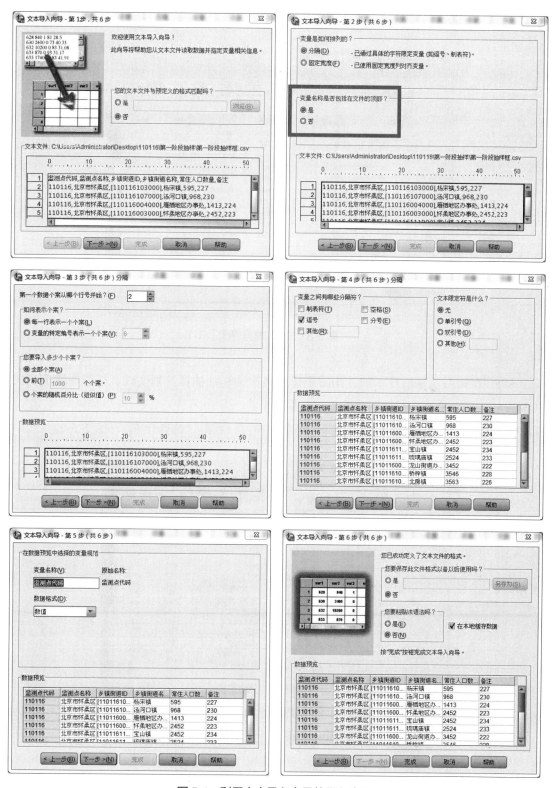

图 5-4 利用文本导入向导的导入步骤

> 导入并检查数据无误后，将 SPSS 数据文件储存到本地。界面如图 5-5。

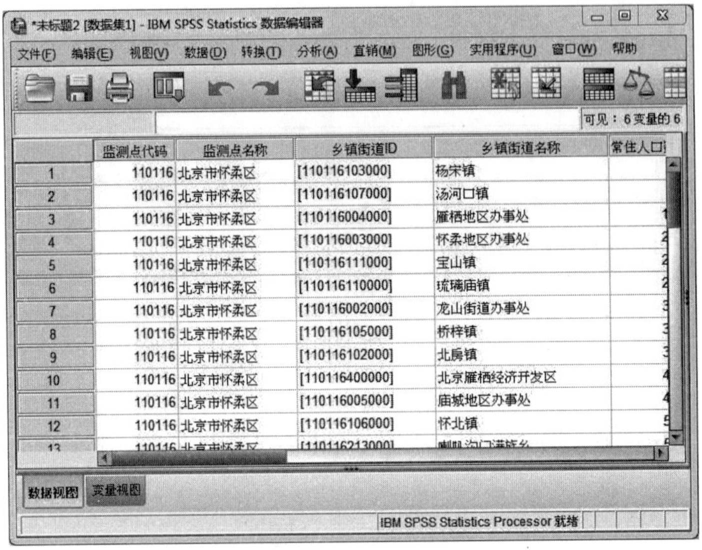

图 5-5　SPSS 数据界面

SPSS 在每一次抽取样本前，均需要建立该次抽样的抽样计划文件。根据本次监测的抽样设计，第一阶段抽样计划文件建立步骤如下：

> 点击"分析"下拉菜单，选择"复杂抽样"→点击"选择样本"，如图 5-6。

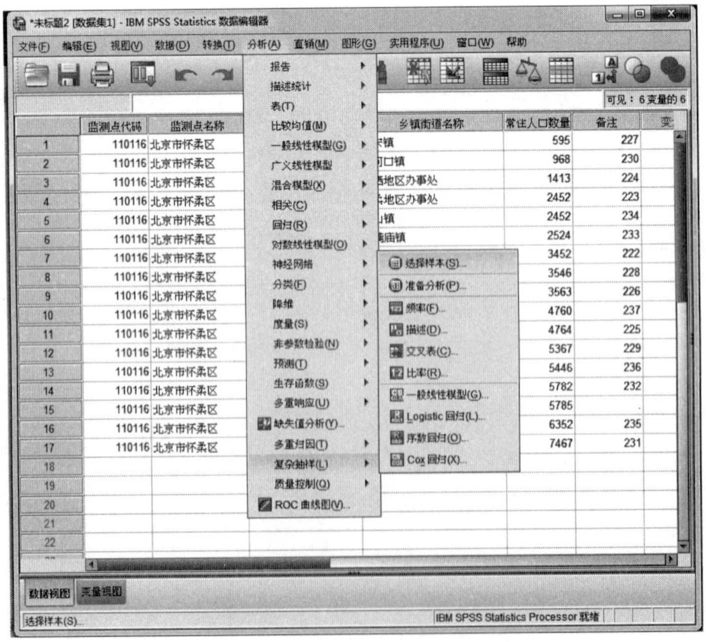

图 5-6　SPSS 进行抽样操作界面

➤ 选择"设计样本"复选框，点击"浏览"，将本抽样计划文件保存到指定位置。如图 5-7。

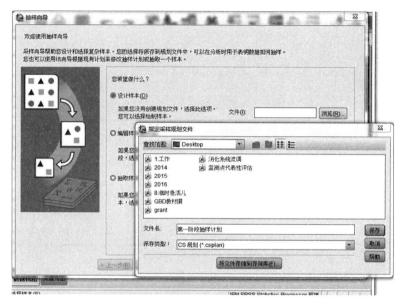

图 5-7　保存第一阶段抽样计划文件

➤ 点击"下一步"进入"抽样向导"的"设计变量"页面。根据抽样设计，本阶段抽样需要从各监测点独立地抽取乡镇/街道。所以应将"监测点"（或监测点代码）看作分层变量放入"分层依据"对话框，将"乡镇街道代码"放入"分群"对话框，如图 5-8。

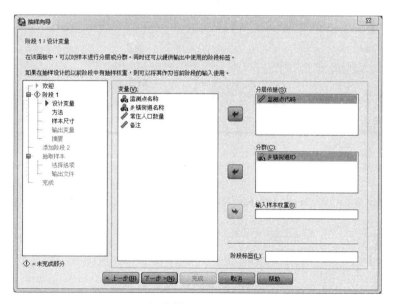

图 5-8　保存第一阶段抽样计划文件

➤ 点击"下一步",进入"阶段一:采样方法"对话框。根据抽样设计,这里我们选择"简单系统性"抽样方法。由于系统抽样需要对抽样单元按某项特征排序,此功能已整合入信息管理系统,导出的抽样数据已经过排序。操作如图5-9。

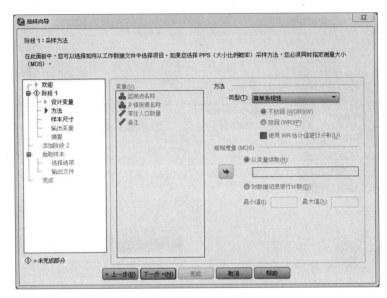

图 5-9　第一阶段采样方法的类型选择

➤ 点击"下一步",进入"阶段一:样本大小"对话框。根据抽样设计,第一阶段需要在每个监测点中统一抽取3个乡镇/街道,所以在"单位"处选择"计数","值"处填写"3",如图5-10。

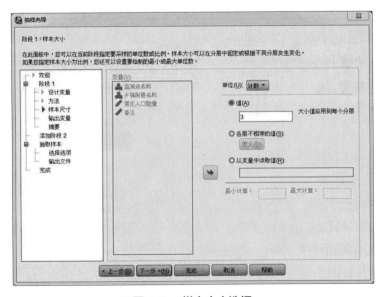

图 5-10　样本大小选择

➢ 点击"下一步"，进入"输出变量"对话框。在复杂样本分析时，抽样权重是非常重要的分析信息，决定了估计的精确性。所以在抽样结果输出时，务必要保留"样本权重"变量。如图 5-11。

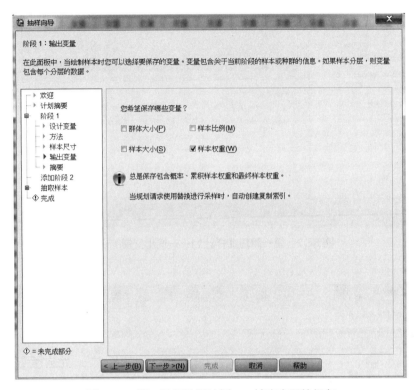

**图 5-11　第一阶段抽样计划——输出变量的保存**

➢ 点击"下一步"，进入"规划摘要"对话框。到目前为止，该阶段的抽样计划已经完成。功能上，SPSS 可以进一步添加下一阶段的抽样设计，但是考虑到本次监测的抽样效率，仅在抽取出某一阶段样本后再收集下一阶段的抽样信息，所以此处暂时不添加下一阶段抽样。如图 5-12。

➢ 点击"下一步"，进入"样本选择"对话框。现可不抽取样本，将抽样计划文件保存，以后再进行抽样。若要抽取样本，需在"是否抽取样本？"复选框选择"是"。为了使每次抽样具有可重复性，以备将来核查抽样流程，通常需要给每次抽样设定一个种子值。若种子值不变，抽出来的样本将一致。所以本次统一规定第一阶段抽样的种子为 1。若在某些特殊情况下，需要重新抽取样本时，种子可以定为 101,102,103……以此类推。但每次抽样的种子值须严格记录，以备核查。该阶段操作如图 5-13。

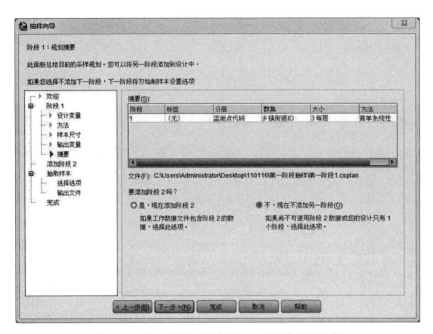

图 5-12　第一阶段抽样计划——输出变量的保存

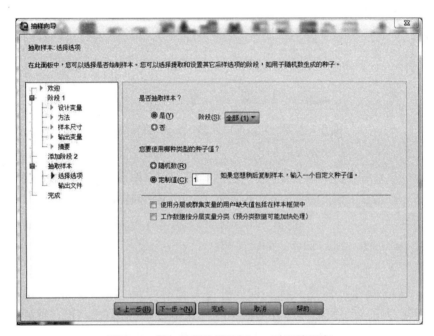

图 5-13　第一阶段抽样计划——种子值设定

> 点击"下一步","输出文件"对话框。在"样本数据保存位置"复选框中选择"外
> 部文件",点击"浏览",在指定位置保存包含样本信息的 SPSS 数据集,并命名。
> 操作如图 5-14。

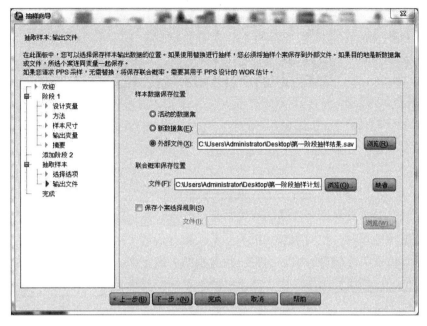

图 5-14　第一阶段抽样计划——输出文件

> 点击"下一步"，选择"将设计保存到计划文件并抽取样本"。然后点击"完成"。至此，所有第一阶段抽样已经完成。打开"第一阶段抽样结果 .sav" SPSS 数据集，即可看见所抽取出来的样本及其相关权重信息。变量第一阶段权重为本阶段抽样每个入样单元的权重。详见图 5-15。

| | A | B | C | D | E | F | G | H | I | J |
|---|---|---|---|---|---|---|---|---|---|---|
| 1 | 监测点代码 | 监测点名称 | 乡镇街道ID | 乡镇街道名称 | 常住人口数量 | 备注 | 第一阶段权重 | 种子 | 填表人 | 填表日期(20170912) |
| 2 | 110116 | 北京市怀柔区 | [110116004000] | 雁栖地区办事处 | 1413 | | 5.666666667 | 1 | zzp | 20180430 |
| 3 | 110116 | 北京市怀柔区 | [110116102000] | 北房镇 | 3563 | | 5.666666667 | 1 | zzp | 20180430 |
| 4 | 110116 | 北京市怀柔区 | [110116109000] | 九渡河镇 | 5782 | | 5.666666667 | 1 | zzp | 20180430 |

图 5-15　信息查询

其他阶段的抽样方法以此类推。设计权重为多阶段权重的乘积，在尚未开展调查前获得。计算该权重计算的关键要素包括：每一阶段抽样框的完整和准确、完备的记录种子数和权重、多阶段可以用于合并的关联编码。

调查完成后，根据数据实际应答情况和样本人口结构等情况，计算无应答权重和事后分层权重。无应答权重按照群或层计算无应答权重，即应调查样本单元数比实际应答单元数的比值。事后分层权重一般以普查数据按照年龄组、性别、城乡交叉分组，分别计算每一组的样本加权人口数和总体人群的分层人口数，该层的事后分层权重为该层总体人群的人口数比该层样本加权人口数。事后分层权重之和应等于普查数据中相应年龄段的中国总人口数。

# 第六章 慢性病危险因素监测数据的描述性统计分析

描述性统计分析是对调查总体的有关数据进行统计性描述，主要包括：①数据的频数分析。在数据预处理时，利用频数分析和交叉频数分析可了解变量取值的主要类别和检查异常值。②数据的集中趋势分析。用来反映数据的一般水平，常用的指标有平均值、中位数和众数。③数据的离散程度分析。用来反映数据间的差异大小，常用的指标有方差和标准差。④数据的分布。在统计分析时，通常假设样本所属总体的分布属于正态分布，因此需要用偏度和峰度两个指标来检查样本数据是否符合正态分布；⑤统计图的绘制。用图形的形式来表达数据分布情况，比用文字表达更清晰和简明。

## 第一节 连续型变量的描述性统计分析

统计描述就是对一堆看似杂乱无章的数据进行整理和概括，通过一定的指标或者图表反映出数据的概貌。统计描述是数据分析的前奏，任何数据分析都是从统计描述开始的。频数、构成比、率、均数既是监测报告表格的主体内容，也可为后续的回归分析提供线索。然而传统统计方法的潜在假设是样本间观察值独立且纳入概率相等，若直接将它们应用在依托于复杂抽样设计的监测数据会导致集中和离散趋势的估计值发生偏差。因此，本章节的所有描述性统计分析均考虑了分层、整群、权重等设计效应相关因素对描述性统计量的影响。

定量资料为观测每个观察单位某项指标的大小而获得的资料。根据其观测取值是否连续又分为连续型和离散型两类。前者可在一定范围内任意取值，如身高、体重、血压等；后者只能取整数值，如某医院每年的病死人数等。

定量资料一般通过集中趋势和离散程度来描述，代表集中趋势的常用指标有均数、几何均数和中位数。均数（mean）是所有数据的平均值，主要描述符合正态分布资料的集中趋势。几何均数（geometric mean）是对数据进行对数转换后求得的平均值，医学中主要描述平均增长率、抗体滴度等数据。中位数（median）是将数据从小到大排序后居中的数值，主要描述不符合正态分布资料的集中趋势。代表离散程度的常用指标有方差、标准差、四分位数间距。方差反映一组数据的平均离散水平，标准差是方差的算术平方根。四分位数间距（interquartile range）是将所有数据从小到大排序后，按第一分位数（25%）、第二分位数（50%）、第三分位数（75%）的数值将数据平均分为四份，第三分位数和第一分位数相减的差值就是四分位间距。

对于符合或近似符合正态分布的变量，一般用算数均数和标准差表示其集中趋势和离散趋势。而对于呈偏态分布的变量，则用中位数和四分位数间距表示。虽然后者更不易受极端值影响，但是没有充分利用所有数据信息，而前者可以通过截尾的方式（如各5%）得到修正后的结果。因此，慢性病及危险因素监测报告结果中主要采用的指标是均数。本节主要以体重指数为例分析均数和标准差，进而计算不同性别体质指数的均数及比较体质指数在不同性别间是否存在统计学差异。同时，以总胆固醇为例分析总胆固醇的四分位数。

### 原始数据展示

本节的案例数据 Test 来源于 2013 年中国慢性病及危险因素监测。Test 数据集中包括分析变量 m2（身高，厘米）、m3（体重，公斤）、chol（总胆固醇，mmol/L）、f5a（心肌梗死），亚组变量 a2（性别，1男2女），及设计有关变量包括 dspcode（整群）、strataid（分层）和 wt_final（权重）。此外 Fpc 数据集中包括 Test 数据集中的 strataid 及对应初级抽样单元的个数 total。

Test 数据集的形式见图 6-1。

| | DSPCODE | IVQID | A2 | F5A | m2 | m3 | chol | age | strataid | wt_final |
|---|---|---|---|---|---|---|---|---|---|---|
| 1 | 110101 | 1101011232 | 2 | 2 | 159.6 | 53.9 | 4.13 | 25.819178082 | 112 | 17402.662495 |
| 2 | 110101 | 1101011325 | 1 | 2 | 179.1 | 101 | 5.61 | 39.972260274 | 112 | 5696.2851265 |
| 3 | 110101 | 1101011329 | 2 | 2 | 172.5 | 75.1 | 5.73 | 30.515068493 | 112 | 2494.9427757 |
| 4 | 110101 | 1101012120 | 2 | 2 | 162.3 | 78.4 | 6.9 | 56.966239988 | 112 | 649.90512294 |
| 5 | 110101 | 1101012124 | 1 | 2 | 169.8 | 85.9 | 3.79 | 54.989041096 | 112 | 1473.3758914 |
| 6 | 110101 | 1101012125 | 2 | 2 | 160.5 | 52.6 | 4.62 | 58.501369863 | 112 | 1299.8102459 |
| 7 | 110101 | 1101012345 | 2 | 2 | 153.3 | 60.6 | 4 | 74.42739726 | 112 | 487.4062074 |
| 8 | 110101 | 1101013127 | 2 | 2 | 164.6 | 75.2 | 3.49 | 60.889797141 | 112 | 435.63710386 |
| 9 | 110101 | 1101013136 | 2 | 2 | 162.1 | 70.3 | 4.98 | 48.479452055 | 112 | 875.81195766 |
| 10 | 110101 | 1101013335 | 2 | 2 | 162.5 | 58.2 | 4.62 | 54.794520548 | 112 | 540.72189629 |
| 11 | 110101 | 1101013336 | 1 | 2 | 173.3 | 68 | 4.62 | 54.928767123 | 112 | 492.3240221 |
| 12 | 110101 | 1101013343 | 1 | 2 | 177.8 | 55.1 | 4.44 | 35.865753425 | 112 | 2950.2789573 |
| 13 | 110101 | 1101014129 | 2 | 2 | 157 | 58.1 | 5.26 | 59.660273973 | 112 | 587.062143 |
| 14 | 110101 | 1101014314 | 2 | 2 | 161.1 | 58.2 | 4.55 | 61.092035332 | 112 | 93.102534544 |
| 15 | 110101 | 1101014337 | 1 | 2 | 166.6 | 72.3 | 6.54 | 24.867991616 | 112 | 3800.0962857 |
| 16 | 110101 | 1101014341 | 2 | 2 | 149 | 59.4 | 5.47 | 80.331506849 | 112 | 257.64702301 |
| 17 | 110106 | 1101061128 | 2 | 2 | 155.8 | 67.1 | 5.52 | 52.169863014 | 112 | 10083.56713 |
| 18 | 110106 | 1101061203 | 1 | 2 | 177 | 80.8 | 3.85 | 68.4 | 112 | 8052.9523761 |
| 19 | 110106 | 1101061305 | 1 | 2 | 162 | 60 | 4.64 | 79.104109589 | 112 | 11872.995185 |
| 20 | 110106 | 1101061332 | 2 | 2 | 154 | 61.7 | 5.6 | 70.506849315 | 112 | 3767.8900363 |

图 6-1　数据集样例

Fpc 数据集的形式见图 6-2。

| | strataid | total |
|---|---|---|
| 1 | 112 | 9 |
| 2 | 121 | 8 |
| 3 | 131 | 86 |
| 4 | 141 | 60 |
| 5 | 142 | 59 |
| 6 | 151 | 51 |
| 7 | 152 | 50 |
| 8 | 232 | 66 |
| 9 | 332 | 45 |
| 10 | 342 | 52 |

图 6-2　FPC 数据集样例

**数据准备**

【SAS 代码】

```
data test;
set test;
BMI=m3/(m2/100)**2;
run;
```

【R 代码】

```
test$bmi<-test$m3/((test$m2/100)^2)
```

**案例 1：2013 年全国成人体质指数均数和 95% 置信区间的估计**

【SAS 代码】

```
proc surveymeans data=test total=fpc;
strata strataid;
cluster dspcode;
weight wt_final;
var bmi;
run;
```

【SAS 结果】

SAS 结果见图 6-3。

**SAS 系统**

**The SURVEYMEANS Procedure**

| Data Summary | |
|---|---|
| Number of Strata | 94 |
| Number of Clusters | 297 |
| Number of Observations | 4768 |
| Number of Observations Used | 4752 |
| Number of Obs with Nonpositive Weights | 16 |
| Sum of Weights | 27336155.7 |

| Statistics | | | | | |
|---|---|---|---|---|---|
| Variable | N | Mean | Std Error of Mean | 95% CL for Mean | |
| BMI | 4719 | 24.200797 | 0.112802 | 23.9783829 | 24.4232105 |

图 6-3　SAS 结果展示

【R 代码和结果】

library(survey)

options(survey.lonely.psu='certainty')

ds<-svydesign(id=~DSPCODE,strata=~strataid,weights=~wt_final,fpc=~total,data=test)

svymean(~bmi,design=ds,na.rm=T)

```
    mean    SE
bmi 24.201 0.1128
```

confint(svymean(~bmi,design=ds,na.rm=T))

```
    2.5 %   97.5 %
bmi 23.97971 24.42188
```

【程序和结果解读】

　　首先，需要生成体质指数分析变量。SAS 中有限总体校正可以通过 total 实现，R 中则需要先将不同层对应的初级抽样单元个数并入数据框。此外，R 中使用 survey 包的函数时默认权重不存在缺失，因此，需要先将权重不存在缺失的子集提取出来，SAS 则自动将权重缺失的对象排除。如果某一层只存在一个初级抽样单元，R 中需要标明 survey.lonely.psu 选项，SAS 中则是以 warning 的形式提醒。R 中还需要生成一个 design 作为后续分析的输入。

　　从输出可以看到，样例数据共有 94 层和 297 个初级抽样单元，有效样本量为 4 719 人。成人体质指数的均数为 24.2kg/m$^2$，其 95% 置信区间为 24.0 ~ 24.4kg/m$^2$。

**案例 2: 2013 年全国成人体质指数的标准差**

方法 1:

**【SAS 代码】**

```
proc surveymeans data=test total=fpc;
strata strataid;
cluster dspcode;
weight wt_final;
var bmi;
ods output statistics=statistics summary=summary;
run;

data null;
set statistics;
call symputx('mean',mean);
run;

data null;
set summary;
if label1='Sum of Weights' then call symputx ('weight',cvalue1);
run;

data test;
set test;
prevariance=(bmi-&mean)**2/(&weight-1);
run;

proc surveymeans data=test sum;
weight wt_final;
var prevariance;
ods output statistics=final;
run;

data sashelp.final;
set final;
```

```
std=sqrt(sum);
run;
```

```
proc print data=sashelp.final; var std; run;
```

【SAS 结果】

SAS 结果见图 6-4。

**SAS 系统**

| Obs | std |
|-----|-----|
| 1 | 3.76458 |

图 6-4　SAS 结果展示

方法 2：

【SAS 代码】

```
proc univariate data=test vardef=wdf;
var bmi;
weight wt_final;
run;
```

【SAS 结果】

SAS 结果见图 6-5。

权重: wt_final

| 加权的矩 | | | |
|-----|-----|-----|-----|
| N | 4719 | 权重总和 | 27155578.7 |
| 均值 | 24.2007967 | 观测总和 | 657186640 |
| 标准差 | 3.77707927 | 方差 | 14.2663278 |
| 偏度 | . | 峰度 | . |
| 未校平方和 | 1.62919E10 | 校正平方和 | 387410373 |
| 变异系数 | 15.6072517 | 标准误差均值 | . |

图 6-5　SAS 结果展示

【R 代码和结果】

```
sqrt(svyvar(~bmi,design=ds,na.rm=T)[1])
    bmi
3.777477
```

**【程序和结果解读】**

SAS 中计算连续型变量的标准差的原理是首先需要计算权重总和及加权后的均数，然后用每一个观测值减去加权后均数再除以权重总和减去 1 的差得到中间变量，最后计算中间变量加权后总和的算术平方根就是变量的标准差。另一种简易的方法是用 univariate 过程步指定 vardef 和 weight 选项，其中 WDF 的含义是权重总和减 1。

从输出可以看到，成人体质指数的标准差为 $3.8kg/m^2$。

**案例 3：2013 年全国成人体质指数在不同性别间的均数和差异比较**

**【SAS 代码】**

```
proc surveymeans data=test total=fpc;
strata strataid;
cluster dspcode;
weight wt_final;
var bmi;
domain a2;
run;


proc surveyreg data=test total=fpc;
class a2/ref=first;
strata strataid;
cluster dspcode;
weight wt_final;
model bmi=a2/solution;
run;
```

**【SAS 结果】**

SAS 结果见图 6-6。

**SAS 系统**

**The SURVEYMEANS Procedure**

| Statistics for A2 Domains | | | | | | |
|---|---|---|---|---|---|---|
| A2 | Variable | N | Mean | Std Error of Mean | 95% CL for Mean | |
| 1 | BMI | 2062 | 24.139520 | 0.129972 | 23.8832528 | 24.3957874 |
| 2 | BMI | 2657 | 24.268187 | 0.171790 | 23.9294657 | 24.6069093 |

图 6-6　SAS 结果展示

| 模型效应的检验 | | | |
|---|---|---|---|
| 效应 | 分子自由度 | F 值 | Pr > F |
| 模型 | 1 | 0.37 | 0.5450 |
| Intercept | 1 | 40681.3 | <.0001 |
| A2 | 1 | 0.37 | 0.5450 |

**Note:** The denominator degrees of freedom for the F tests is 203.

| 估计回归系数 | | | | |
|---|---|---|---|---|
| 参数 | 估计 | 标准误差 | t 值 | Pr > |t| |
| Intercept | 24.1395201 | 0.13782099 | 175.15 | <.0001 |
| A2 2 | 0.1286674 | 0.21220314 | 0.61 | 0.5450 |
| A2 1 | 0.0000000 | 0.00000000 | . | . |

图 6-6（续）

## 【R 代码和结果】

svyby(~bmi,~A2,svymean,design=ds,na.rm=T)

```
 A2    bmi       se
1  1 24.13952 0.1299715
2  2 24.26819 0.1717901
```

summary(svyglm(bmi~as.factor(A2),design=ds))

Call:

svyglm(formula = bmi ~ as.factor(A2), design = ds)

Survey design:

svydesign(id = ~DSPCODE, strata = ~strataid, weights = ~wt_final,
   fpc = ~total, data = test)

Coefficients:

```
          Estimate Std. Error t value Pr(>|t|)
(Intercept)   24.1395    0.1300 185.729 <2e-16 ***
as.factor(A2)2 0.1287    0.2019  0.637    0.525
---
Signif. codes: 0 '***' 0.001 '**' 0.01 '*' 0.05 '.' 0.1 ' ' 1
```

(Dispersion parameter for gaussian family taken to be 14.27009)

Number of Fisher Scoring iterations: 2

【程序和结果解读】

针对亚人群进行数据分析时，SAS 中请勿使用 where 或者 by，而应使用 domain。R 中则使用 svyby。

从输出可以看到，成人男性和女性体质指数的均数分别为 24.14kg/m$^2$ 和 24.27kg/m$^2$，两者间的差值为 0.13kg/m$^2$，差异不具有统计学意义（$P=0.525$）。

### 案例 4：2013 年全国成人总胆固醇四分位数及 95% 置信区间的估计

【SAS 代码】

```
proc surveymeans data=test total=fpc quartiles;
strata strataid;
cluster dspcode;
weight wt_final;
var chol;
run;
```

【SAS 结果】

SAS 结果见图 6-7。

| Quantiles | | | | | |
|---|---|---|---|---|---|
| Variable | Percentile | | Estimate | Std Error | 95% Confidence Limits |
| chol | 25% | Q1 | 3.991821 | 0.038494 | 3.91592179　4.06771996 |
| | 50% | Median | 4.614996 | 0.034633 | 4.54670967　4.68328232 |
| | 75% | Q3 | 5.346829 | 0.040957 | 5.26607390　5.42758422 |

图 6-7　SAS 结果展示

【R 代码和结果】

```
svyquantile(~chol,design=ds,quantiles=c(0.25,0.5,0.75),na.rm=T,ci=T)
$quantiles
   0.25  0.5 0.75
chol   4 4.62 5.35

$CIs
```

，，chol

 0.25　0.5　0.75
(lower 3.91 4.56 5.28134
upper) 4.06 4.70 5.46000

**【程序和结果解读】**

SAS 中除了 quartiles，还可以用 deciles、median、Q1、Q3 等选项计算分位数。R 中若需要置信区间，需要同时指定 ci 为 T。

从输出可以看到，成人总胆固醇四分位数分别为 4.0mmol/L、4.6mmol/L、5.3mmol/L，对应的 95% 置信区间分别为 3.9～4.1mmol/L、4.5～4.7mmol/L、5.3～5.4mmol/L。

## 第二节　分类变量的描述性统计和比较

分类变量也被称为名义变量，一般指两个及以上的分类，可分为无序分类变量（unordered categorical variable）和有序分类变量（ordinal categorical variable）两类。无序分类变量是指所分类别或属性间无程度和顺序的差别，可分为：①二项分类，如性别（男、女），药物反应（阴性和阳性）等；②多项分类，如血型（O、A、B、AB），职业（工、农、商、学、兵）等。对于无序分类变量的分析，应先按类别分组，清点各组的观察单位数，编制分类变量的频数表，所得资料为无序分类资料，亦称计数资料。有序分类变量各类别之间有程度的差别。如血糖检测结果按 −、±、+、++、+++ 分类；疗效按治愈、显效、好转、无效分类。对于有序分类变量，应先按等级顺序分组，清点各组的观察单位个数，编制有序变量（各等级）的频数表，所得资料称为等级资料。

本节的主要分析目标是超重与肥胖率（BMI $\geq$ 24kg/m²），进而计算不同性别超重与肥胖率及比较超重与肥胖率在不同性别间是否存在统计学差异。次要分析目标是心肌梗死自报患病率。

**数据准备**

**【SAS 代码】**

```
data test;
set test;
if bmi>=24 then overobe=100;
else if bmi>0 then overobe=0;
if f5a=1 then mi=100;
```

```
else if f5a=2 then mi=0;
if mi=100 and ranuni(0)>0.1 then mi=0;
run;
```

【R 代码】

```
test$overobe<-ifelse(test$bmi>=24,100,ifelse(test$bmi>0,0,NA))
set.seed(1234)
randomnumber<-sapply(test$F5A,function(x) ifelse(!is.na(x),runif(1),NA))
test$mi<-ifelse(test$F5A==1&randomnumber<=0.1,100,ifelse(!is.na(test$F5A),0,NA))
```

### 案例 5：2013 年我国成人超重与肥胖率和 95% 置信区间

【SAS 代码】

```
proc surveyfreq data=test total=fpc;
strata strataid;
cluster dspcode;
weight wt_final;
table overobe/cl;
run;
```

【SAS 结果】

SAS 结果见图 6-8。

**SAS 系统**

**SURVEYFREQ 过程**

| 数据汇总 | |
|---|---|
| 层数 | 94 |
| 聚类数 | 297 |
| 观测数 | 4768 |
| 使用的观测数 | 4752 |
| 具有非正权重的观测数 | 16 |
| 权重总和 | 27336155.7 |

| 以下对象的表: overobe | | | | | | | |
|---|---|---|---|---|---|---|---|
| overobe | 频数 | 加权频数 | 加权频数的标准误差 | 百分比 | 百分比的标准误差 | 95% 置信限（百分比） | |
| 0 | 2361 | 13870129 | 598571 | 51.0765 | 1.3911 | 48.3338 | 53.8193 |
| 100 | 2358 | 13285450 | 654157 | 48.9235 | 1.3911 | 46.1807 | 51.6662 |
| 合计 | 4719 | 27155579 | 1002547 | 100.0000 | | | |
| 频数缺失 = 33 | | | | | | | |

图 6-8　SAS 结果展示

**【R 代码和结果】**

ds<-svydesign(id=~DSPCODE,strata=~strataid,weights=~wt_final,fpc=~total,data=test)

svymean(~overobe,design=ds,na.rm=T)

　　　　mean　SE

overobe 48.923 1.3911

confint(svymean(~overobe,design=ds,na.rm=T))

　　　　2.5 %　97.5 %

overobe 46.19704 51.64989

**【程序和结果解读】**

根据 cutoff 值赋值为 100 或者 0 生成超重肥胖有关变量。注意 R 中在全局环境内向 test 数据框中增加变量会报错，如需添加 / 删除必须更新原有的 design。通常情况下，SAS 中计算率和置信区间时也可以使用 surveymeans，特殊情况见本节案例 7。

从输出的结果可以看到，成人超重与肥胖率为 48.9%，其 95% 置信区间为 46.2% ~ 51.6%。

### 案例 6：2013 年全国不同性别成人超重与肥胖率及差异比较

**【SAS 代码】**

```
proc surveyfreq data=test total=fpc;
strata strataid;
cluster dspcode;
weight wt_final;
table a2*overobe/cl row;
run;


proc surveylogistic data=test total=fpc;
class a2/ref=first param=ref;
strata strataid;
cluster dspcode;
weight wt_final;
model overobe(ref='0')=a2;
run;
```

**【SAS 结果】**

SAS 结果见图 6-9。

| 数据汇总 | |
|---|---|
| 层数 | 94 |
| 聚类数 | 297 |
| 观测数 | 4768 |
| 使用的观测数 | 4752 |
| 具有非正权重的观测数 | 16 |
| 权重总和 | 27336155.7 |

表: A2 * overobe

| A2 | overobe | 频数 | 加权频数 | 加权频数的标准误差 | 百分比 | 百分比的标准误差 | 95% 置信限（百分比） | | 行百分比 | 行百分比的标准误差 | 95% 置信限（行百分比） | |
|---|---|---|---|---|---|---|---|---|---|---|---|---|
| 1 | 0 | 1054 | 7000577 | 377421 | 25.7795 | 1.1041 | 23.6025 | 27.9565 | 49.2201 | 1.7974 | 45.6763 | 52.7640 |
| | 100 | 1008 | 7222420 | 460789 | 26.5964 | 1.1956 | 24.2391 | 28.9538 | 50.7799 | 1.7974 | 47.2360 | 54.3237 |
| | 合计 | 2062 | 14222997 | 667888 | 52.3760 | 1.3214 | 49.7705 | 54.9814 | 100.0000 | | | |
| 2 | 0 | 1307 | 6869552 | 406395 | 25.2970 | 1.2210 | 22.8895 | 27.7045 | 53.1182 | 2.0290 | 49.1175 | 57.1189 |
| | 100 | 1350 | 6063030 | 365207 | 22.3270 | 1.1228 | 20.1132 | 24.5408 | 46.8818 | 2.0290 | 42.8811 | 50.8825 |
| | 合计 | 2657 | 12932582 | 564725 | 47.6240 | 1.3214 | 45.0186 | 50.2295 | 100.0000 | | | |
| 合计 | 0 | 2361 | 13870129 | 598571 | 51.0765 | 1.3911 | 48.3338 | 53.8193 | | | | |
| | 100 | 2358 | 13285450 | 654157 | 48.9235 | 1.3911 | 46.1807 | 51.6662 | | | | |
| | 合计 | 4719 | 27155579 | 1002547 | 100.0000 | | | | | | | |

频数缺失 = 33

| 3 型效应分析 | | | | |
|---|---|---|---|---|
| 效应 | F 值 | 分子自由度 | 分母自由度 | Pr > F |
| A2 | 1.99 | 1 | 203 | 0.1603 |

| 最大似然估计分析 | | | | | |
|---|---|---|---|---|---|
| 参数 | | 估计 | 标准误差 | t 值 | Pr > |t| |
| Intercept | | 0.0312 | 0.0759 | 0.41 | 0.6813 |
| A2 | 2 | -0.1560 | 0.1107 | -1.41 | 0.1603 |

NOTE: t 检验的自由度为 203。

| 优比估计 | | | |
|---|---|---|---|
| 效应 | 点估计 | 95% 置信限 | |
| A2 1-2 | 0.856 | 0.688 | 1.064 |

NOTE: 计算置信限时自由度为 203。

图 6-9　SAS 结果展示

【R 代码和结果】

svyby(~overobe,~A2,svymean,design=ds,na.rm=T)

　　A2　overobe　　se

1　1 50.77987 1.797354

2　2 46.88182 2.029030

summary(svyglm(I(overobe==100)~as.factor(A2),design=ds,family=quasibinomial))

Call:
svyglm(formula = I(overobe == 100) ~ as.factor(A2), design = ds,
    family = quasibinomial)

Survey design:
svydesign(id = ~DSPCODE, strata = ~strataid, weights = ~wt_final,
    fpc = ~total, data = test)

Coefficients:
             Estimate Std. Error t value Pr(>|t|)
(Intercept)    0.03120    0.07191   0.434    0.665
as.factor(A2)2 -0.15609    0.10565  -1.477    0.141

(Dispersion parameter for quasibinomial family taken to be 1.000553)

Number of Fisher Scoring iterations: 3

【程序和结果解读】

SAS 中 surveyfreq 没有 domain 这个选项，可以用分组变量 * 分析变量的形式代替。注意标明 row 这个 option，否则无法输出亚组内部加权后的百分比。使用 surveylogistic 时注意分组变量 param 和分析变量 ref 的设定。R 中使用 I() 处理分析变量，并标清 family。

从输出的结果可以看到，男性和女性超重肥胖率的均数分别为 50.8% 和 46.9%，两者间的差异不具有统计学意义（P=0.160）。女性相对于男性的优势比为 0.86，其 95% 置信区间为 0.69 ~ 1.06。

### 案例 7：2013 年全国成人心肌梗死自报患病率和 95% 置信区间

方法 1：

【SAS 代码】

```
proc surveymeans data=test total=fpc;
strata strataid;
cluster dspcode;
weight wt_final;
```

```
var mi;
run;
```

【SAS 结果】

SAS 结果见图 6-10。

**SAS 系统**

**The SURVEYMEANS Procedure**

| Data Summary | |
|---|---|
| Number of Strata | 94 |
| Number of Clusters | 297 |
| Number of Observations | 4768 |
| Number of Observations Used | 4752 |
| Number of Obs with Nonpositive Weights | 16 |
| Sum of Weights | 27336155.7 |

| Statistics | | | | | |
|---|---|---|---|---|---|
| Variable | N | Mean | Std Error of Mean | 95% CL for Mean | |
| mi | 4743 | 0.085836 | 0.052688 | -0.0180512 | 0.18972248 |

图 6-10　SAS 结果展示

方法 2：

【SAS 代码】

```
proc surveyfreq data=test total=fpc;
strata strataid;
cluster dspcode;
weight wt_final;
table mi/cl;
run;
```

【SAS 结果】

SAS 结果见图 6-11。

**SAS 系统**

**SURVEYFREQ 过程**

| 数据汇总 | |
|---|---|
| 层数 | 94 |
| 聚类数 | 297 |
| 观测数 | 4768 |
| 使用的观测数 | 4752 |
| 具有非正权重的观测数 | 16 |
| 权重总和 | 27336155.7 |

| 以下对象的表: mi | | | | | | | |
|---|---|---|---|---|---|---|---|
| mi | 频数 | 加权频数 | 加权频数的标准误差 | 百分比 | 百分比的标准误差 | 95% 置信限（百分比） | |
| 0 | 4738 | 27221446 | 1013528 | 99.9142 | 0.0527 | 99.8103 | 100.0000 |
| 100 | 5 | 23386 | 14176 | 0.0858 | 0.0527 | 0.0000 | 0.1897 |
| 合计 | 4743 | 27244832 | 1010926 | 100.0000 | | | |
| 频数缺失 = 9 | | | | | | | |

图 6-11　SAS 结果展示

【R 代码和结果】

```
svymean(~mi,design=ds,na.rm=T)
      mean    SE
mi 0.054338 0.049
confint(svymean(~mi,design=ds,na.rm=T))
       2.5 %  97.5 %
mi -0.04168735 0.150363
confint(svyciprop(~I(mi==100),design=ds,na.rm=T,method='li'))*100
             2.5%    97.5%
I(mi == 100) 0.004472575 0.2144279
```

【程序和结果解读】

当率接近 0 或者 1 时，计算 95% 置信区间可能出现下限低于 0 或者上限高于 1 的情况。本例中心肌梗死的初始患病率不到 1%，为了更好地看清问题所在，又人为根据随机均匀分布将大约 90% 的心肌梗死患者赋值为 0。最终当心肌梗死患病率仅为 0.05% 时，用 surveymeans 或 svymean 得到的置信区间的下限都出现了小于 0 的现象。解决的办法是用 surveyfreq 或者 svyciprop 计算置信区间，svyciprop 的方法一般设为 likelihood 或 logit。当 SAS 和 R 输出结果不尽相同时，笔者倾向于 R 输出的 95% 置信区间。

从输出的结果可以看到，成人心肌梗死自报患病率为 0.054%，其 95% 置信区间为 0.000% ~ 0.108%（SAS, surveyfreq）或 0.004% ~ 0.214%（R，svyciprop）。

# 第七章

# 慢性病危险因素监测数据的趋势分析

自从 2004 年以来，中国慢性病及危险因素监测开展了六次现场调查，一些核心监测指标保持不变，或略有调整但仍然可比。通过连续、系统的监测数据分析，可以掌握我国不同地区慢性病患病或危险因素随时间的变化趋势，为国家和不同地区确定公共卫生重点问题、防控资源配置提供了重要线索，也是预测健康问题未来变化的基础。

本章目的是利用基于复杂抽样的 2004—2018 年中国慢性病及危险因素监测数据，介绍趋势分析的数据准备、描述和分析方法。下面将以 2004—2018 年 18 ~ 69 岁人群的超重和肥胖分析为例，介绍中国慢性病及其危险因素变化趋势分析。

## 第一节　趋势分析的数据准备

多年监测数据的趋势分析存在以下问题：首先，每轮监测抽样方法均为多阶段分层整群抽样，监测县（区）之间有较大重叠，但监测人群中的个体重叠概率较低。即便如此，该类数据的分析违背了独立性的概率统计理论假设。单次监测的多阶段复杂抽样设计主要考虑样本在初级抽样单位和层次内的分布情况，但是使用多年监测数据意味着数据也在个人级别上有所聚集。然而业界对这种聚集性的处理方式仍在探讨，目前认为只要正确指定初级抽样单元，可暂时无需校正此类附加聚类。第三，多年监测趋势让权重的选择变得更加复杂。历年数据事后分层权重计算所使用的人口结构不同，因此需重新计算统一人口结构，计算纵向权重。最后，大多数统计软件（例如 SAS，R）现在都提供了可用于多年横断面调查方差估计方法的调查分析程序；此外，WesVAR、SUDAAN、STATA 等软件也对该类分析提供单独许可。

趋势分析需将历年监测数据按照同一标准、统一定义、统一人口标化后合并至趋势分析数据库。历年数据合并前，需标明每条观测值所对应的调查年份，需统一历年相同变量的编码和问卷内容，利用标准人口重新计算历年数据权重。

## 一、数据准备

根据 2004—2018 年监测问卷设计，可将历年数据按照统一标准整理为变量名相同、描述定义相同的基本信息变量，本文以在柳叶刀杂志发表的"Body-mass index and obesity in urban and rural China: findings from onsecutive nationally representative surveys during 2004–18"文章为例，介绍趋势分析方法及示例代码。

历年问卷中的职业、家庭收入变量的取值和含义有所变化，历年基本信息请参考相关年份监测问卷内容，整理后的基本信息变量列表见表 7-1，分析变量列表及描述见表 7-2，数据整理代码参考附录二。

**表 7-1 基本信息变量列表及描述**

| 变量名 | 变量含义 | 变量描述 |
| --- | --- | --- |
| age | 年龄 | 18 ~ 69 岁的连续变量 |
| sex | 性别 | 1= 男性；2= 女性 |
| Dspcode | 监测点代码 | 初级抽样单元 |
| Strataid_18 | 分层变量 | 分层变量 |
| Ur | 以县 / 区水平划分城乡 | 1= 城市；2= 农村 |
| education | 教育 | |
| mar | 婚姻状态 | 根据每年的问卷，定义变量类别 |
| occu | 职业 | |
| year | 调查年份 | 2004 年、2007 年、2010 年、2013 或 2015 年 |

**表 7-2 分析变量列表及描述**

| 变量名 | 变量含义 | 变量描述 |
| --- | --- | --- |
| height | 身高 | 单位 m |
| weight | 体重 | 单位 kg |
| BMI | 身体质量指数 | |
| ovwt | 超重 | 中国标准 |
| obs | 肥胖 | 中国标准 |

## 二、权重整理

### （一）统一分层方式

不同年份监测及其初级抽样单元的分层方式有所差别。2010 年以前的监测分层方式为东中西、城乡和人均 GDP（高、中、低）交叉分组，2013 年及之后的监测分层方式为省份、城乡和人口数（高低）交叉分组。为了开展趋势分析，应利用统一的分层方式，重新计算历年的设计权重，并统一分层变量的编码方式。分析监测趋势数据时，应利用以下代码，重新定义 2013 年及以后监测的数据分层，示例代码见附录三。

### （二）统一人口结构

历年监测报告所采用的事后分层的人口数据不同：2004 年为第五次人口普查数据，2007 年为 2007 年 1% 人口抽样调查数据，2010 年为 2009 年 1% 人口抽样调查数据，2013 年为第六次人口普查数据。因此，为了比较年龄标化率的趋势，应对历年事后分层权重进行重新计算。

## 三、历史数据比较的问题与解决方法

### （一）监测系统变化

从 2004 年以来，中国慢性病及危险因素监测每 2～3 年开展一次现场调查，监测系统经历了三次大的调整。第一次调整是 2007 年，监测由 2004 年的 79 个监测点扩大到 2007 年的 161 个监测点；第二次调整是 2013 年，综合考虑监测点以往的工作质量、工作基础、社会人口经济状况、健康状况及地区分布、财政支持力度，再次扩大监测点范围，扩展至 31 省（自治区、直辖市）298 个监测县（区）和新疆生产建设兵团的 4 个师；第三次调整是 2015 年，原国家卫生计生委于 2014 年 9 月印发《中国居民慢性病与营养监测工作方案》，标志着中国慢性病及危险因素监测和中国居民营养与健康监测正式整合，两个监测系统合并为中国居民慢性病与营养监测。该整合对监测内容、抽样方法、调查方式等均有影响。2015 年监测内容在中国慢性病及危险因素监测核心内容基础上增加了营养相关内容，在信息收集方面增加了 3 天 24 小时膳食调查；多阶段末级抽样方法由原来的户内抽一人变为户内符合调查要求人群均纳入调查，调查方式由电子化录入方式（平板电脑）取代既往纸质问卷。

### （二）问卷内容变化

监测系统的问卷内容为"1+X"结构可扩展监测框架，以"1"核心指标解决监测连续性和可比性问题，"X"扩展指标满足不同时期、地区和研究者不同关注点的需求。核心指标的调查表设计也有所不同，如吸烟率相关问题（图 7-1 至图 7-5）：

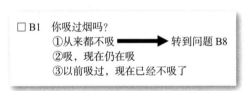

图 7-1　2004 年吸烟相关问卷内容

| B1 | 您现在是否吸烟（包括卷烟、手卷烟、烟斗、水烟、嚼烟、鼻烟等）？ | 1 是的，每天吸<br>2 是的，但不是每天吸 ............→<br>3 不吸 ........................→ | B3<br>B5 |
|----|----|----|----|

图 7-2　2007 年吸烟相关问卷内容

| B1 | 您现在吸烟吗，每天吸、不是每天吸、还是不吸？ | 1 是的，每天吸<br>2 是的，但不是每天吸 ............→<br>3 不吸 ........................→ | B3<br>B14 |
|----|----|----|----|

图 7-3　2010 年吸烟相关问卷内容

| B1 | 您现在吸烟吗，每天吸、不是每天吸、还是不吸？ | 1 是的，每天吸<br>2 是的，但不是每天吸 ............→<br>3 以前吸，但现在不吸 ............→<br>4 从不吸 ........................→ | B3<br>B8<br>B11 |
|----|----|----|----|

图 7-4　2013 年吸烟相关问卷内容

| B1 | 您现在吸烟吗，每天吸、不是每天吸、还是不吸？ | 1 是的，每天吸 ........................→<br>2 是的，但不是每天吸<br>3 以前吸，但现在不吸<br>4 从不吸 ........................→ | B2<br><br><br>B11 |
|----|----|----|----|

图 7-5　2015 年和 2018 年吸烟相关问卷内容

因为问卷内容的跳转、应答内容所对应的选项内容等均不相同，需要建立中间变量，统一吸烟问题的定义。

### （三）监测点名称、辖区和城乡的变化

随着我国城镇化的进程，15 年来，监测县（区）的代码、所辖范围均有较大改变。个别监测点从县变为区，或由区变为县。以巢湖的行政变更为例，1999 年 7 月 9 日撤销县级巢湖市设立居巢区；但到 2011 年 8 月又撤销地级巢湖区，设立县级巢湖市。此外，随着城镇化的进程，个别监测点由县升级为区。以绍兴县为例，2013 年 10 月 18 日，国务院批复浙江省人民政府请示，同意撤销县级绍兴县，设立绍兴市柯桥区，行政区域不变；2013 年 11 月 8 日，绍兴市柯桥区人民政府正式挂牌成立。因此，在趋势分析前，需统一监测点代码、村委或居委编号或以当年的县（区）状态划分城乡。

## 第二节　趋势分析方法

数据清理后，将历年数据采用同一分层方式，同一标准人口标化，重新计算权重，将历年数据库合并为同一个分析库并增加年份变量。合并后进一步核查纳入对象的年龄范围、分布情况，按照统一标准清理数据库后，即可开展趋势分析。

### 一、点估计与区间估计

**案例 1：分析 2004—2018 年分年龄、分性别肥胖率的变化趋势**

**原始数据展示**

本节的案例数据 Test 来源于 2014—2015 年中国慢性病危险因素监测（图 7-6）。Test 数据集中包括分析变量 year（年份）、sex（性别，1 男 2 女）、ageg（年龄组）、obs（是否肥胖），及设计有关变量 dspcode（群）、strataid（层）和 wt_ps_10（权重）。此外 Psu_18_69 数据集中包括 Test 数据集中的 strataid 及对应初级抽样单元的个数 total。

| | 性别 | Ivqid | wt_ps_10 | year | ageg | obs_ch | dspcode | strataid_18 |
|---|---|---|---|---|---|---|---|---|
| 1 | 2 | 1 | 18442.590474 | 2004 | 40 | 0 | 110112 | 111 |
| 2 | 1 | 2 | 28685.012641 | 2004 | 60 | 100 | 110112 | 111 |
| 3 | 2 | 3 | 20777.172304 | 2004 | 50 | 0 | 110112 | 111 |
| 4 | 2 | 4 | 20777.172304 | 2004 | 50 | 0 | 110112 | 111 |
| 5 | 2 | 5 | 20777.172304 | 2004 | 50 | 100 | 110112 | 111 |
| 6 | 2 | 6 | 24574.038755 | 2004 | 30 | 0 | 110112 | 111 |
| 7 | 2 | 7 | 14389.129352 | 2004 | 60 | 100 | 110112 | 111 |
| 8 | 2 | 8 | 21009.281596 | 2004 | 40 | 100 | 110112 | 111 |
| 9 | 2 | 9 | 16119.021487 | 2004 | 50 | 0 | 110112 | 111 |
| 10 | 2 | 10 | 20777.172304 | 2004 | 50 | 100 | 110112 | 111 |

**图 7-6　Test 数据集的形式**

Psu_18_69 数据集的形式为（图 7-7）：

| | strataid_18 | _total_ |
|---|---|---|
| 1 | 111 | 106 |
| 2 | 112 | 117 |
| 3 | 113 | 104 |
| 4 | 121 | 96 |
| 5 | 122 | 95 |
| 6 | 123 | 99 |
| 7 | 131 | 56 |
| 8 | 132 | 59 |
| 9 | 133 | 57 |
| 10 | 211 | 187 |
| 11 | 212 | 184 |
| 12 | 213 | 188 |
| 13 | 221 | 189 |
| 14 | 222 | 215 |
| 15 | 223 | 205 |
| 16 | 231 | 320 |
| 17 | 232 | 274 |
| 18 | 233 | 311 |

**图 7-7　Psu_18_69 数据集的形式**

**数据准备**

【SAS 代码】

```
%macro CI(d=, ds_out=, var=);
proc surveymeans data=&d total= Psu_18_69;
        strata strataid_18;
        cluster dspcode;
        weight wt_ps_10;
        var &var;
        domain year year*sex year*ageg year*sex*ageg;
run;


%mend;
%ci(d=test, ds_out=obs_ch, var= obs_ch);
```

【SAS 结果】

SAS 结果见图 7-8 至图 7-12。

| Data Summary | |
|---|---|
| Number of Strata | 18 |
| Number of Clusters | 332 |
| Number of Observations | 490001 |
| Number of Observations Used | 489810 |
| Number of Obs with Nonpositive Weights | 191 |
| Sum of Weights | 4718150730 |

| Statistics | | | | | |
|---|---|---|---|---|---|
| Variable | N | Mean | Std Error of Mean | 95% CL for Mean | |
| obs_ch | 489810 | 11.061811 | 0.357882 | 10.3576623 | 11.7659605 |

图 7-8 SAS 结果 1

| Domain Statistics in year | | | | | | |
|---|---|---|---|---|---|---|
| year | Variable | N | Mean | Std Error of Mean | 95% CL for Mean | |
| 2004 | obs_ch | 32793 | 7.123656 | 0.554375 | 6.0328979 | 8.2144146 |
| 2007 | obs_ch | 47839 | 7.810276 | 0.430019 | 6.9641920 | 8.6563596 |
| 2010 | obs_ch | 90196 | 12.007984 | 0.458186 | 11.1064818 | 12.9094868 |
| 2013 | obs_ch | 156927 | 14.236296 | 0.401495 | 13.4463345 | 15.0262571 |
| 2015 | obs_ch | 162055 | 14.242886 | 0.494773 | 13.2693967 | 15.2163746 |

图 7-9 SAS 结果 2

| Domain Statistics in year*Sex | | | | | | | |
|---|---|---|---|---|---|---|---|
| year | 性别 | Variable | N | Mean | Std Error of Mean | 95% CL for Mean | |
| 2004 | 1 | obs_ch | 14539 | 6.066868 | 0.485825 | 5.1109834 | 7.0227518 |
| | 2 | obs_ch | 18254 | 8.213672 | 0.692327 | 6.8514847 | 9.5758594 |
| 2007 | 1 | obs_ch | 22673 | 6.793116 | 0.444832 | 5.9178873 | 7.6683443 |
| | 2 | obs_ch | 25166 | 8.872122 | 0.531990 | 7.8254058 | 9.9188383 |
| 2010 | 1 | obs_ch | 41120 | 12.279728 | 0.502948 | 11.2901529 | 13.2693025 |
| | 2 | obs_ch | 49076 | 11.727564 | 0.469695 | 10.8034161 | 12.6517119 |
| 2013 | 1 | obs_ch | 66361 | 14.426618 | 0.446765 | 13.5475880 | 15.3056489 |
| | 2 | obs_ch | 90566 | 14.040161 | 0.441869 | 13.1707628 | 14.9095596 |
| 2015 | 1 | obs_ch | 74603 | 15.131760 | 0.594509 | 13.9620351 | 16.3014858 |
| | 2 | obs_ch | 87452 | 13.338445 | 0.459600 | 12.4341592 | 14.2427307 |

图 7-9（续）

| Domain Statistics in year*ageg | | | | | | | |
|---|---|---|---|---|---|---|---|
| year | ageg | Variable | N | Mean | Std Error of Mean | 95% CL for Mean | |
| 2004 | 20 | obs_ch | 3906 | 3.815714 | 0.504848 | 2.8224022 | 4.8090261 |
| | 30 | obs_ch | 8636 | 6.339527 | 0.509361 | 5.3373341 | 7.3417196 |
| | 40 | obs_ch | 8990 | 8.901967 | 0.737179 | 7.4515320 | 10.3524013 |
| | 50 | obs_ch | 7089 | 9.914100 | 0.787902 | 8.3638660 | 11.4643347 |
| | 60 | obs_ch | 4172 | 9.003804 | 0.810489 | 7.4091290 | 10.5984800 |
| 2007 | 20 | obs_ch | 6280 | 4.607206 | 0.443424 | 3.7347469 | 5.4796643 |
| | 30 | obs_ch | 11551 | 7.444226 | 0.505505 | 6.4496218 | 8.4388309 |
| | 40 | obs_ch | 12168 | 9.346934 | 0.665207 | 8.0381079 | 10.6557610 |
| | 50 | obs_ch | 11096 | 10.279522 | 0.588383 | 9.1218499 | 11.4371939 |
| | 60 | obs_ch | 6744 | 9.472978 | 1.015219 | 7.4754850 | 11.4704704 |
| 2010 | 20 | obs_ch | 14542 | 7.801508 | 0.458921 | 6.8985597 | 8.7044562 |
| | 30 | obs_ch | 17724 | 12.155563 | 0.558949 | 11.0558041 | 13.2553224 |
| | 40 | obs_ch | 24605 | 14.749608 | 0.642729 | 13.4850090 | 16.0142077 |
| | 50 | obs_ch | 20725 | 13.882651 | 0.578073 | 12.7452641 | 15.0200377 |
| | 60 | obs_ch | 12600 | 13.539199 | 0.705729 | 12.1506440 | 14.9277536 |
| 2013 | 20 | obs_ch | 13981 | 10.068156 | 0.504744 | 9.0750494 | 11.0612633 |
| | 30 | obs_ch | 22555 | 15.093182 | 0.529073 | 14.0522056 | 16.1341580 |
| | 40 | obs_ch | 43127 | 16.778100 | 0.458184 | 15.8766013 | 17.6795984 |
| | 50 | obs_ch | 43885 | 15.922239 | 0.504976 | 14.9286755 | 16.9158031 |
| | 60 | obs_ch | 33379 | 14.882121 | 0.559174 | 13.7819191 | 15.9823231 |
| 2015 | 20 | obs_ch | 15803 | 10.587556 | 0.585926 | 9.4347178 | 11.7403940 |
| | 30 | obs_ch | 21671 | 14.721626 | 0.829943 | 13.0886749 | 16.3545778 |
| | 40 | obs_ch | 40043 | 16.415508 | 0.524202 | 15.3841152 | 17.4469006 |
| | 50 | obs_ch | 44307 | 15.904772 | 0.511455 | 14.8984598 | 16.9110839 |
| | 60 | obs_ch | 40231 | 14.606973 | 0.592771 | 13.4406684 | 15.7732784 |

图 7-10　SAS 结果 3

| Domain Statistics in year*Sex*ageg | | | | | | | | |
|---|---|---|---|---|---|---|---|---|
| year | 性别 | ageg | Variable | N | Mean | Std Error of Mean | 95% CL for Mean | |
| 2004 | 1 | 20 | obs_ch | 1862 | 4.211839 | 0.641683 | 2.9492966 | 5.4743819 |
| | | 30 | obs_ch | 3540 | 6.586372 | 0.547371 | 5.5093933 | 7.6633499 |
| | | 40 | obs_ch | 3901 | 7.428751 | 0.756523 | 5.9402556 | 8.9172473 |
| | | 50 | obs_ch | 3222 | 6.841309 | 0.711087 | 5.4422125 | 8.2404061 |
| | | 60 | obs_ch | 2014 | 5.444864 | 0.647892 | 4.1701054 | 6.7196220 |
| | 2 | 20 | obs_ch | 2044 | 3.413276 | 0.566935 | 2.2978050 | 4.5287480 |
| | | 30 | obs_ch | 5096 | 6.083062 | 0.609515 | 4.8838116 | 7.2823126 |
| | | 40 | obs_ch | 5089 | 10.430926 | 0.944861 | 8.5718672 | 12.2899851 |
| | | 50 | obs_ch | 3867 | 13.106504 | 1.009026 | 11.1211982 | 15.0918098 |
| | | 60 | obs_ch | 2158 | 12.670289 | 1.136976 | 10.4332342 | 14.9073430 |
| 2007 | 1 | 20 | obs_ch | 2981 | 5.540677 | 0.669135 | 4.2241215 | 6.8572323 |
| | | 30 | obs_ch | 5361 | 8.325923 | 0.687213 | 6.9737979 | 9.6780481 |
| | | 40 | obs_ch | 5743 | 7.012508 | 0.545340 | 5.9395263 | 8.0854899 |
| | | 50 | obs_ch | 5393 | 7.056636 | 0.581606 | 5.9122974 | 8.2009742 |
| | | 60 | obs_ch | 3195 | 5.861908 | 0.799906 | 4.2880548 | 7.4357612 |
| | 2 | 20 | obs_ch | 3299 | 3.624061 | 0.394110 | 2.8486309 | 4.3994910 |
| | | 30 | obs_ch | 6190 | 6.523829 | 0.556093 | 5.4296887 | 7.6179685 |
| | | 40 | obs_ch | 6425 | 11.783612 | 1.043130 | 9.7312028 | 13.8360206 |
| | | 50 | obs_ch | 5703 | 13.637164 | 0.858964 | 11.9471112 | 15.3272174 |
| | | 60 | obs_ch | 3549 | 13.169559 | 1.548292 | 10.1232211 | 16.2158962 |

图 7-11　SAS 结果 4

| 2010 | 1 | 20 | obs_ch | 7151 | 9.453033 | 0.582043 | 8.3078361 | 10.5982309 |
|---|---|---|---|---|---|---|---|---|
| | | 30 | obs_ch | 7917 | 14.286683 | 0.738231 | 12.8341784 | 15.7391873 |
| | | 40 | obs_ch | 10821 | 15.043970 | 0.711023 | 13.6449990 | 16.4429404 |
| | | 50 | obs_ch | 9229 | 11.535742 | 0.554053 | 10.4456168 | 12.6258672 |
| | | 60 | obs_ch | 6002 | 10.246337 | 0.653779 | 8.9599957 | 11.5326774 |
| | 2 | 20 | obs_ch | 7391 | 6.118279 | 0.465247 | 5.2028841 | 7.0336738 |
| | | 30 | obs_ch | 9807 | 9.940911 | 0.520027 | 8.9177338 | 10.9640881 |
| | | 40 | obs_ch | 13784 | 14.443788 | 0.684824 | 13.0963644 | 15.7912119 |
| | | 50 | obs_ch | 11496 | 16.312517 | 0.774348 | 14.7889502 | 17.8360845 |
| | | 60 | obs_ch | 6598 | 16.927425 | 0.872695 | 15.2103567 | 18.6444931 |
| 2013 | 1 | 20 | obs_ch | 6718 | 11.304052 | 0.654431 | 10.0164279 | 12.5916764 |
| | | 30 | obs_ch | 9692 | 17.571783 | 0.800113 | 15.9975226 | 19.1460442 |
| | | 40 | obs_ch | 17209 | 16.891210 | 0.547925 | 15.8131416 | 17.9692777 |
| | | 50 | obs_ch | 17915 | 13.657907 | 0.508372 | 12.6576608 | 14.6581525 |
| | | 60 | obs_ch | 14827 | 11.458995 | 0.533154 | 10.4099889 | 12.5080017 |
| | 2 | 20 | obs_ch | 7263 | 8.808456 | 0.622406 | 7.5838416 | 10.0330703 |
| | | 30 | obs_ch | 12863 | 12.516304 | 0.519862 | 11.4934503 | 13.5391586 |
| | | 40 | obs_ch | 25918 | 16.661034 | 0.562057 | 15.5551602 | 17.7669071 |
| | | 50 | obs_ch | 25970 | 18.262291 | 0.641650 | 16.9998146 | 19.5247670 |
| | | 60 | obs_ch | 18552 | 18.395489 | 0.716297 | 16.9861408 | 19.8048366 |

图 7-12　SAS 结果 5

| 2015 | 1 | 20 | obs_ch | 7043 | 12.646652 | | 0.864203 | 10.9462907 | 14.3470137 |
|------|---|----|--------|------|-----------|---|----------|------------|------------|
| | | 30 | obs_ch | 9659 | 18.168749 | | 1.157457 | 15.8913982 | 20.4461001 |
| | | 40 | obs_ch | 17977 | 17.279111 | | 0.651853 | 15.9965597 | 18.5616627 |
| | | 50 | obs_ch | 20389 | 13.836124 | | 0.528309 | 12.7966510 | 14.8755975 |
| | | 60 | obs_ch | 19535 | 12.065331 | | 0.682116 | 10.7232356 | 13.4074255 |
| | 2 | 20 | obs_ch | 8760 | 8.512149 | | 0.584221 | 7.3626661 | 9.6616327 |
| | | 30 | obs_ch | 12012 | 11.197739 | | 0.659896 | 9.8993618 | 12.4961158 |
| | | 40 | obs_ch | 22066 | 15.537365 | | 0.622002 | 14.3135461 | 16.7611829 |
| | | 50 | obs_ch | 23918 | 18.017903 | | 0.645690 | 16.7474778 | 19.2883291 |
| | | 60 | obs_ch | 20696 | 17.216002 | | 0.679356 | 15.8793363 | 18.5526668 |

图 7-12（续）

### 【程序和结果解读】

计算肥胖率可使用 proc surveymeans 命令。结果分为数据总体情况（summary），统计指标（statistics），分年度统计指标（domain statistics in year），分年份和性别统计指标（domain statistics in year*sex），分年份和年龄组统计指标（domain statistics in year*ageg），分年份、性别和年龄交叉分组统计指标（domain statistics in year*sex*ageg）。

如果想了解分年份、分性别的肥胖率，则在 domain 命令中标明 year*sex；想了解分年份、分性别、分年龄组的肥胖率，则在 domain 命令中标明 year*sex*ageg。样本数据库中总样本量为 489 810，2014 年肥胖率为 7.1%（95%$CI$：6.0% ~ 8.2%），2015 年肥胖率为 14.2%（95%$CI$：13.3% ~ 15.2%）。

### 案例 2：分析 2004—2015 年分年龄、分性别 BMI 均值的变化趋势

**原始数据展示**

本节的案例数据 Test 来源于 2014—2015 年中国慢性病危险因素监测（图 7-13）。Test 数据集中包括分析变量 year（年份）、sex（性别，1 男 2 女）、ageg（年龄组）、BMI（身体质量指数，kg/m²），及设计有关变量 dspcode（群）、strataid（层）和 wt_ps_10（权重）。此外 Psu_18_69 数据集中包括 Test 数据集中的 strataid 及对应初级抽样单元的个数 total。

Test 数据集的样例为（图 7-13）：

| | 体重指数 | 性别 | Ivqid | wt_ps_10 | year | ageg | dspcode | strataid_18 |
|---|----------|------|-------|----------|------|------|---------|-------------|
| 1 | 24.092970522 | 2 | 1 | 18442.590474 | 2004 | 40 | 110112 | 111 |
| 2 | 28.349762571 | 1 | 2 | 28686.012641 | 2004 | 60 | 110112 | 111 |
| 3 | 25.994464664 | 2 | 3 | 20777.172304 | 2004 | 50 | 110112 | 111 |
| 4 | 26.773750934 | 2 | 4 | 20777.172304 | 2004 | 50 | 110112 | 111 |
| 5 | 29.958292312 | 2 | 5 | 20777.172304 | 2004 | 50 | 110112 | 111 |
| 6 | 23.466703008 | 2 | 6 | 24574.038755 | 2004 | 30 | 110112 | 111 |
| 7 | 29.968782518 | 2 | 7 | 14389.129352 | 2004 | 60 | 110112 | 111 |
| 8 | 33.420461792 | 2 | 8 | 21009.281596 | 2004 | 40 | 110112 | 111 |
| 9 | 21.641274238 | 2 | 9 | 16119.021487 | 2004 | 50 | 110112 | 111 |
| 10 | 28.277877274 | 2 | 10 | 20777.172304 | 2004 | 50 | 110112 | 111 |
| 11 | 31.006241832 | 1 | 11 | 30851.779635 | 2004 | 50 | 110112 | 111 |
| 12 | 23.096119973 | 1 | 12 | 39336.969101 | 2004 | 40 | 110112 | 111 |
| 13 | 23.124670372 | 2 | 13 | 20425.570499 | 2004 | 60 | 110112 | 111 |
| 14 | 25.366845676 | 2 | 14 | 18442.590474 | 2004 | 40 | 110112 | 111 |

图 7-13 Test 数据集的样例

Psu_18_69 数据集的样例同本章案例 1。

**数据准备**

**【SAS 代码】**

```
%macro mean(ds_out=, var=);
proc surveymeans data=test total=ovwt.Psu_18_69;
        strata strataid_18;
        cluster dspcode;
        weight wt_ps_10;
        var &var;
        domain year year*sex year*ageg year*sex*ageg;
run;
%mend;
%mean(ds_out=bmi, var=bmi);
```

**【SAS 结果】**

SAS 结果见图 7-14 至图 7-16。

| | | | Domain Statistics in year | | | | |
|---|---|---|---|---|---|---|---|
| year | Variable | Label | N | Mean | Std Error of Mean | 95% CL for Mean | |
| 2004 | bmi | 体重指数 | 32793 | 22.699971 | 0.121633 | 22.4606530 | 22.9392893 |
| 2007 | bmi | 体重指数 | 47839 | 23.019241 | 0.088326 | 22.8454547 | 23.1930270 |
| 2010 | bmi | 体重指数 | 90196 | 23.722728 | 0.078541 | 23.5681944 | 23.8772608 |
| 2013 | bmi | 体重指数 | 156927 | 24.046966 | 0.066201 | 23.9167128 | 24.1772201 |
| 2015 | bmi | 体重指数 | 162055 | 24.100595 | 0.074757 | 23.9535068 | 24.2476841 |

| | | | | Domain Statistics in year*Sex | | | | |
|---|---|---|---|---|---|---|---|---|
| year | 性别 | Variable | Label | N | Mean | Std Error of Mean | 95% CL for Mean | |
| 2004 | 1 | bmi | 体重指数 | 14539 | 22.541686 | 0.127437 | 22.2909481 | 22.7924242 |
| | 2 | bmi | 体重指数 | 18254 | 22.863233 | 0.126784 | 22.6137787 | 23.1126870 |
| 2007 | 1 | bmi | 体重指数 | 22673 | 23.013084 | 0.093996 | 22.8281430 | 23.1980260 |
| | 2 | bmi | 体重指数 | 25166 | 23.025668 | 0.100841 | 22.8272586 | 23.2240768 |
| 2010 | 1 | bmi | 体重指数 | 41120 | 23.833355 | 0.084495 | 23.6671060 | 23.9996032 |
| | 2 | bmi | 体重指数 | 49076 | 23.608568 | 0.082516 | 23.4462131 | 23.7709234 |
| 2013 | 1 | bmi | 体重指数 | 66361 | 24.150663 | 0.067721 | 24.0174188 | 24.2839078 |
| | 2 | bmi | 体重指数 | 90566 | 23.940103 | 0.072824 | 23.7968189 | 24.0833871 |
| 2015 | 1 | bmi | 体重指数 | 74603 | 24.289972 | 0.084769 | 24.1231845 | 24.4567605 |
| | 2 | bmi | 体重指数 | 87452 | 23.907902 | 0.072837 | 23.7645922 | 24.0512118 |

图 7-14　SAS 结果 1

| Domain Statistics in year*ageg | | | | | | | | |
|---|---|---|---|---|---|---|---|---|
| year | ageg | Variable | Label | N | Mean | Std Error of Mean | 95% CL for Mean | |
| 2004 | 20 | bmi | 体重指数 | 3906 | 21.541578 | 0.130275 | 21.2852565 | 21.7978995 |
| | 30 | bmi | 体重指数 | 8636 | 22.782674 | 0.103476 | 22.5790795 | 22.9862689 |
| | 40 | bmi | 体重指数 | 8990 | 23.365882 | 0.128990 | 23.1120883 | 23.6196751 |
| | 50 | bmi | 体重指数 | 7089 | 23.403257 | 0.140266 | 23.1272774 | 23.6792360 |
| | 60 | bmi | 体重指数 | 4172 | 22.935008 | 0.169581 | 22.6013498 | 23.2686660 |
| 2007 | 20 | bmi | 体重指数 | 6280 | 21.888883 | 0.096578 | 21.6988617 | 22.0789041 |
| | 30 | bmi | 体重指数 | 11551 | 23.146942 | 0.090046 | 22.9697729 | 23.3241106 |
| | 40 | bmi | 体重指数 | 12168 | 23.671568 | 0.097439 | 23.4798518 | 23.8632840 |
| | 50 | bmi | 体重指数 | 11096 | 23.629857 | 0.107312 | 23.4187162 | 23.8409982 |
| | 60 | bmi | 体重指数 | 6744 | 23.219516 | 0.176094 | 22.8730430 | 23.5659899 |
| 2010 | 20 | bmi | 体重指数 | 14542 | 22.537220 | 0.092772 | 22.3546874 | 22.7197525 |
| | 30 | bmi | 体重指数 | 17724 | 23.820806 | 0.085606 | 23.6523719 | 23.9892405 |
| | 40 | bmi | 体重指数 | 24605 | 24.448540 | 0.087324 | 24.2767267 | 24.6203539 |
| | 50 | bmi | 体重指数 | 20725 | 24.309173 | 0.086093 | 24.1397805 | 24.4785654 |
| | 60 | bmi | 体重指数 | 12600 | 24.048171 | 0.108309 | 23.8350690 | 24.2612739 |
| 2013 | 20 | bmi | 体重指数 | 13981 | 22.926003 | 0.087333 | 22.7541715 | 23.0978354 |
| | 30 | bmi | 体重指数 | 22555 | 24.166969 | 0.078995 | 24.0115418 | 24.3223958 |
| | 40 | bmi | 体重指数 | 43127 | 24.712991 | 0.058126 | 24.5986264 | 24.8273564 |
| | 50 | bmi | 体重指数 | 43885 | 24.650981 | 0.066154 | 24.5208202 | 24.7811415 |
| | 60 | bmi | 体重指数 | 33379 | 24.254841 | 0.080773 | 24.0959158 | 24.4137665 |
| 2015 | 20 | bmi | 体重指数 | 15803 | 22.943903 | 0.093810 | 22.7593264 | 23.1284792 |
| | 30 | bmi | 体重指数 | 21671 | 24.181370 | 0.126323 | 23.9328235 | 24.4299157 |
| | 40 | bmi | 体重指数 | 40043 | 24.763575 | 0.064394 | 24.6368776 | 24.8902729 |
| | 50 | bmi | 体重指数 | 44307 | 24.675211 | 0.062809 | 24.5516310 | 24.7987904 |
| | 60 | bmi | 体重指数 | 40231 | 24.340840 | 0.079895 | 24.1836432 | 24.4980361 |

图 7-15　SAS 结果 2

| Domain Statistics in year*Sex*ageg | | | | | | | | | |
|---|---|---|---|---|---|---|---|---|---|
| year | 性别 | ageg | Variable | Label | N | Mean | Std Error of Mean | 95% CL for Mean | |
| 2004 | 1 | 20 | bmi | 体重指数 | 1862 | 21.684888 | 0.186448 | 21.3180420 | 22.0517339 |
| | | 30 | bmi | 体重指数 | 3540 | 22.844297 | 0.111721 | 22.6244804 | 23.0641133 |
| | | 40 | bmi | 体重指数 | 3901 | 23.061690 | 0.134678 | 22.7967049 | 23.3266742 |
| | | 50 | bmi | 体重指数 | 3222 | 22.903294 | 0.141458 | 22.6249673 | 23.1816199 |
| | | 60 | bmi | 体重指数 | 2014 | 22.365648 | 0.156585 | 22.0575601 | 22.6737358 |
| | 2 | 20 | bmi | 体重指数 | 2044 | 21.395984 | 0.121428 | 21.1570692 | 21.6348993 |
| | | 30 | bmi | 体重指数 | 5096 | 22.718650 | 0.115293 | 22.4918049 | 22.9454950 |
| | | 40 | bmi | 体重指数 | 5089 | 23.681584 | 0.141925 | 23.4023400 | 23.9608280 |
| | | 50 | bmi | 体重指数 | 3867 | 23.922682 | 0.153619 | 23.6204294 | 24.2249337 |
| | | 60 | bmi | 体重指数 | 2158 | 23.521573 | 0.195990 | 23.1359535 | 23.9071920 |

图 7-16　SAS 结果 3

| | | | | | | | | | | |
|---|---|---|---|---|---|---|---|---|---|---|
| 2007 | 1 | 20 | bmi | 体重指数 | 2981 | 22.349480 | | 0.128595 | 22.0964645 | 22.6024961 |
| | | 30 | bmi | 体重指数 | 5361 | 23.365130 | | 0.095993 | 23.1762593 | 23.5540015 |
| | | 40 | bmi | 体重指数 | 5743 | 23.424043 | | 0.094723 | 23.2376703 | 23.6104147 |
| | | 50 | bmi | 体重指数 | 5393 | 23.203725 | | 0.116478 | 22.9745489 | 23.4329013 |
| | | 60 | bmi | 体重指数 | 3195 | 22.746305 | | 0.144383 | 22.4622248 | 23.0303843 |
| | 2 | 20 | bmi | 体重指数 | 3299 | 21.403775 | | 0.096162 | 21.2145727 | 21.5929782 |
| | | 30 | bmi | 体重指数 | 6190 | 22.919176 | | 0.103090 | 22.7163418 | 23.1220101 |
| | | 40 | bmi | 体重指数 | 6425 | 23.929935 | | 0.133082 | 23.6680893 | 24.1917812 |
| | | 50 | bmi | 体重指数 | 5703 | 24.073807 | | 0.118877 | 23.8399104 | 24.3077035 |
| | | 60 | bmi | 体重指数 | 3549 | 23.703934 | | 0.253853 | 23.2044663 | 24.2034022 |
| 2010 | 1 | 20 | bmi | 体重指数 | 7151 | 22.956308 | | 0.108950 | 22.7419432 | 23.1706736 |
| | | 30 | bmi | 体重指数 | 7917 | 24.191494 | | 0.099206 | 23.9963019 | 24.3866867 |
| | | 40 | bmi | 体重指数 | 10821 | 24.488366 | | 0.097317 | 24.2968908 | 24.6798406 |
| | | 50 | bmi | 体重指数 | 9229 | 23.988640 | | 0.086448 | 23.8185506 | 24.1587298 |
| | | 60 | bmi | 体重指数 | 6002 | 23.617111 | | 0.101845 | 23.4167274 | 23.8174953 |
| | 2 | 20 | bmi | 体重指数 | 7391 | 22.110086 | | 0.094016 | 21.9251052 | 22.2950676 |
| | | 30 | bmi | 体重指数 | 9807 | 23.435588 | | 0.090966 | 23.2566089 | 23.6145679 |
| | | 40 | bmi | 体重指数 | 13784 | 24.407165 | | 0.088051 | 24.2339197 | 24.5804096 |
| | | 50 | bmi | 体重指数 | 11496 | 24.641036 | | 0.101438 | 24.4414513 | 24.8406202 |
| | | 60 | bmi | 体重指数 | 6598 | 24.491715 | | 0.123979 | 24.2477803 | 24.7356503 |
| 2013 | 1 | 20 | bmi | 体重指数 | 6718 | 23.278443 | | 0.097920 | 23.0857806 | 23.4711047 |
| | | 30 | bmi | 体重指数 | 9692 | 24.552691 | | 0.102683 | 24.3506565 | 24.7547246 |
| | | 40 | bmi | 体重指数 | 17209 | 24.722805 | | 0.063668 | 24.5975359 | 24.8480749 |
| | | 50 | bmi | 体重指数 | 17915 | 24.400012 | | 0.066561 | 24.2690505 | 24.5309732 |
| | | 60 | bmi | 体重指数 | 14827 | 23.864848 | | 0.081996 | 23.7035175 | 24.0261776 |
| | 2 | 20 | bmi | 体重指数 | 7263 | 22.566776 | | 0.106723 | 22.3567925 | 22.7767594 |
| | | 30 | bmi | 体重指数 | 12863 | 23.765953 | | 0.077978 | 23.6125286 | 23.9193779 |
| | | 40 | bmi | 体重指数 | 25918 | 24.702834 | | 0.067858 | 24.5693202 | 24.8363479 |
| | | 50 | bmi | 体重指数 | 25970 | 24.910342 | | 0.077372 | 24.7581082 | 25.0625762 |
| | | 60 | bmi | 体重指数 | 18552 | 24.655116 | | 0.089670 | 24.4786853 | 24.8315465 |
| 2015 | 1 | 20 | bmi | 体重指数 | 7043 | 23.384699 | | 0.125512 | 23.1377494 | 23.6316493 |
| | | 30 | bmi | 体重指数 | 9659 | 24.689251 | | 0.162230 | 24.3700563 | 25.0084456 |
| | | 40 | bmi | 体重指数 | 17977 | 24.898848 | | 0.075858 | 24.7495933 | 25.0481028 |
| | | 50 | bmi | 体重指数 | 20389 | 24.456741 | | 0.066085 | 24.3267165 | 24.5867658 |
| | | 60 | bmi | 体重指数 | 19535 | 24.015105 | | 0.088512 | 23.8409530 | 24.1892564 |
| | 2 | 20 | bmi | 体重指数 | 8760 | 22.499615 | | 0.088065 | 22.3263420 | 22.6728873 |
| | | 30 | bmi | 体重指数 | 12012 | 23.662178 | | 0.106291 | 23.4530462 | 23.8713102 |
| | | 40 | bmi | 体重指数 | 22066 | 24.626025 | | 0.069371 | 24.4895335 | 24.7625163 |
| | | 50 | bmi | 体重指数 | 23918 | 24.898378 | | 0.073910 | 24.7529573 | 25.0437992 |
| | | 60 | bmi | 体重指数 | 20696 | 24.675211 | | 0.080645 | 24.5165380 | 24.8338833 |

图 7-16（续）

## 【程序和结果解读】

计算 BMI 均数使用 proc surveymeans 命令。结果分为数据总体情况（summary），统计指标（statistics），分年度统计指标（domain statistics in year），分年份和性别统计指标（domain statistics in year*sex），分年份和年龄组统计指标（domain statistics in year*ageg），分年份、性别和年龄交叉分组统计指标（domain statistics in year*sex*ageg）。

如果想了解分年份、分性别的 BMI 均值，则在 domain 命令中标明 year*sex；想了解分年份、分性别、分年龄组的 BMI 均值，则在 domain 命令中标明 year*sex*ageg。2014年 BMI 均值为 22.7kg/m²（95%$CI$：22.5～22.9kg/m²），2015 年肥胖率为 24.1kg/m²（95%$CI$：24.0～24.5kg/m²）。

## 二、差异检验

**案例：检验 2010 年和 2015 年肥胖率差异**

**原始数据展示**

本节的案例数据 Test 来源于 2010 年和 2015 年全国慢性病危险因素监测（图 7-17）。Test 数据集中包括分析变量 year（年份）、sex（性别，1 男 2 女）、ageg（年龄组）、obs（是否肥胖）year1（2010 年为 0，2015 年为 5），及设计有关变量 dspcode（群）、strataid（层）和 wt_ps_10（权重）。

Test 数据集的形式为：

| | 性别 | lvqid | wt_ps_10 | year | ageg | obs_ch | dspcode | strataid_18 | year1 | |
|---|---|---|---|---|---|---|---|---|---|---|
| 1 | 1 | 1101011101 | 6069.328331 | 2010 | 60 | 0 | 110101 | 113 | 0 | |
| 2 | 2 | 1101011102 | 4875.3943492 | 2010 | 60 | 0 | 110101 | 113 | 0 | |
| 3 | 1 | 1101011103 | 6069.328331 | 2010 | 60 | 0 | 110101 | 113 | 0 | |
| 4 | 2 | 1101011104 | 5434.7704277 | 2010 | 50 | 0 | 110101 | 113 | 0 | |
| 5 | 2 | 1101011105 | 4767.8495892 | 2010 | 50 | 100 | 110101 | 113 | 0 | |
| 6 | 2 | 1101011106 | 5434.7704277 | 2010 | 50 | 0 | 110101 | 113 | 0 | |
| 7 | 2 | 1101011107 | 12871.109741 | 2010 | 30 | 0 | 110101 | 113 | 0 | |
| 8 | 2 | 1101011108 | 6004.1839703 | 2010 | 40 | 0 | 110101 | 113 | 0 | |
| 9 | 2 | 1101011109 | 5434.7704277 | 2010 | 50 | 0 | 110101 | 113 | 0 | |
| 10 | 1 | 1101011110 | 9264.7104299 | 2010 | 40 | 0 | 110101 | 113 | 0 | |
| 11 | 1 | 1101011111 | 6046.072679 | 2010 | 60 | 100 | 110101 | 113 | 0 | |

图 7-17　Test 数据集的样例

**数据准备**

**【SAS 代码】**

```
proc surveyreg data=test;
        strata strataid_18;
        cluster dspcode;
        weight wt_ps_10;
        class year1;
        model hbp=year1/solution;
        lsmeans year1 / diff cl;
        domain sex ageg sex*ageg;
```

run;

## 【SAS 结果】

SAS 结果见图 7-18 至图 7-20。

**SAS 系统**

**SURVEYREG 过程**

**因变量"obs_ch"的回归分析**

| 数据汇总 | |
|---|---|
| 观测数 | 252251 |
| 权重总和 | 1868967351 |
| "obs_ch"的加权均值 | 13.10132 |
| "obs_ch"的加权总和 | 2.44859E10 |

| 设计汇总 | |
|---|---|
| 层数 | 18 |
| 聚类数 | 323 |

| 拟合统计量 | |
|---|---|
| R 方 | 0.001096 |
| 均方根误差 | 33.7231 |
| 分母自由度 | 305 |

| 分类水平信息 | | |
|---|---|---|
| 分类变量 | 水平 | 值 |
| year1 | 2 | 0 5 |

| 模型效应的检验 | | | |
|---|---|---|---|
| 效应 | 分子自由度 | F 值 | Pr > F |
| 模型 | 1 | 14.85 | 0.0001 |
| Intercept | 1 | 980.12 | <.0001 |
| year1 | 1 | 14.85 | 0.0001 |

**Note:** The denominator degrees of freedom for the F tests is 305.

图 7-18　SAS 结果 1

| 估计回归系数 | | | | |
|---|---|---|---|---|
| 参数 | 估计 | 标准误差 | t 值 | Pr > |t| |
| Intercept | 14.2428857 | 0.52853497 | 26.95 | <.0001 |
| year1 0 | -2.2349014 | 0.57996412 | -3.85 | 0.0001 |
| year1 5 | 0.0000000 | 0.00000000 | | . |

used to solve the normal equations. Estimates are not unique.

| "year1" 最小二乘均值 | | | | | | | | |
|---|---|---|---|---|---|---|---|---|
| year1 | 估计 | 标准误差 | 自由度 | t 值 | Pr > |t| | Alpha | 下限 | 上限 |
| 0 | 12.0080 | 0.4903 | 305 | 24.49 | <.0001 | 0.05 | 11.0432 | 12.9727 |
| 5 | 14.2429 | 0.5285 | 305 | 26.95 | <.0001 | 0.05 | 13.2028 | 15.2829 |

| "year1" 最小二乘均值的差分 | | | | | | | | | |
|---|---|---|---|---|---|---|---|---|---|
| year1 | _year1 | 估计 | 标准误差 | 自由度 | t 值 | Pr > |t| | Alpha | 下限 | 上限 |
| 0 | 5 | -2.2349 | 0.5800 | 305 | -3.85 | 0.0001 | 0.05 | -3.3761 | -1.0937 |

图 7-19　SAS 结果 2

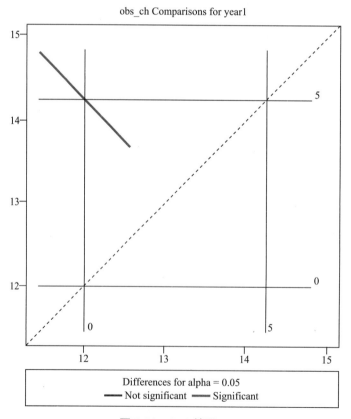

图 7-20　SAS 结果 3

**【程序和结果解读】**

计算两个横断面调查年份之间的患病率差异可使用 proc surveyreg 命令。根据可视化趋势确定多年的分组变量与率是否存在线性关系，本命令假设两年间的变化呈线性变化关系，可进行显著性检验。将参比年份的 year1 设置为 0，将拟比对年份减去参比年份为 year1 的赋值。根据估计回归系数可以估算出与 2010 年相比，2015 年的肥胖率下降 2.2%（95%*CI*：1.1% ~ 3.4%）。

具有统计学意义的结果并不等同于具有公共卫生学意义的结果或具有真实世界的公共卫生学意义，因为统计学差异与样本量有密切关系。样本量越大，检验出较小差异的效能越大，但该差异的大小对政策的影响是否具有现实的意义尚有待讨论。

# 第八章　复杂抽样数据的多因素分析

多因素分析又称多变量分析（multivariable analyses），是指统计资料中有多个因素（或变量、指标）同时存在时的分析。多因素分析是单因素分析的发展，也是统计学一门重要的分支。从实践角度，多因素分析可分为多元回归分析（multiple regression）、判别分析（discriminant analysis）、主成分分析（principal component analysis）、因子分析（factor analysis）、聚类分析（cluster analysis）和生存分析（survival analysis）等。关于多因素分析的理论知识，读者可以参见各类统计学专业书籍。在医学研究中，多元回归分析是多因素分析中最为常见的分析方法，旨在找出一个最优的模型，解释或者预测自变量与因变量的依存关系，以探索疾病可能的影响因素，以及根据危险因素预测疾病发生的概率等。但所谓"最优的模型"也是相对的。通常评价模型的优劣，常用的指标包括检验模型总体的 $P$ 值、决定系数 $R^2$ 值和检验的每一个回归系数 $\beta_i$ 的 $P$ 值。多元回归分析的自变量可以是分类的，也可以是连续的，而因变量则有连续、二分类、无序多分类、有序多分类等多种。

尽管中国慢性病及危险因素监测原则上是对既往研究已证明与慢性病存在相关性的行为和生物学等指标进行长期、动态地收集，但实际操作时也纳入了部分尚未证实，但已有研究提示与慢性病可能存在一定相关性的因素。同时，部分因素只是被证明与某些慢性病有相关性，与其他慢性病的相关性仍有待探索。因此，中国慢性病及危险因素监测数据虽然是横断面调查数据，对慢性病与影响其发生、发展的危险因素的相关性的探索仍具备一定的研究价值。此外，中国慢性病及危险因素监测数据的复杂抽样设计特征，决定了我们在进行回归分析时，如果使用一般回归方法进行分析，可能导致参数估计结果的偏倚，应采用复杂抽样设计的回归分析方法。

本章主要结合中国慢性病及危险因素监测数据实例，介绍如何利用中国慢性病及危险因素监测数据，基于复杂抽样数据的多元回归分析方法探索发现重点慢性病潜在的影响因素，突出与普通多元回归分析的区别，并着重强调对结果的正确解释。同时，结合复杂抽样设计所得数据的多层次特征，介绍多水平模型在基于监测数据探讨慢性病影响因素领域的应用。

# 第一节 多元线性回归分析

要利用流行病学研究数据，探讨定量因变量（连续型）与多个候选自变量之间的线性依存关系，通常以多元线性回归分析来实现，采用最小二乘法来对参数进行估计[1]。需要注意的是，最小二乘法是基于单纯随机抽样资料所发展的方法。当对复杂抽样设计资料进行多元线性回归分析时，继续使用最小二乘法而不考虑数据资料的复杂抽样属性，所获得的参数估计值会出现偏差。因此，需要采用加权最小二乘法来估计参数值。

在本节我们将介绍如何利用某年份的中国慢性病及危险因素监测数据构建一个收缩压（连续型变量）的预测模型，探讨年龄、性别、教育水平、城乡、南北方、吸烟量、饮酒量、每日睡眠时间等指标对于收缩压的独立预测作用。首先，采用双变量分析探讨我们感兴趣的预测指标与收缩压之间的两两相关性。然后，我们不考虑中国慢性病及危险因素监测样本的分层和整群抽样设计，进行基本的线性回归分析。最后，我们在模型构建的每一步都纳入中国慢性病及危险因素监测复杂抽样样本重要的设计属性（分层、整群，以及针对不等概率抽样、无应答和事后分层的加权调整）。

## 一、数据准备

本节以 2013 年中国慢性病及危险因素监测数据库数据作为分析样本。考虑到已诊断高血压患者的血压很可能已受到服用降压药和 / 或生活方式干预的影响，研究排除既往有高血压病史的调查对象。对原锁定数据库（名称：data2013）的变量进行必要的整理，生成分析所需的变量，纳入年龄、性别等变量作为预测收缩压（sbp）的待探索影响因素，最终分析数据库命名为 sbp2013_total（图 8-1）。

【data2013 数据集】

| | IVQID | DSPCODE | A4 | B1 | M8A | M8B | M9A | M9B |
|---|---|---|---|---|---|---|---|---|
| 1 | 1101014349 | 110101 | 6 | 4 | 110 | 61 | 105 | 65 |
| 2 | 1101011126 | 110101 | 4 | 1 | 145 | 66 | 137 | 66 |
| 3 | 1101012113 | 110101 | 7 | 4 | 159 | 72 | 156 | 70 |
| 4 | 1101011101 | 110101 | 4 | 4 | 113 | 63 | 111 | 55 |
| 5 | 1101012338 | 110101 | 5 | 4 | 108 | 72 | 102 | 71 |
| 6 | 1101011123 | 110101 | 4 | 4 | 149 | 67 | 139 | 67 |
| 7 | 1101011145 | 110101 | 4 | 4 | 139 | 61 | 130 | 62 |
| 8 | 1101013103 | 110101 | 4 | 4 | 117 | 74 | 108 | 64 |
| 9 | 1101013121 | 110101 | 6 | 4 | 101 | 61 | 102 | 63 |
| 10 | 1101012210 | 110101 | 5 | 3 | 158 | 108 | 153 | 106 |
| 11 | 1101011318 | 110101 | 7 | 4 | 129 | 78 | 129 | 77 |
| 12 | 1101012322 | 110101 | 4 | 4 | 98 | 62 | 102 | 67 |
| 13 | 1101012340 | 110101 | 4 | 4 | 147 | 73 | 141 | 73 |
| 14 | 1101014148 | 110101 | 2 | 4 | 139 | 74 | 123 | 66 |
| 15 | 1101011129 | 110101 | 5 | 4 | 110 | 64 | 103 | 65 |
| 16 | 1101012114 | 110101 | 6 | 2 | 100 | 63 | 115 | 58 |

图 8-1 data2013 数据集

---

1 张家放. 医用多元统计方法. 华中科技大学出版社，2002，武汉.

【SAS 代码和结果 】

\* 教育水平 ;

```
if a4 in (1 2 3)                        then education=1;
    else if a4=4                        then education=2;
    else if a4=5                        then education=3;
    else if a4 in（6 7 8 ）              then education=4;
```

\* 城乡 ;

```
residence=ur_gt;
```

\* 南北方 ;

```
if province in (11 12 13 14 15 21 22 23 34 37 41 61 62 63 64 65)        then region=1;
    else    region=2;
```

\* 吸烟量 ;

```
if B1 in (2 3) then smoking=0;
    else if c1=1then smoking=tob;
```

\* 饮酒量 ;

```
if C1=3 then drink=0;
    else if C1 in (1 2) then drink=dknpd;
```

\* 每日睡眠时间 ;

```
sleep=sum(e18_sleep_hours, e18_sleep_minutes /60);
    if sleep<=0 or    sleep>=24 then sleep=.;
```

计算收缩压（sbp）、吸烟量（tob）和饮酒量（dknpd）的 SAS 代码见第四章第二节。整理完成后的数据集变量具体见表 8-1。

表 8-1　因变量和自变量列表及属性

| 变量名 | 变量描述 | 变量类型 | 分类变量值 | 连续变量值范围 |
|---|---|---|---|---|
| sbp | 收缩压 | 连续 |  | 60 ~ 300 |
| age | 年龄 | 连续 |  | ≥ 18 |
| sex | 性别 | 分类 | 1= 男性<br>2= 女性 |  |
| education | 教育水平 | 分类 | 1= 小学或以下<br>2= 初中<br>3= 高中<br>4= 大学或以上 |  |

| 变量名 | 变量描述 | 变量类型 | 分类变量值 | 连续变量值范围 |
|---|---|---|---|---|
| residence | 城乡 | 分类 | 1= 城市<br>2= 农村 | |
| region | 南北方 | 分类 | 1= 北方<br>2= 南方 | |
| smoking | 每日吸烟量 | 连续 | | 0 ~ 99 |
| drink | 每日饮酒量 | 连续 | | 0 ~ 99 |
| sleep | 每日睡眠时间 | 连续 | | |
| wt_final | 权重 | | | |
| strataid | 层变量 | | | |
| dspcode | 群变量 | | | |

## 二、模型构建的一般策略

在线性回归分析中，我们找不到一个通用策略能够在任何分析中都能获得最优拟合线性回归模型。统计学家们有各种各样的推荐，我们建议参考以下策略构建回归模型。

1. 从候选变量的单因素分析着手建模。采用两样本 $t$ 检验、$\chi^2$ 检验、相关分析、单因素方差分析等方法进行探索性双变量分析，获得与因变量具有显著相关性的候选预测变量。

2. 在最开始的多变量模型中，慎重考虑纳入具有科学相关性的候选变量以及单变量探索分析中与因变量的相关性统计学检验具备一定显著性（$P<0.25$）的候选变量，以及确定变量选择方法（例如：逐步回归法、向前引入法和向后剔除法）。在这里要特别警惕由同一模型中相互具备强相关的自变量所引起的多重共线性，可能会影响参数估计的标准误。

3. 确定留在模型中的预测变量的重要性，针对单个系数采用 $t$ 检验，针对多个系数采用 Wald 检验；评估是否所有预测变量的系数在多因素模型中也相应地发生显著变化（相比单因素分析）；形成初步的"主"模型。

4. 检验预测变量的属性。如果是分类变量，每一个分类中的样本量是否足够？如果是连续型变量，它们和因变量的相关性是线性还是非线性的？在这一步中，残差诊断是非常必要的。

5. 在"主"模型基础上，考虑有无必要纳入变量的交互作用项。可以每次往模型中加入 1 个交互作用项，如果结果不显著则不保留。

## 三、探索因变量和自变量的两两相关性

遵循上述建模策略，首先，确定一组科学相关的收缩压候选预测变量，包括年龄、性别、教育水平、城乡、南北方，以及一组可能相关的候选预测变量：平均每日吸烟量、饮

酒量和睡眠时间。

然后，做一系列的双变量线性回归分析，初步了解候选预测变量与收缩压之间是否存在线性相关性。在这里利用 SAS Surveyreg 过程步，纳入权重（wt_final）、层变量（strataid）和群组变量（dspcode），并考虑初级抽样单元每层的总体数量（数据库psu2013），拟合单变量线性回归模型，从而获得无偏的参数估计，同时方差估计可反映中国慢性病及危险因素监测样本的复杂抽样设计属性。

将收缩压（sbp）分别与各个自变量做回归分析。

【SAS 代码】

```
*---------------------- 以年龄和收缩压做回归分析为例 ----------------------*;
proc surveyreg data=sbp2013 total=psu2013;
model sbp=age;
weight wt_final;
cluster dspcode;
strata strataid;
run;
```

【SAS 结果】

SAS 结果见图 8-2。

**SAS 系统**

**SURVEYREG 过程**

**因变量"SBP"的回归分析**

| 数据汇总 | |
|---|---|
| 观测数 | 20000 |
| "SBP"的均值 | 128.23813 |
| "SBP"的总和 | 2564762.5 |

| 设计汇总 | |
|---|---|
| 层数 | 94 |
| 聚类数 | 297 |

| 拟合统计量 | |
|---|---|
| R 方 | 0.1335 |
| 均方根误差 | 17.8899 |
| 分母自由度 | 203 |

| 模型效应的检验 | | | |
|---|---|---|---|
| 效应 | 分子自由度 | F 值 | Pr > F |
| 模型 | 1 | 1659.18 | <.0001 |
| Intercept | 1 | 30789.8 | <.0001 |
| age | 1 | 1659.18 | <.0001 |

Note: The denominator degrees of freedom for the F tests is 203.

| 估计回归系数 | | | | |
|---|---|---|---|---|
| 参数 | 估计 | 标准误差 | t 值 | Pr > |t| |
| Intercept | 103.253471 | 0.58843863 | 175.47 | <.0001 |
| age | 0.501201 | 0.01230451 | 40.73 | <.0001 |

Note: The degrees of freedom for the t tests is 203.

图 8-2 SAS 结果

**【SAS 结果解释】**

**1. 模型效应的检验**　对模型中所有的回归系数是否为 0 进行检验。本例中 $F$= 1 659.18，$P<0.000\,1$，提示回归模型中至少有 1 个自变量的回归系数不为 0。由于本例中只有年龄这一个自变量，因此 $F$ 检验等价于对回归系数进行的检验，$F=t^2$。$R^2$ 为决定系数，指因变量 sbp 被自变量 age 解释部分的比例。决定系数越大，提示因变量与自变量间回归关系的实际意义越大。本例中 $R^2$ 方为 0.133 5。

**2. 估计回归系数**　对模型中各自变量的偏回归系数是否为 0 进行检验，输出参数估计值。本例中参数估计值为 0.501 201，$t$=40.73，$P<0.000\,1$，可解释为年龄每增长 1 岁，sbp 升高约 0.5mmHg。

## 四、忽略样本设计属性的初步分析

在初步分析中，先忽略中国慢性病及危险因素监测样本的权重、分层和群组属性，不考虑预测变量之间的交互作用，采用标准单变量最小二乘法估计计算参数估计值：

**【SAS 代码】**

```
proc surveyreg data=sbp2013;
    model sbp=age sex residence region education smoking drink sleep / clparm;
run;
```

**【SAS 结果】**

未加权的收缩压模型回归参数估计值见图 8-3。

| 估计回归系数 | | | | | | |
|---|---|---|---|---|---|---|
| 参数 | 估计 | 标准误差 | t 值 | Pr > \|t\| | 95% 置信区间 | |
| Intercept | 117.504486 | 1.39143749 | 84.45 | <.0001 | 114.777153 | 120.231818 |
| age | 0.451753 | 0.00978016 | 46.19 | <.0001 | 0.432583 | 0.470923 |
| sex | -3.916073 | 0.29904220 | -13.10 | <.0001 | -4.502220 | -3.329925 |
| residence | 1.133270 | 0.27544928 | 4.11 | <.0001 | 0.593366 | 1.673173 |
| region | -2.904230 | 0.25250868 | -11.50 | <.0001 | -3.399168 | -2.409293 |
| education | -1.534308 | 0.15144586 | -10.13 | <.0001 | -1.831154 | -1.237461 |
| smoking | -0.090381 | 0.01628602 | -5.55 | <.0001 | -0.122303 | -0.058459 |
| drink | 0.042566 | 0.00692301 | 6.15 | <.0001 | 0.028997 | 0.056136 |
| sleep | -0.026217 | 0.09880040 | -0.27 | 0.7907 | -0.219874 | 0.167440 |

图 8-3　未加权的收缩压模型回归参数估计值

## 五、加权回归分析

复杂抽样的回归分析，需要考虑权重问题，因此，我们在基础模型中纳入加权最小二乘法估计以计算参数估计值。在 SAS 命令中要使用 weight 语句指定权重变量。

【SAS 代码】

```
proc surveyreg data=sbp2013;
    model sbp=age sex residence region education smoking drink sleep / clparm;
    weight wt_final;
run;
```

图 8-4 所示为回归参数的加权估计值。可以看到在指定权重变量后，标准误增大。标准误增大原因很可能是观测的相关性结构的错误假设。在这个例子中，错误假设的存在是因为我们在计算标准误时仍然忽略了数据样本的分层和群组属性，导致它们被低估。

| 参数 | 估计 | 标准误差 | t 值 | Pr > \|t\| | 95% 置信区间 | |
|------|------|---------|------|-----------|------|------|
| Intercept | 125.037375 | 2.31725402 | 53.96 | <.0001 | 120.495366 | 129.579384 |
| age | 0.393171 | 0.02603289 | 15.10 | <.0001 | 0.342144 | 0.444198 |
| sex | -5.161597 | 0.70467984 | -7.32 | <.0001 | -6.542827 | -3.780366 |
| residence | 0.474912 | 0.63170166 | 0.75 | 0.4522 | -0.763275 | 1.713100 |
| region | -3.086248 | 0.64511565 | -4.78 | <.0001 | -4.350728 | -1.821768 |
| education | -1.667124 | 0.26259735 | -6.35 | <.0001 | -2.181836 | -1.152411 |
| smoking | -0.120928 | 0.02513122 | -4.81 | <.0001 | -0.170187 | -0.071668 |
| drink | 0.043034 | 0.00974125 | 4.42 | <.0001 | 0.023941 | 0.062128 |
| sleep | -0.136311 | 0.18323467 | -0.74 | 0.4569 | -0.495466 | 0.222844 |

图 8-4　加权的收缩压模型回归参数估计值

## 六、纳入所有样本设计属性的最终分析

在上面分析的基础上，接下来利用 SAS proc surveyreg 过程步，纳入所有中国慢性病及危险因素监测复杂抽样设计属性变量（包括层变量和群变量）来拟合回归模型，计算回归参数的加权参数估计值，以及参数估计值标准误的线性估计。

【SAS 代码】

```
proc surveyreg data=sbp2013 total=psu2013;
    model sbp=age sex residence region education smoking drink sleep / clparm;
    strata strataid;
    cluster dspcode;
    weight wt_final;
run;
```

**【SAS 结果】**

统计检验和参数估计结果如图 8-5 和图 8-6 所示。

（1）模型总体检验（图 8-5）.

| 模型效应的检验 | | | |
|---|---|---|---|
| 效应 | 分子自由度 | F 值 | Pr > F |
| 模型 | 8 | 106.81 | <.0001 |
| Intercept | 1 | 2108.53 | <.0001 |
| age | 1 | 302.95 | <.0001 |
| sex | 1 | 42.28 | <.0001 |
| residence | 1 | 0.46 | 0.4984 |
| region | 1 | 19.39 | <.0001 |
| education | 1 | 32.12 | <.0001 |
| smoking | 1 | 26.50 | <.0001 |
| drink | 1 | 22.08 | <.0001 |
| sleep | 1 | 0.61 | 0.4350 |

图 8-5　模型总体检验结果

（2）参数估计结果（图 8-6）。

| 估计回归系数 | | | | | | |
|---|---|---|---|---|---|---|
| 参数 | 估计 | 标准误差 | t 值 | Pr > |t| | 95% 置信区间 | |
| Intercept | 125.037375 | 2.73301193 | 45.92 | <.0001 | 119.668361 | 130.406389 |
| age | 0.393171 | 0.02258900 | 17.41 | <.0001 | 0.348632 | 0.437710 |
| sex | -5.161597 | 0.79381107 | -6.50 | <.0001 | -6.726769 | -3.596424 |
| residence | 0.474912 | 0.70028932 | 0.68 | 0.4984 | -0.905861 | 1.855686 |
| region | -3.086248 | 0.70092748 | -4.40 | <.0001 | -4.468280 | -1.704216 |
| education | -1.667124 | 0.29415550 | -5.67 | <.0001 | -2.247115 | -1.087132 |
| smoking | -0.120928 | 0.02348913 | -5.15 | <.0001 | -0.167242 | -0.074614 |
| drink | 0.043034 | 0.00915726 | 4.70 | <.0001 | 0.024979 | 0.061090 |
| sleep | -0.136311 | 0.17424921 | -0.78 | 0.4350 | -0.479882 | 0.207259 |

图 8-6　基于设计的回归参数估计值

**【SAS 结果解释】**

**1. 模型效应的检验**　对模型中所有的回归系数是否为 0 进行检验。本例中 $F=106.81$，$P<0.000\,1$，提示回归模型中至少有 1 个自变量的回归系数不为 0。在 5% 的检验水平上，除了城乡和每日睡眠时间外，其他自变量的效应都具有较强的显著性。

**2. 估计回归系数** 参数检验结果显示，变量年龄、性别、南北方、教育水平、每日吸烟量和每日饮酒量的偏回归系数与 0 差异有统计学意义。以教育水平为例，本例多元线性回归结果表明 sbp 与教育水平呈负相关，教育水平每升高一个等级，血压降低 1.67mmHg。

## 第二节　二分类变量的 Logistic 回归

中国慢性病及危险因素监测指标中，最常见的分类变量有两类。包括：①二分类变量，如是否高血压，是否肥胖；②有序多分类变量，如自评健康状况。本部分主要涉及广义线性模型在二分类变量分析中的应用，着重介绍 Logistic 回归在复杂抽样数据分析中的应用。

Logistic 回归模型构建的 4 步骤与线性回归模型一致，包括：①模型定义；②模型参数和标准误的估计；③模型检验和诊断；④基于最终模型的结果解释和推断。

本部分介绍如何利用某年份的中国慢性病及危险因素监测数据构建一个糖尿病（二分类变量）的预测模型。分析的主要目的是探讨糖尿病的患病在调整其他影响因素的情况下，是否与饮酒状况独立相关。

### 一、数据准备

以 2013 年中国慢性病及危险因素监测数据库数据（data2013）（图 8-7）作为分析样本。排除既往有糖尿病病史的调查对象。纳入年龄、性别等变量作为预测糖尿病患病风险的待探索影响因素，数据库命名为 dm2013_total。变量具体见表 8-2。

【data2013 数据集】

| | IVQID | DSPCODE | A4 | fbg | bg2h | age | wt_final |
|---|---|---|---|---|---|---|---|
| 1 | 1101014349 | 110101 | 6 | 4.83 | 5.23 | 40.624657534 | 1097.0338859 |
| 2 | 1101011126 | 110101 | 4 | 4.74 | 5.86 | 74.838356164 | 1765.6072306 |
| 3 | 1101012113 | 110101 | 7 | . | . | 82.309589041 | 567.28530677 |
| 4 | 1101011101 | 110101 | 4 | 4.71 | 2.8 | 49.989041096 | 1823.718298 |
| 5 | 1101012338 | 110101 | 5 | 6.05 | 9.48 | 55.876712329 | 256.13073077 |
| 6 | 1101011123 | 110101 | 6 | 6.55 | 11.52 | 73.852054795 | 2942.6787177 |
| 7 | 1101011145 | 110101 | 4 | 5.32 | 5.37 | 63.312328767 | 453.56731582 |
| 8 | 1101013103 | 110101 | 4 | 4.85 | 5.06 | 59.008219178 | 345.28437103 |
| 9 | 1101013121 | 110101 | 6 | 4.74 | 6.76 | 31.553424658 | 3081.8585588 |
| 10 | 1101012210 | 110101 | 5 | 5.07 | 5.32 | 54.41369863 | 791.40947141 |
| 11 | 1101011318 | 110101 | 7 | 4.49 | 6.77 | 42.402739726 | 6456.7959404 |

图 8-7　data2013 数据集

【SAS 代码】
```
* 年龄组;
if age<30                          then age_grp=1;
```

```
    else if 30<=age<40              then age_grp=2;
    else if 40<=age<50              then age_grp=3;
    else if 50<=age<60              then age_grp=4;
    else if 60<=age<70              then age_grp=5;
    else if age>=70                 then age_grp=6;
```
* 教育水平；
```
if a4 in (1 2 3)                    then education=1;
    else if a4 =4                   then education=2;
    else if a4=5                    then education=3;
    else if a4 in (6 7 8)           then education=4;
```
* 城乡；
```
residence=ur_gt;
```
* 南北方；
```
if province in (11 12 13 14 15 21 22 23 34 37 41 61 62 63 64 65)          then region=1;
    else
region=2;
```
* 饮酒量分类；
```
if c1=3                  then drk_grp=0;
    else if c1 in (1 2)  then do;
    if c2 in (5 6)       then drk_grp=1;
    else if c2 in (3 4)  then drk_grp=2;
    else if c2 in (1 2)  then drk_grp=3;
```
* 身体活动水平分类；
```
if ((sum(e2_times,e11_days)>=3 and total_n>=1500) or
(sum(e2_times,e5_times,e8_days,e11_days,e14_mile_days)>=7 and total_n>3000))
                                    then pa_level=1;
else if (sum(e2_times,e11_days)>=3 and
sum(e2_times*vigwork_w*60,e11_days*vigrecre_w*60)>=3*20)
or (sum(e5_times,e8_days,e14_mile_days)>=5 and
sum(e5_times*midwork_w*60,e8_days*trans_w*60,e14_mile_days *midrecre_w*60)>=5*30)
or (sum(e2_times,e5_times,e8_days,e11_days,e14_mile_days)>=5 and total_n>=600) then
                                    pa_level=2;
                                    else pa_level=3;
```

饮酒量（dkpnd）、一周身体活动量（total_n）和糖尿病（dm）的计算见本书第四章第二节。

表 8-2　因变量和自变量列表及属性

| 变量名 | 变量描述 | 变量类型 | 分类变量值 |
|---|---|---|---|
| dm | 糖尿病 | 分类 | 1= 是<br>0= 否 |
| age_grp | 年龄组 | 分类 | 1=18 ～ 29 岁<br>2=30 ～ 39 岁<br>3=40 ～ 49 岁<br>4=50 ～ 59 岁<br>5=60 ～ 69 岁<br>6=70+ 岁 |
| sex | 性别 | 分类 | 1= 男性<br>2= 女性 |
| education | 教育水平 | 分类 | 1= 小学或以下<br>2= 初中<br>3= 高中<br>4= 大学或以上 |
| residence | 城乡 | 分类 | 1= 城市<br>2= 农村 |
| region | 南北方 | 分类 | 1= 北方<br>2= 南方 |
| pa_level | 身体活动水平 | 分类 | 1= 高<br>2= 中<br>3= 低 |
| drk_grp | 每日纯酒精摄入量分布 | 分类 | 0= 从不饮酒<br>1=<1 天 / 周<br>2=1 ～ 4 天 / 周<br>3= ≥ 5 天 / 周 |
| wt_final | 权重 | | |
| strataid | 层变量 | | |
| dspcode | 群变量 | | |

## 二、初步分析

模型建立从对糖尿病患病与每一个潜在预测指标的相关性估计检验开始。因为所有候选预测指标都是分类变量，因此利用 proc freq 过程初步分析候选指标与糖尿病前期患病的双变量相关性（表 8-3）。

表 8-3  候选预测指标与糖尿病前期结局之间相关性的初步分析结果

| 指标 | Rao–Scott $X^2$ / F- 检验 | 分类 | 糖尿病前期患病率（SE） |
|---|---|---|---|
| age_grp | F=79.1<br>P<0.000 1 | 18 ~ 29 岁 | 3.4(0.4) |
| | | 30 ~ 39 岁 | 5.0(0.3) |
| | | 40 ~ 49 岁 | 6.8(0.3) |
| | | 50 ~ 59 岁 | 8.8(0.3) |
| | | 60 ~ 69 岁 | 11.2(0.3) |
| | | 70 岁 + | 12.1(0.7) |
| sex | F=57.4<br>P<0.000 1 | 男性 | 7.4(0.2) |
| | | 女性 | 5.8(0.2) |
| education | F=31.6<br>P<0.000 1 | 小学及以下 | 8.1(0.3) |
| | | 初中 | 6.2(0.2) |
| | | 高中 | 5.8(0.3) |
| | | 大专及以上 | 4.4(0.4) |
| residence | F=3.5<br>P=0.06 | 城市 | 7.0(0.3) |
| | | 农村 | 6.4(0.2) |
| region | F=9.6<br>P=0.002 | 北方 | 7.3(0.3) |
| | | 南方 | 6.1(0.3) |
| pa_level | F=24.1<br>P<0.000 1 | 高 | 6.3(0.2) |
| | | 中 | 6.9(0.3) |
| | | 低 | 7.2(0.3) |
| drk_grp | F=16.0<br>P<0.000 1 | 从不饮酒 | 6.5(0.2) |
| | | <1 天 / 周 | 5.2(0.3) |
| | | 1 ~ 4 天 / 周 | 7.0(0.5) |
| | | ~ 5 天 / 周 | 9.6(0.4) |

表 8-3 所示为双变量分析的结果，包括 Rao-Scott $X^2$ F 检验相关性。表中还显示了不同亚组人群糖尿病的患病率。基于这些基础分析，我们可以看到所有候选指标与糖尿病患病之间存在较强的两两相关性，适合被纳入多变量 Logistic 回归分析。

## 三、模型估计

将所有候选指标构建多变量 Logistic 回归模型

【SAS 代码】

```
proc surveylogistic data=sc.dm2013_total total=dsp.psu2013;
    class age_grp(ref="18-29") sex(ref=" 女性 ") education(ref=" 小学及以下 ")
residence(ref=" 城市 ") region(ref=" 南方 ")    drk_grp(ref=" 从不饮酒 ") pa_level(ref=" 低
")/param=ref order=internal ref=first;
    model predm(event='1')=age_grp sex education residence region    drk_grp
pa_level/clodds vadjust=none RSQUARE;
    cluster dspcode;
    strata strataid;
    weight wt_final;
    format age_grp agef. sex sexf. region regf. education eduf. residence resf. pa_level paf.
drk_grp drkf.;
run;
```

【SAS 结果】

统计检验和参数估计结果如图 8-8、图 8-9、图 8-10 所示。

（1）模型总体检验（图 8-8）。

| 检验全局零假设: BETA=0 | | | | |
|---|---|---|---|---|
| 检验 | F 值 | 分子自由度 | 分母自由度 | Pr > F |
| 似然比 | 130.65 | 10.292764 | 2089.431185 | <.0001 |
| 评分 | 24.39 | 16 | 188 | <.0001 |
| Wald | 45.53 | 16 | 188 | <.0001 |
| NOTE: Second-order Rao-Scott design correction 0.5545 applied to the Likelihood Ratio test. | | | | |

| 3 型效应分析 | | | | |
|---|---|---|---|---|
| 效应 | F 值 | 分子自由度 | 分母自由度 | Pr > F |
| age_grp | 62.55 | 5 | 199 | <.0001 |
| sex | 36.73 | 1 | 203 | <.0001 |
| education | 3.96 | 3 | 201 | 0.0091 |
| residence | 15.72 | 1 | 203 | 0.0001 |
| region | 9.80 | 1 | 203 | 0.0020 |
| drk_grp | 6.81 | 3 | 201 | 0.0002 |
| pa_level | 5.12 | 2 | 202 | 0.0068 |

图 8-8　模型总体检验结果

（2）参数检验结果（图 8-9）。

| 最大似然估计分析 | | | | | |
|---|---|---|---|---|---|
| 参数 | | 估计 | 标准误差 | t 值 | Pr > \|t\| |
| Intercept | | -3.3044 | 0.1128 | -29.29 | <.0001 |
| age_grp | 30-39 | 0.3737 | 0.1030 | 3.63 | 0.0004 |
| age_grp | 40-49 | 0.6858 | 0.0998 | 6.87 | <.0001 |
| age_grp | 50-59 | 0.9440 | 0.1119 | 8.44 | <.0001 |
| age_grp | 60-69 | 1.1866 | 0.1075 | 11.04 | <.0001 |
| age_grp | 70+ | 1.2693 | 0.1153 | 11.01 | <.0001 |
| sex | 男性 | 0.2583 | 0.0426 | 6.06 | <.0001 |
| education | 初中 | -0.0501 | 0.0435 | -1.15 | 0.2508 |
| education | 高中 | -0.1023 | 0.0616 | -1.66 | 0.0984 |
| education | 大专及以上 | -0.2605 | 0.0768 | -3.39 | 0.0008 |
| residence | 农村 | -0.1771 | 0.0447 | -3.97 | 0.0001 |
| region | 北方 | 0.1966 | 0.0628 | 3.13 | 0.0020 |
| drk_grp | <1天/周 | -0.1618 | 0.0593 | -2.73 | 0.0069 |
| drk_grp | 1-4天/周 | 0.0828 | 0.0778 | 1.06 | 0.2890 |
| drk_grp | 5天+/周 | 0.1521 | 0.0590 | 2.58 | 0.0106 |
| pa_level | 高 | -0.1422 | 0.0466 | -3.05 | 0.0026 |
| pa_level | 中 | -0.0232 | 0.0489 | -0.48 | 0.6350 |
| NOTE: t 检验的自由度为 203。 | | | | | |

图 8-9　参数检验结果

（3）参数的 *OR* 值及 95% 置信区间（图 8-10）。

【SAS 结果解释】

1. **模型总体检验**　在 $\alpha=0.05$ 的检验水准上，该模型有显著意义。

2. **参数检验结果**　参数检验结果显示，在控制其他因素的情况下，与从不饮酒者相比，偶尔饮酒者（每周少于 1 天）和经常饮酒者（每周饮酒 5 天及以上）的回归系数有统计学意义。

3. **参数的 *OR* 值及 95% 置信区间**　与从不饮酒者相比，每周饮酒 5 天及以上的饮酒者的 *OR*=1.164，提示该人群患糖尿病的机会增加 16.4%；每周饮酒不到 1 天的饮酒者的 *OR*=0.851，提示该人群患糖尿病的机会减少 14.9%。

基于设计的统计分析方法并不适用于所有研究。其中一个很重要的应用条件是需要足够的样本量，若某研究在某些地区的样本量较小，采用基于设计的方法可能导致结果的不可靠。而无应答、覆盖不全等情况会导致抽样的随机化假定被破坏，造成偏倚。

| 优比估计和 t 置信区间 | | | | |
|---|---|---|---|---|
| 效应 | 单位 | 估计 | 95% 置信限 | |
| age_grp 18-29-30-39 | 1.0000 | 1.453 | 1.186 | 1.780 |
| age_grp 18-29-40-49 | 1.0000 | 1.985 | 1.631 | 2.417 |
| age_grp 18-29-50-59 | 1.0000 | 2.570 | 2.061 | 3.205 |
| age_grp 18-29-60-69 | 1.0000 | 3.276 | 2.650 | 4.050 |
| age_grp 18-29-70+ | 1.0000 | 3.558 | 2.835 | 4.467 |
| sex 女性-男性 | 1.0000 | 1.295 | 1.190 | 1.408 |
| education 小学及以下-初中 | 1.0000 | 0.951 | 0.873 | 1.036 |
| education 小学及以下-高中 | 1.0000 | 0.903 | 0.800 | 1.019 |
| education 小学及以下-大专及以上 | 1.0000 | 0.771 | 0.662 | 0.897 |
| residence 城市-农村 | 1.0000 | 0.838 | 0.767 | 0.915 |
| region 南方-北方 | 1.0000 | 1.217 | 1.076 | 1.378 |
| drk_grp 从不饮酒-<1天/周 | 1.0000 | 0.851 | 0.757 | 0.956 |
| drk_grp 从不饮酒-1-4天/周 | 1.0000 | 1.086 | 0.932 | 1.266 |
| drk_grp 从不饮酒-5天+/周 | 1.0000 | 1.164 | 1.036 | 1.308 |
| pa_level 低-高 | 1.0000 | 0.867 | 0.791 | 0.951 |
| pa_level 低-中 | 1.0000 | 0.977 | 0.887 | 1.076 |
| NOTE: 计算置信限时自由度为 203。 | | | | |

图 8-10　参数 *OR* 值和置信区间

## 第三节　连续型变量的多水平模型

复杂抽样数据大多具有层次结构的特点，即因变量的分布在个体间不独立，个体存在空间范围内的聚集性，如果忽视数据聚集性的特点，应用传统模型会导致各参数与方差估计的不准确，导致统计推断结论产生偏倚。多水平模型可以有效将各水平的作用分离出来，有效调整因个体相关性导致的结果偏倚。多水平模型可根据是否引入随机系数分为方差成分模型和随机系数模型。

本节介绍如何利用某年份的中国慢性病及危险因素监测数据构建一个收缩压（连续型变量）的多水平方差成分模型，探讨年龄、性别、教育水平、城乡、南北方、吸烟量、饮酒量、每日睡眠时间等指标对于收缩压的独立预测作用。首先，建立零模型，探索数据是否有存在层次结构特征。然后，将相关危险因素作为自变量纳入模型，探索各危险因素与收缩压的关系。因变量和自变量属性见表 8-1。

## 一、数据准备

仍以 2013 年中国慢性病及危险因素监测数据库数据作为分析样本。考虑到已诊断高血压患者的血压很可能已受到服用降压药和 / 或生活方式干预的影响，研究排除既往有高血压病史的调查对象。对原锁定数据库（名称：data2013）的变量进行必要的整理，生成分析所需的变量，纳入年龄、性别等变量作为预测收缩压（sbp）的待探索影响因素，最终分析数据库命名为 sbp2013_total。

## 二、建立零模型

本例中我们建立两水平方差成分模型，其中监测点作为水平 2 单位，调查对象作为水平 1 单位，构建不含任何自变量的两水平方差成分零模型，以下分别以 SAS 和 MLwiN 软件展示过程与结果。

【SAS 代码】

```
proc mixed covtest method=ML data= sbp2013_total;
    class dspcode;
    model sbp=/s;
    random int/type=un subject=dspcode;
run;
```

【SAS 结果】

统计检验和参数估计结果如图 8-11、图 8-12 所示。

| 协方差参数估计 | | | | | |
|---|---|---|---|---|---|
| 协方差参数 | 对象 | 估计 | 标准误差 | Z 值 | Pr > Z |
| UN(1,1) | DSPCODE | 21.5833 | 1.8311 | 11.79 | <.0001 |
| Residual | | 418.75 | 1.4356 | 291.70 | <.0001 |

图 8-11　协方差参数估计结果

| 拟合统计量 | |
|---|---|
| -2 对数似然 | 1513962 |
| AIC（越小越好） | 1513968 |
| AICC（越小越好） | 1513968 |
| BIC（越小越好） | 1513979 |

| 原s假设模型似然比检验 | | |
|---|---|---|
| 自由度 | 卡方 | Pr > 卡方 |
| 1 | 7561.65 | <.0001 |

| 固定效应的解 | | | | | |
|---|---|---|---|---|---|
| 效应 | 估计 | 标准误差 | 自由度 | t 值 | Pr > \|t\| |
| Intercept | 131.51 | 0.2741 | 296 | 479.76 | <.0001 |

图 8-12　参数估计结果

【SAS 结果解释】

监测点水平的方差成分为 21.583 3，调查对象水平的方差成分为 418.75，对方差进行 Wald Z 检验，应注意 SAS 给出的协方差参数估计的 P 值为单侧检验结果，是双侧检验的一半。检验结果显示在监测点水平存在层次结构特征，适宜采用多水平模型分析。

【MLwiN 操作过程】

导入数据后，从菜单"model"中选择"Equations"，点击"y"变量设置为 sbp，"N levels"选择 2；level 2（j）为 dspcode；level 1（i）为 ivqid。点击 $\beta_0 x_0$，从下拉列表中选择"cons"，并勾选 2 水平、1 水平和"Fixed Parameter"，点击"Start"运行模型直到收敛，点击"Estimate"按钮 1~2 次，得到零模型估计结果。对模型中的系数进行假设检验，点击"Model"，选择"Inervals and tests"，对需要检验系数，其对应的数字填 1，其余为 0，点击"Calc"进行 Wald $\chi^2$ 检验，这一过程给出具体 $\chi^2$ 值。计算相应的 P 值，点击"Basic Statistics"，选择"Tail Area"，填入相应的 $\chi^2$ 值与自由度，点击"calculate"，得到 P 值。

【MLwiN 结果】

MLwiN 结果见图 8-13、图 8-14。

$$sbp_{ij} \sim N(XB, \Omega)$$
$$sbp_{ij} = \beta_{0ij} cons$$
$$\beta_{0ij} = 131.506(0.274) + u_{0j} + e_{0ij}$$

$$[u_{0j}] \sim N(0, \Omega_u) : \Omega_u = [21.583(1.834)]$$

$$[e_{0ij}] \sim N(0, \Omega_e) : \Omega_e = [418.750(1.436)]$$

$-2*loglikelihood(IGLS Deviance)=1513962.306(170470 of 170470 cases in use)$

图 8-13　MLwiN 结果 1

| | #1 | #2 |
|---|---|---|
| dspcode : cons/cons | 1.0000 | 0.0000 |
| ivqid : cons/cons | 0.0000 | 1.0000 |
| constant(k) | 0.0000 | 0.0000 |
| function result(f) | 21.5834 | 418.7498 |
| f-k | 21.5834 | 418.7498 |
| chi sq, (f-k)=0. (1df) | 138.5454 | 85088.5703 |
| +/- 95% sep. | 3.5933 | 2.8131 |
| +/- 95% joint | 4.4882 | 3.5137 |

图 8-14　MLwiN 结果 2

【MLwiN 结果解释】

MLwiN 零模型结果参数估计与 SAS 计算结果一致，监测点水平的方差成分为 21.583，对其进行 Wald 检验，$\chi^2$=138.545 4，P<0.05，提示不同监测点收缩压差别有统计学意义。

## 三、将自变量纳入模型

在二水平方差成分零模型的基础上，继续纳入我们需要分析的自变量。

【SAS 代码】

```
proc mixed covtest method=ML data=Sbp2013_total;
    class dspcode;
    model sbp=age sex residence region education smoking drink sleep/s;
    random int/type=un subject=dspcode;
run;
```

【SAS 结果】

统计检验和参数估计结果如图 8-15、图 8-16 所示。

| 协方差参数估计 | | | | | |
|---|---|---|---|---|---|
| 协方差参数 | 对象 | 估计 | 标准误差 | Z 值 | Pr > Z |
| UN(1,1) | DSPCODE | 14.9597 | 1.2773 | 11.71 | <.0001 |
| Residual | | 355.66 | 1.2193 | 291.70 | <.0001 |

| 拟合统计量 | |
|---|---|
| -2 对数似然 | 1486067 |
| AIC（越小越好） | 1486089 |
| AICC（越小越好） | 1486089 |
| BIC（越小越好） | 1486130 |

| 原s假设模型似然比检验 | | |
|---|---|---|
| 自由度 | 卡方 | Pr > 卡方 |
| 1 | 5929.82 | <.0001 |

图 8-15 SAS 结果 1

| 固定效应的解 | | | | | |
|---|---|---|---|---|---|
| 效应 | 估计 | 标准误差 | 自由度 | t 值 | Pr > |t| |
| Intercept | 112.93 | 0.8752 | 295 | 129.03 | <.0001 |
| age | 0.5476 | 0.003720 | 17E4 | 147.21 | <.0001 |
| sex | -2.7675 | 0.1106 | 17E4 | -25.02 | <.0001 |
| residence | 0.1805 | 0.1184 | 17E4 | 1.52 | 0.1274 |
| region | -2.4823 | 0.4583 | 17E4 | -5.42 | <.0001 |
| education | -1.0560 | 0.06297 | 17E4 | -16.77 | <.0001 |
| smoking | -0.09320 | 0.006234 | 17E4 | -14.95 | <.0001 |
| drink | 0.04702 | 0.002367 | 17E4 | 19.87 | <.0001 |
| sleep | 0.01540 | 0.03418 | 17E4 | 0.45 | 0.6523 |

图 8-16 SAS 结果 2

## 【SAS 结果解释】

参数检验结果显示，变量年龄、性别、地区、教育水平、吸烟量、饮酒量是收缩压的影响因素。

## 【MLwiN 操作过程】

在上述方差成分零模型的"Equations"窗口中点击"add term"，添加各自变量后，点击"more"得到模型收敛结果。

## 【MLwiN 结果】

MLwiN 结果见图 8-17。

$$\text{sbp}_{ij} \sim N(XB, \Omega)$$
$$\text{sbp}_{ij} = \beta_{0ij}\text{cons} + 0.548(0.004)\text{age}_{ij} + -2.768(0.111)\text{sex}_{ij} + 0.180(0.118)\text{residence}_{ij} +$$
$$-2.482(0.459)\text{region}_j + -1.056(0.063)\text{education}_{ij} + -0.093(0.006)\text{smoking}_{ij} +$$
$$0.047(0.002)\text{drink}_{ij} + 0.015(0.034)\text{sleep}_{ij}$$
$$\beta_{0ij} = 112.932(0.876) + u_{0j} + e_{0ij}$$

$$[u_{0j}] \sim N(0, \Omega_u) : \Omega_u = [15.001(1.283)]$$

$$[e_{0ij}] \sim N(0, \Omega_e) : \Omega_e = [355.660(1.219)]$$

$$-2*loglikelihood(IGLS\ Deviance) = 1486067.257(170470\ of\ 170470\ cases\ in\ use)$$

图 8-17　MLwiN 结果

## 【MLwiN 结果解释】

MLwiN 结果与 SAS 运算结果与解释一致，对各系数估计值 $\beta$ 进行 $Z$ Score 检验，可以认为**变量年龄、性别、地区、教育水平、吸烟量、饮酒量是收缩压的影响因素**。

本节介绍了两水平方差成分模型，在实际应用中，可能会考虑更高水平变量的作用，可以拟合三水平模型。此外方差成分模型仅考虑高水平单位对低水平单位的影响只表现在截距的变异，如果要进一步讨论协变量的系数估计可以为随机变量，则可拟合随机系数模型。

# 第四节　二分类变量的多水平模型

多水平模型的因变量也可以为分类变量，本节以二水平 Logistic 回归模型为例子，利用某年份的中国慢性病及危险因素监测数据构建一个糖尿病前期（二分类变量）的多水平模型，其中监测点作为水平 2 单位，调查对象作为水平 1 单位。多水平 Logistic 回归拟合步骤仍然先拟合零模型，分析数据在高水平是否存在层次结构特点，然后再将自变量纳入模型进行分析，以下以 MLwiN 软件展示过程与结果。

在本部分中，我们介绍如何利用某年份的中国慢性病及危险因素监测数据构建一个糖尿病（二分类变量）的预测模型。分析的主要目的仍为探讨糖尿病患病在调整其他影响因素的情况下，是否与饮酒状况独立相关。

## 一、数据准备

以 2013 年中国慢性病及危险因素监测数据库数据（data2013）作为分析样本。排除既往有糖尿病病史的调查对象。纳入年龄、性别等变量作为预测糖尿病患病风险的待探索影响因素，数据库命名为 dm2013_total。变量具体见表 8-2。

## 二、建立零模型

### 【MLwiN 操作过程】

导入数据后，从菜单"model"中选择"Equations"，点击"y"变量设置为 dm，"N levels"选择 2；level 2（j）为 dspcode；level 1（i）为 ivqid。点击 $\beta_0 x_0$，从下拉列表中选择"cons"，并勾选 2 水平、1 水平和"Fixed Parameter"，点击"N"设置数据分布情况，选择二项分布，logit 连接函数。点击红色"$n_i$"，选择"denom"，点击"Name"和"+"，点击"Nonlinear"，选择"Binomial""2nd Order""PQL"进行参数估计，点击"Start"运行模型直到收敛，点击"Estimate"按钮 1～2 次，得到零模型估计结果。对模型中的系数进行假设检验，点击"Model"，选择"Inervals and tests"，对需要检验系数，其对应的数字填 1，其余为 0，点击"Calc"进行 Wald $\chi^2$ 检验，这一过程给出具体 $\chi^2$ 值。计算相应的 P 值，点击"Basic Statistics"，选择"Tail Area"，填入相应的 $\chi^2$ 值与自由度，点击"calculate"，得到 P 值。

### 【MLwiN 结果】

MLwiN 结果见图 8-18、图 8-19。

$$y_{ij} \sim \text{Binomial}(n_{ij}, \pi_{ij})$$
$$\text{logit}(\pi_{ij}) = \beta_{0j} x_0$$
$$\beta_{0j} = -2.553(0.033) + u_{0j}$$

$$[u_{0j}] \sim \text{N}(0, \Omega_u) : \Omega_u = [0.291(0.026)]$$

$$\text{var}(y_{ij}|\pi_{ij}) = \pi_{ij}(1-\pi_{ij})/n_{ij}$$

(161289 of 161289 cases in use)

图 8-18　MLwiN 结果 1

|  | #1 |
|---|---|
| dspcode : cons/cons | 1.000 |
| ivqid : bcons.1/bcons.1 | 0.000 |
| constant(k) | 0.000 |
| function result(f) | 0.291 |
| f-k | 0.291 |
| chi sq, (f-k)=0. (1df) | 122.612 |
| +/- 95% sep. | 0.051 |
| +/- 95% joint | 0.051 |

图 8-19　MLwiN 结果 2

### 【MLwiN 结果解释】

监测点水平的方差成分为 0.291，对其进行 Wald 检验，$\chi^2$=122.612，P<0.05，不同监测点差异有统计学意义，提示不同监测点数据存在层次结构特点。

对模型中的系数进行假设检验，点击"Model"，选择"Inervals and tests"，对需要检验系数，其对应的数字填 1，其余为 0，点击"Calc"进行 Wald $\chi^2$ 检验，这一过程给出具

体 $\chi^2$ 值。计算相应的 $P$ 值，点击"Basic Statistics"，选择"Tail Area"，填入相应的 $\chi^2$ 值与自由度，点击"calculate"，得到 $P$ 值。

## 三、加入自变量

【MLwiN 操作过程】

在上述方差成分零模型的"Equations"窗口中点击"add term"，添加各自变量后，点击"more"得到模型收敛结果，并对各自变量进行 Wald 检验。注意在 Name 窗口中首先要设置变量类型，区分分类变量与连续变量，如 drk_grp 分类变量，点击"Toggle Categorial"按钮，将"categorical"设置为 Ture，同时在纳入模型是选择对照组，本例中以 drk_grp=0 为对照组（图 8-20）。

| Name | Cn | n | missing | min | max | categorical | description |
|------|-----|----------|---------|-------------|-------------|-------------|-------------|
| ivqid | 1 | 161289 | 0 | 1.101011E+09 | 3.101201E+11 | False | |
| dspcode | 2 | 161289 | 0 | 110101 | 654201 | False | |
| age | 3 | 161289 | 0 | 18 | 110.3644 | False | |
| strataid | 4 | 161289 | 0 | 112 | 6522 | False | |
| pa_level | 5 | 161289 | 0 | 1 | 3 | False | |
| sbp | 6 | 161289 | 1194 | 62 | 259 | False | |
| self_dm | 7 | 161289 | 0 | 0 | 0 | False | |
| pre_dm | 8 | 161289 | 0 | 0 | 1 | False | |
| wt_final | 9 | 161289 | 0 | 8.435318 | 572955 | False | |
| age_grp | 10 | 161289 | 0 | 1 | 6 | False | |
| sex | 11 | 161289 | 0 | 1 | 2 | False | |
| education | 12 | 161289 | 0 | 1 | 4 | False | |
| residence | 13 | 161289 | 0 | 1 | 2 | False | |
| region | 14 | 161289 | 0 | 1 | 2 | False | |
| smoking | 15 | 161289 | 2135 | 0 | 99 | False | |
| smk_grp | 16 | 161289 | 0 | 0 | 3 | False | |
| drink | 17 | 161289 | 1346 | 0 | 623.9658 | False | |
| drk_grp | 18 | 161289 | 0 | 0 | 3 | True | |
| dm | 19 | 161289 | 0 | 0 | 1 | False | |
| h_tc | 20 | 161289 | 56 | 0 | 1 | False | |
| sleep | 21 | 161289 | 675 | 0.1 | 16 | False | |
| cons | 22 | 161289 | 0 | 1 | 1 | False | |

图 8-20　MLwiN 模型设置

【MLwiN 结果】

MLwiN 结果见图 8-21、图 8-22。

$$dm_{ij} \sim \text{Binomial}(denom_{ij}, \pi_{ij})$$
$$\text{logit}(\pi_{ij}) = \beta_{0j}\text{cons} + 0.280(0.060)\text{age\_grp\_2}_{ij} + 0.650(0.054)\text{age\_gre\_3}_{ij} +$$
$$1.024(0.054)\text{age\_grp\_4}_{ij} + 1.228(0.055)\text{age\_grp\_5}_{ij} +$$
$$1.353(0.058)\text{age\_grp\_6}_{ij} + -0.176(0.022)\text{sex\_2}_{ij} +$$
$$-0.027(0.024)\text{education\_2}_{ij} + -0.103(0.033)\text{education\_3}_{ij} +$$
$$-0.105(0.048)\text{education\_4}_{ij} + -0.130(0.024)\text{residence\_2}_{ij} +$$
$$-0.085(0.061)\text{region\_2}_{j} + -0.132(0.031)\text{drk\_grp\_1}_{ij} +$$
$$0.118(0.036)\text{drk\_grp\_2}_{ij} + 0.214(0.032)\text{drk\_grp\_3}_{ij} +$$
$$0.106(0.022)\text{pa\_level\_2}_{ij} + 0.187(0.026)\text{pa\_level\_3}_{ij}$$
$$\beta_{0j} = -3.276(0.073) + u_{0j}$$

$$[u_{0j}] \sim \text{N}(0, \Omega_u) : \Omega_u = [0.247(0.023)]$$

$$\text{var}(dm_{ij}|\pi_{ij}) = \pi_{ij}(1-\pi_{ij})/denom_{ij}$$

图 8-21　MLwiN 模型结果 1

| | #1 | #2 | #3 | #4 | #5 | #6 | #7 | #8 | #9 | #10 | #11 | #12 | #13 | #14 | #15 | #16 | #17 |
|---|---|---|---|---|---|---|---|---|---|---|---|---|---|---|---|---|---|
| fixed : cons | 1.000 | 0.000 | 0.000 | 0.000 | 0.000 | 0.000 | 0.000 | 0.000 | 0.000 | 0.000 | 0.000 | 0.000 | 0.000 | 0.000 | 0.000 | 0.000 | 0.000 |
| fixed : age_grp_2 | 0.000 | 1.000 | 0.000 | 0.000 | 0.000 | 0.000 | 0.000 | 0.000 | 0.000 | 0.000 | 0.000 | 0.000 | 0.000 | 0.000 | 0.000 | 0.000 | 0.000 |
| fixed : age_grp_3 | 0.000 | 0.000 | 1.000 | 0.000 | 0.000 | 0.000 | 0.000 | 0.000 | 0.000 | 0.000 | 0.000 | 0.000 | 0.000 | 0.000 | 0.000 | 0.000 | 0.000 |
| fixed : age_grp_4 | 0.000 | 0.000 | 0.000 | 1.000 | 0.000 | 0.000 | 0.000 | 0.000 | 0.000 | 0.000 | 0.000 | 0.000 | 0.000 | 0.000 | 0.000 | 0.000 | 0.000 |
| fixed : age_grp_5 | 0.000 | 0.000 | 0.000 | 0.000 | 1.000 | 0.000 | 0.000 | 0.000 | 0.000 | 0.000 | 0.000 | 0.000 | 0.000 | 0.000 | 0.000 | 0.000 | 0.000 |
| fixed : age_grp_6 | 0.000 | 0.000 | 0.000 | 0.000 | 0.000 | 1.000 | 0.000 | 0.000 | 0.000 | 0.000 | 0.000 | 0.000 | 0.000 | 0.000 | 0.000 | 0.000 | 0.000 |
| fixed : sex_2 | 0.000 | 0.000 | 0.000 | 0.000 | 0.000 | 0.000 | 1.000 | 0.000 | 0.000 | 0.000 | 0.000 | 0.000 | 0.000 | 0.000 | 0.000 | 0.000 | 0.000 |
| fixed : education_2 | 0.000 | 0.000 | 0.000 | 0.000 | 0.000 | 0.000 | 0.000 | 1.000 | 0.000 | 0.000 | 0.000 | 0.000 | 0.000 | 0.000 | 0.000 | 0.000 | 0.000 |
| fixed : education_3 | 0.000 | 0.000 | 0.000 | 0.000 | 0.000 | 0.000 | 0.000 | 0.000 | 1.000 | 0.000 | 0.000 | 0.000 | 0.000 | 0.000 | 0.000 | 0.000 | 0.000 |
| fixed : education_4 | 0.000 | 0.000 | 0.000 | 0.000 | 0.000 | 0.000 | 0.000 | 0.000 | 0.000 | 1.000 | 0.000 | 0.000 | 0.000 | 0.000 | 0.000 | 0.000 | 0.000 |
| fixed : residence_2 | 0.000 | 0.000 | 0.000 | 0.000 | 0.000 | 0.000 | 0.000 | 0.000 | 0.000 | 0.000 | 1.000 | 0.000 | 0.000 | 0.000 | 0.000 | 0.000 | 0.000 |
| fixed : region_2 | 0.000 | 0.000 | 0.000 | 0.000 | 0.000 | 0.000 | 0.000 | 0.000 | 0.000 | 0.000 | 0.000 | 1.000 | 0.000 | 0.000 | 0.000 | 0.000 | 0.000 |
| fixed : drk_grp_1 | 0.000 | 0.000 | 0.000 | 0.000 | 0.000 | 0.000 | 0.000 | 0.000 | 0.000 | 0.000 | 0.000 | 0.000 | 1.000 | 0.000 | 0.000 | 0.000 | 0.000 |
| fixed : drk_grp_2 | 0.000 | 0.000 | 0.000 | 0.000 | 0.000 | 0.000 | 0.000 | 0.000 | 0.000 | 0.000 | 0.000 | 0.000 | 0.000 | 1.000 | 0.000 | 0.000 | 0.000 |
| fixed : drk_grp_3 | 0.000 | 0.000 | 0.000 | 0.000 | 0.000 | 0.000 | 0.000 | 0.000 | 0.000 | 0.000 | 0.000 | 0.000 | 0.000 | 0.000 | 1.000 | 0.000 | 0.000 |
| fixed : pa_level_2 | 0.000 | 0.000 | 0.000 | 0.000 | 0.000 | 0.000 | 0.000 | 0.000 | 0.000 | 0.000 | 0.000 | 0.000 | 0.000 | 0.000 | 0.000 | 1.000 | 0.000 |
| fixed : pa_level_3 | 0.000 | 0.000 | 0.000 | 0.000 | 0.000 | 0.000 | 0.000 | 0.000 | 0.000 | 0.000 | 0.000 | 0.000 | 0.000 | 0.000 | 0.000 | 0.000 | 1.000 |
| constant(k) | 0.000 | 0.000 | 0.000 | 0.000 | 0.000 | 0.000 | 0.000 | 0.000 | 0.000 | 0.000 | 0.000 | 0.000 | 0.000 | 0.000 | 0.000 | 0.000 | 0.000 |
| function result(f) | -3.276 | 0.280 | 0.650 | 1.024 | 1.228 | 1.353 | -0.176 | -0.027 | -0.103 | -0.105 | -0.130 | -0.085 | -0.132 | 0.118 | 0.214 | 0.106 | 0.187 |
| f-k | -3.276 | 0.280 | 0.650 | 1.024 | 1.228 | 1.353 | -0.176 | -0.027 | -0.103 | -0.105 | -0.130 | -0.085 | -0.132 | 0.118 | 0.214 | 0.106 | 0.187 |
| chi sq, (f-k)=0. (1df) | 2002.953 | 22.096 | 144.100 | 365.127 | 496.968 | 543.756 | 63.935 | 1.272 | 9.796 | 4.756 | 30.262 | 1.920 | 17.744 | 11.075 | 45.526 | 22.262 | 50.716 |
| +/- 95% sep. | 0.143 | 0.117 | 0.106 | 0.105 | 0.108 | 0.114 | 0.043 | 0.047 | 0.064 | 0.095 | 0.046 | 0.120 | 0.061 | 0.070 | 0.062 | 0.044 | 0.051 |
| +/- 95% joint | 0.384 | 0.313 | 0.284 | 0.281 | 0.289 | 0.305 | 0.115 | 0.127 | 0.173 | 0.254 | 0.125 | 0.322 | 0.165 | 0.187 | 0.167 | 0.118 | 0.138 |

图 8-22 MLwiN 模型结果 2

## 【MLwiN 结果解释】

与连续型变量结果表示类似，MLwiN 输出结果表示为参数估计值（标准误），$[u_{oj}]$ 为监测点水平，其方差为 0.247，其余自变量如年龄变量，其参数估计值为 0.280，标准误为 0.060，参数检验结果显示，在控制其他因素的情况下，饮酒每周少于 1 天、每周 1～4 天和每周饮酒 5 天及以上的回归系数有统计学差异，与从不饮酒者相比，饮酒每周少于 1 天与糖尿病患病呈负相关，饮酒每周 1～4 天和每周饮酒 5 天及以上与糖尿病患病呈正相关，结果与基于设计的复杂抽样 Logistic 回归稍有差别。

# 第九章 慢性病危险因素监测数据深入挖掘利用

前面章节已详细介绍中国慢性病及危险因素监测横断面数据描述分析的统计方法与多次监测横断面数据变化趋势的统计分析方法。对于监测数据的分析利用也不局限于其自身范畴，监测数据可以作为其他研究的基础与起点开展进一步的研究，监测数据也可与其他多来源数据进行综合分析，深挖掘数据价值，提升数据利用水平。本章节将分别从以监测数据为基础的拓展研究、以监测人群为基础形成自然人群队列研究、与其他来源数据整合分析研究 3 种监测数据不同利用方式的案例进行介绍，探讨监测数据的深入利用思路。

## 第一节 以监测数据为基础的糖尿病并发症研究

### 一、糖尿病并发症研究背景介绍

近 30 年来，我国糖尿病患病率显著增加，2013 年中国慢性病及危险因素监测报告显示，我国 18 岁及以上成人糖尿病患病率为 10.4%，目前我国已成为世界上糖尿病患者人数最多的国家。糖尿病对居民生命健康的危害主要是长期慢性高血糖所导致的多种慢性并发症（如视网膜病变、肾脏病变、周围神经及大血管病变），严重者可引起失明、肾衰竭、脑卒中、心肌梗死、截肢等严重后果，这不仅严重影响患者的生存质量，而且给家庭和社会带来沉重的经济负担。为进一步贯彻落实中共中央国务院《关于深化医药卫生体制改革的意见》及《中国防治慢性病中长期规划（2017—2025 年）》的精神，加强糖尿病管理，早期筛查糖尿病并发症，早期治疗，降低疾病负担，并为糖尿病及慢性并发症防治提供科学决策依据，在全国范围内开展设计严谨的糖尿病慢性并发症流行病学调查具有重要的意义。为此，中华医学会糖尿病学分会联合中国疾控中心慢病中心和白求恩公益基金会，于 2018—2019 年在全国 31 个省（自治区、直辖市）开展了中国糖尿病并发症研究。

## 二、案例实施介绍

中国糖尿病并发症研究是依托中国慢性病及危险因素监测系统及 2013 年中国慢性病及危险因素监测结果开展的深入研究。研究总体目标为掌握我国糖尿病患者慢性并发症的流行情况及其危险因素，为政府制定慢性并发症预防控制策略和措施提供科学依据；为评价国家卫生及相关政策和慢性病防控项目的效果提供信息；提高各级医疗机构糖尿病防控专业技术人员的能力。具体目标为掌握我国不同地区、城乡糖尿病患者多种慢性并发症（视网膜、肾脏、周围神经及大血管病变）的患病率及人群流行特征；了解心血管代谢性疾病危险因素的流行现况；根据《中国 2 型糖尿病防治指南》推荐的糖尿病综合控制目标和规范化诊治路径，评估我国糖尿病患者心血管代谢危险因素的控制情况和规范化诊疗的实施情况。

该研究的调查地区为选取覆盖全国 31 个省（自治区、直辖市）中国慢性病及危险因素监测的 123 个监测点。监测点的选择保证调查样本的全国代表性即样本在社会经济发展状况、人口年龄和性别构成方面能与我国糖尿病患者的情况尽可能一致，同时考虑地理分布均衡性，兼顾经济有效的原则和抽样方案的可行性，在慢性病及危险因素监测系统 298 个监测点中，选择 123 个监测点作为本次调查点。调查对象为 18~75 岁在调查地区的常住（调查前 12 个月内在调查地区居住 6 个月以上）糖尿病患者（符合 1999 年 WHO 制定的糖尿病诊断标准的糖尿病患者），排除孕妇和精神疾病患者。调查对象来源主要分为两部分，一部分为 2013 年中国慢性病及危险因素监测的糖尿病患者，通过调查点项目工作组与患者联系，确认患者现状，确定可参与调查的患者；另一部分为调查街道（乡镇）基层医疗卫生机构登记在册的所有糖尿病患者，调查点工作组对其进行摸底，确定可参与调查的患者。调查对象抽取时，优先选择 2013 年中国慢性病及危险因素监测的糖尿病患者，剩余样本量不够时，再从每个街道（乡镇）上报的糖尿病患者中按性别、年龄组随机抽取患者。

根据样本量计算公式为：

$$N=deff\frac{\mu^2 p(1-p)}{d^2} \qquad （公式 9-1）$$

式中，$\alpha$=0.05，$\mu$=1.96，$p$ 为所调查糖尿病并发症患病率估计 8.56%，设计效应（$deff$）=2，相对误差（$r$）=10%，允许误差（$d$）=10%×8.56%，考虑层数 6 层，则总的糖尿病患者完成人数确定为 50 000 人。每个调查点完成人数为 406 人，考虑约 90% 的应答率和调查对象的性别及年龄构成，各调查点调查人数约为 480 人，全国调查人数为 59 000 人。该研究的抽样方法为多阶段分层随机抽样，抽样过程如下。第一阶段将中国慢性病及危险因素监测系统的 298 个监测点中的 123 个监测点作为本次调查点。按照所属省（自治区、直辖市）将调查点分为 2 层：区和县。各省同时随机抽取 2 个区和 2 个县。考虑西藏和青海调查难度大，故这两省（自治区）分别仅抽取 1 个区和 1 个县；相应在人口数量较大的四川、河南、山东省各多抽取 1 个县。考虑天津、上海、北京县级单位少，将县级单位调整为区抽样单位。最终，从 298 个区、县级监测点抽取 31×4-1=123 个监测点作为本次监测点。第二阶段在每个抽取的调查点中选取 2013 年中国慢性病及危险因素监测的 4 个街道（乡镇）。第三阶段在 2013 年中国慢性病及危险因素监测的糖尿病患者和基本公共卫生服务管理的糖尿病患者中，按性别、年龄分层，再按照性别、年龄比例要求随机抽取 120 例调查对象进行调查。

调查内容包括问卷询问调查、身体测量、特殊检查和实验室检测。问卷询问调查由经过统一培训的调查员使用平板电脑以面对面询问的方式进行调查，问卷内容包括调查对象的基本信息、生活方式（吸烟、饮酒、喝茶、喝咖啡、饮食、身体运动）、疾病家族史、个人疾病史、女性生育史、糖尿病及其并发症的患病情况等。身体测量内容包括身高、体重、腰围、血压和脉搏。特殊检查包括心电图检查、糖尿病视网膜病变检查、周围神经病变检查和周围血管病变检查。实验室检测包括空腹血糖、糖化血红蛋白、血脂（血清总胆固醇、血清高密度脂蛋白胆固醇、血清低密度脂蛋白胆固醇、血清甘油三酯）、肝功能（谷丙转氨酶、谷草转氨酶、谷氨酰转肽酶、总蛋白、白蛋白、球蛋白）、肾功能（尿素、肌酐、血尿酸）、尿白蛋白、尿肌酐比值检验等。

中国糖尿病并发症研究是在中国慢性病及危险因素监测基础上进行的深入研究，其抽样方式、调查内容、工作流程、数据收集、质量控制、组织实施等多项内容均对慢性病及危险因素监测有所借鉴，其调查点、调查对象的选择均以 2013 年中国慢性病及危险因素监测为基础，中国糖尿病并发症研究是较为典型的以监测数据为基础的深入研究。

## 第二节　以监测数据为基础形成自然人群队列研究

### 一、研究背景介绍

近年来，我国居民死亡率呈上升趋势。《中国统计年鉴 2020》数据显示，2016 年我国居民死亡率为 7.09‰，2019 年居民死亡率则为 7.14‰。全球疾病负担（GBD）研究结果显示，2019 年全球归因于心血管疾病的死亡超过 1 860 万例，死亡人数较 1990 年增加了 650 万。心血管疾病（cardiovascular disease，CVD）死亡是我国死亡的主要原因，以脑卒中和缺血性心脏病为主。《中国心血管健康与疾病报告 2019》显示，心血管疾病死亡占我国城市和农村居民死亡构成的 40.0% 以上，为城乡居民疾病死亡构成的首位。《2019 年我国卫生健康事业发展统计公报》显示，2019 年我国居民人均期望寿命为 77.3 岁，距实现《健康中国行动 2019—2030 年》》提出的到 2030 年我国人均期望寿命达到 79.0 岁的目标尚有较大的差距。全面识别影响我国居民寿命损失的危险因素，针对高危人群采取切实有效的防控措施有助于降低死亡风险，提高人均期望寿命。

慢性病成因复杂，且影响因素众多，因此防控策略的循证决策更需要高质量、多维度科学数据支持。中国疾控中心慢病中心已经探索了建立以中国慢性病及危险因素监测人群为基础，与死因登记系统连接的方法和途径。利用已有的信息补充结局事件，建立大型慢性病人群队列，形成动态信息链。在大数据环境下，探索各类慢性病及其危险因素对死亡的影响，为国家和各省（区、市）慢性相关政策制定提供大数据支撑。

## 二、数据来源介绍

中国慢性病及危险因素监测于 2004 年启动，每三年开展一次现场调查。覆盖全国 31 个省（自治区、直辖市），目前已扩大到 298 个监测点，且这些监测点全部开展死因监测。采用科学设计的多阶段分层整群随机抽样方法抽取调查对象，调查结果兼具全国和省级代表性。收集信息包括：姓名、性别、出生日期、身份证号（从 2015 年开始）等个人基本信息；吸烟、饮酒、饮食和身体活动等行为方式，肥胖、高血压、糖尿病等慢性病患病及控制信息，家庭饮食和燃料使用等生活环境信息；以及血液标本（从 2010 年开始）等。2015 年已实现全部人群的计算机辅助的电子化信息采集。2004—2015 年累计采集 18 岁及以上常住居民信息 50 余万条。

全国死因监测系统覆盖全国 31 个省（自治区、直辖市），现有 605 个监测点，以医院为基础的死因监测，已覆盖全国 90% 的医疗机构。全国死因监测系统的死亡登记对象为辖区内的所有死亡个案，包括户籍和非户籍中国居民以及港澳台同胞和外籍侨民。全国各级各类医疗卫生机构均为死因信息的责任报告单位，凡在医疗卫生机构或来院途中发生的死亡个案均应由诊治医生做出诊断并按照《全国死因登记报告工作规范》的要求填写《居民死亡医学证明（推断）书》，对医院外发生的死亡病例进行死因推断并填写《居民死亡医学证明（推断）书》。所有死亡个案均通过中国疾病预防控制中心的人口死亡信息登记管理系统进行网络报告，登记每个死亡个案的身份证号码、常住地址、户籍地址、死亡时间、地点以及根本死因等信息。2004—2018 年累计采集死亡信息约 5 000 万条。

## 三、案例介绍

目前，利用中国慢性病及危险因素监测数据和死因监测数据初步探索了 HDL-C 水平与心血管疾病死亡及全因死亡风险的关系。探讨我国不同特征成年居民 HDL-C 水平与全因死亡以及心血管疾病死亡风险的关联性，为我国 HDL-C 水平与死亡风险的关联提供流行病学证据，为制定慢性病防控策略和措施及提高我国居民期望寿命提供科学依据。本例以 2013 年中国慢性病及危险因素监测为基线数据，首先对中国慢性病及危险因素监测人群的身份信息进行补充和核对，然后将已经补充了身份信息的 2013 年中国慢性病及危险因素监测数据库和 2013—2019 年全国死因监测数据库进行链接，建立从慢性病危险因素追踪死亡的自然人群队列，从而得到研究对象的生存和死亡资料。数据库具体链接方法如下：

**1. 精确匹配** 将慢性病危险因素数据库和全国死因监测数据库的个人身份证信息分别进行清理，确保无空格或特殊字符影响匹配结果。根据姓名生成姓名拼音和姓氏（姓名的第一个汉字），按照"身份证号码＋姓名""身份证号码＋姓名拼音"以及"身份证号码＋姓氏"的顺序进行匹配，前一原则匹配成功则不进行下一原则的匹配。

**2. 模糊匹配** 精确匹配未链接到死亡信息的调查对象，以模糊匹配的方式将中国慢性病及危险因素监测数据库和全国死因监测数据库进行链接。具体原则如下：①姓名、性别、出生日期和常住地监测点编码相同；②姓名、性别、出生月份（上下相差一个月以内）和常住地监测点编码相同；③姓名拼音、性别、出生日期和常住地监测点编码相同；④姓名拼音、性别、出生日期（上下相差一个月以内）和常住地监测点编码相同；⑤姓名（含姓名拼音）、性别、出生日期（含上下相差一个月以内）和户籍地监测点编码相同。只要调查对象根据某个匹配原则成功链接到死亡信息则不参与下一原则的匹配。

**3. 数据库匹配后处理方法** 数据库匹配后可能会出现不符合逻辑的情况，具体处理方法如下：①中国慢性病及危险因素监测人群出现在死因监测数据库中，且死亡日期在调查日期之后的个案视为死亡；②中国慢性病及危险因素监测人群出现在死因监测数据库中，但死亡日期在调查日期之前的调查个案进一步核对调查对象的身份信息，并请基层协助核实其生存状况；③模糊匹配链接到的所有死亡信息均由慢病中心相关人员通过数据库中常住地／户籍地乡镇／街道以及村／居委会信息进行核查和确认，村／居委会信息一致视为死亡。慢病中心无法确认的，利用搭建的慢性病监测人群随访系统由监测点疾控中心专业技术人员对监测对象的死亡结局进行核查和确认，然后通过随访系统进行反馈。精确匹配和模糊匹配上死亡信息的个案，均作为死亡个案纳入分析。

分析 HDL-C 与全因死亡的关系采用 Cox 比例风险回归模型，分析 HDL-C 与心血管疾病死亡风险的关系采用竞争风险模型。首先，通过检验每个协变量 Schoenfeld 残差与生存时间的相关性来检验协变量是否满足等比例风险（proportional hazards，PH）。如果 Schoenfeld 残差与生存时间无相关性（$P>0.05$），则满足等比例风险。若自变量不满足等比例风险假定，则将该自变量作为分层因素。然后以 HDL-C 水平 40～49.9mg/dl 组为参照组，计算不同 HDL-C 分组全因死亡及心血管疾病死亡风险比（hazard ratio，$HR$）和 95% 置信区间（confidence interval，$CI$）。研究结果不支持 HDL-C 水平越高越好的假设，高水平 HDL-C 可能增加全因死亡的风险并且对心血管疾病死亡无保护作用。临床医生应该意识到，将 HDL-C 用于风险评估时不仅要关注 HDL-C 过低的人群，也要关注 HDL-C 过高人群。

本案例利用数据库链接的方法，探索慢性病危险因素与死亡风险的关联的可行性，通过数据库链接的方法可以随访到多种死亡结局，证明了其可行性，为后续探讨其他慢性病危险因素与死亡的关联提供了方法和思路。

## 第三节　多来源数据整合计算中国心血管健康指数

### 一、中国心血管健康指数的研发背景介绍

我国心血管疾病患病率 / 发病率呈持续上升趋势，其中脑卒中患者有 1 300 万，冠心病患者 1 100 万。比这些数字更为庞大的是被称为心脑血管疾病的高危人群，2.7 亿高血压患者、糖尿病患者超过 1 亿、3.16 亿烟民、血脂异常者超过 4 亿。大多数人身上都可以找到一种或多种心脑血管疾病的危险因素的存在。近些年来，中国心血管疾病的爆发式增加，势头得不到遏制，心血管疾病的预防工作收效甚微。结合我国的国情，我们必须认识到心血管疾病是可防可控的，对心血管疾病危险因素的预防和管理直接关系到整体防控的效果和质量。基于此，如何综合而全面的勾勒出全国水平和我国不同省份的心血管疾病的流行现状，尽早发现庞大的高危人群，及时遏制促使疾病流行的因素，同时不断改善心脑血管疾病诊疗服务质量是包括政府决策者、医学从业者、媒体传播者，乃至公众等众多利益相关者都十分关心且亟待回答的问题。

由中国心血管健康联盟发起，中国疾控中心慢病中心共同合作开展的"中国心血管健康指数"（cardiovascular health index，CHI）的研发工作在这一背景下应运而生。心血管健康指数项目旨在基于可获得数据资源的基础上，建立一个科学、客观、全面的综合指数，以评估全国及各地区人群整体心血管健康状况，心血管疾病流行和发展趋势，评价心血管疾病防治水平。通过综合衡量我国心血管疾病从预防到治疗等各阶段的发展状况、发展模式和治理结构，发现不足和缺陷，为今后的防控重点指明方向，从而为全国及各地政府合理配置卫生资源及制定卫生政策提供科学依据，实施针对性改进，整体提高我国心血管健康水平，力争早日实现我国心血管疾病死亡率的下降"拐点"。

### 二、中国心血管健康指数的研发过程

CHI 的研发秉承严谨、规范和系统的原则，遵循了综合评价指数的制定步骤和流程（图 9-1）。在研发过程中，研发组人员通过文献学习、专家组讨论、德尔菲法筛选指标、层次分析法确定指标权重等步骤，最终构建了指数。最终构建起的中国心血管健康指数是一个由 52 个指标构成、从五大维度阐明我国人群心血管健康水平的综合评价体系（图 9-2）。中国心血管健康指数用一个百分制的数字，简单直观的勾勒出我国人群心血管健康总体水平以及我国各省份心血管健康的独特情况。

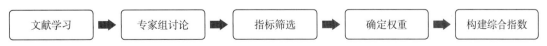

**图 9-1　中国心血管健康指数构建流程**

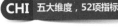

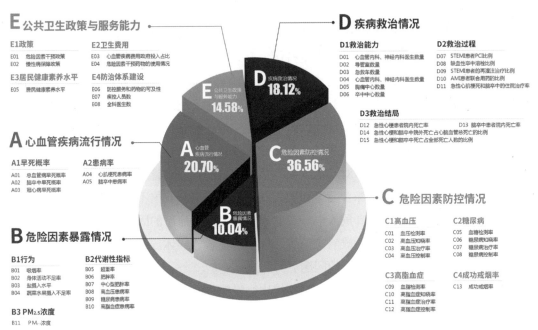

图 9-2 中国心血管健康的五大维度和 52 个指标

### 三、大数据背景下多数据来源

CHI 分数的计算需要收集五大维度 52 个指标的原始值，是一项大数据背景下多数据来源的数据采集工作。研究组利用我国公共卫生和临床领域多个权威监测系统和人群调查，如死因监测、中国慢性病及危险因素监测、医院质量管理监测（HQMS）、人群健康素养调查等，并基于卫生与计划生育统计年鉴、公安部交通管理局、国家药品供应保障综合管理信息平台等部门或平台登记管理的全国数据，收集了全国 31 个省份（香港、澳门、台湾除外）5 个维度 52 个指标的原始值。经过调整不同省份人口结构的差异后，通过同趋势化、标准正态转换、概率密度函数等方法计算出每个指标的得分，然后结合 52 指标的相应权重计算得到中国心血管健康指数的得分和排名。CHI 分值最低分为 0 分，最高分为 100 分，取值越高代表某某地区心血管健康水平越好。

中国心血管健康指数 5 个维度的权重从高到低依次为：危险因素防控情况 0.365 6，心血管疾病流行情况 0.207 0，心血管疾病救治情况 0.181 2，公共卫生政策与服务能力 0.145 8，危险因素暴露情况 0.100 4。危险因素暴露和危险因素防控的权重之和（0.466 0）将近 50%，而在这两个维度的 24 个指标中，有 23 个指标的数据来自中国成人慢性病及危险因素监测调查，详见表 9-1。

表 9-1　指标定义

| 维度 | 指标 | 名称 | 定义 |
|---|---|---|---|
| 危险因素暴露情况 | B01 | 吸烟率 | 18 岁及以上现在吸烟者在 18 岁以上人群中所占的比例 |
| | B02 | 身体活动不足率 | 18 岁及以上人群中身体活动不足者所占的比例（定义为每周中等强度活动时间不足 150 分钟或相当量） |
| | B03 | 盐摄入水平 | 18 岁及以上人群平均每日食盐（氯化钠）摄入量（以克为单位） |
| | B04 | 蔬菜水果摄入不足率 | 18 岁及以上人群每日水果和蔬菜消费量少于 5 份（400g）者所占比例 |
| | B05 | 超重率 | 18 岁及以上人群超重者（24 ≤ BMI ＜ 28）所占比例 |
| | B06 | 肥胖率 | 18 岁及以上人群肥胖者（BMI ≥ 28）所占比例 |
| | B07 | 中心型肥胖率 | 18 岁及以上人群中心型肥胖者所占比例（腰围男性 ≥ 90cm，女性 ≥ 85cm） |
| | B08 | 高血压患病率 | 18 岁及以上人群高血压患者（SBP ≥ 140mmHg 和 / 或 DBP ≥ 90mmHg 和 / 或两周内服用降压药）所占比例 |
| | B09 | 糖尿病患病率 | 18 岁及以上人群糖尿病患者（空腹血糖 ≥ 7.0mmol/L，或 OGTT ≥ 11.1mmol/L，或已被乡镇 / 社区或以上医院诊断为糖尿病患者）所占比例 |
| | B10 | 高脂血症患病率 | 18 岁及以上人群，高脂血症患者 [ 满足以下任意条件者：总胆固醇（TC）≥ 6.22mmol/L，高密度脂蛋白胆固醇（HDL-C）＜1.04mmol/L，低密度脂蛋白胆固醇（LDL-C）≥ 4.14mmol/L，甘油三酯（TG）≥ 2.26mmol/L] 所占比例 |
| 危险因素防控情况 | C01 | 血压检测率 | 过去 12 个月内，18 岁及以上常住居民接受过血压测量的比例 |
| | C02 | 高血压知晓率 | 在本次调查确定的高血压人群中，在测量血压之前即知道自己患有高血压者所占的比例 |
| | C03 | 高血压治疗率 | 18 岁及以上的高血压患者中，近两周服用降压药物者所占的比例 |
| | C04 | 高血压控制率 | 18 岁及以上的高血压患者中，通过治疗血压得到有效控制者（SBP＜140mmHg 和 DBP＜90mmHg）所占的比例 |
| | C05 | 血糖检测率 | 过去 12 个月内，18 岁及以上常住居民接受过空腹血糖检测的比例 |
| | C06 | 糖尿病知晓率 | 在本次调查确定的糖尿病人群中，在测量血糖之前即知道自己患有糖尿病者（经过有资质的医疗机构或医生诊断）所占的比例 |
| | C07 | 糖尿病治疗率 | 18 岁及以上的糖尿病患者中，采用措施（包括生活方式改变和药物）控制血糖的比例 |
| | C08 | 糖尿病控制率 | 18 岁及以上的糖尿病患者中，通过治疗（包括生活方式改变和药物）将空腹血糖控制在 7.0mmol/L 及以下的患者比例 |
| | C09 | 血脂检测率 | 过去 12 个月内，18 岁及以上常住居民接受过血清胆固醇检测的比例 |

| 维度 | 指标 | 名称 | 定义 |
|------|------|------|------|
| 危险因素防控情况 | C10 | 高脂血症知晓率 | 在本次调查确定的高脂血症人群中,在测量血脂之前即知道自己患有高脂血症者(经过有资质的医疗机构或医生诊断)所占的比例 |
| | C11 | 高脂血症治疗率 | 18岁及以上的高脂血症患者中,采用措施(包括生活方式改变和药物)控制血脂的比例 |
| | C12 | 高脂血症控制率 | 18岁及以上的高脂血症患者中,通过治疗(包括生活方式改变和药物)控制血脂达标的比例 |
| | C13 | 成功戒烟率 | 18岁及以上成功戒烟者(最后一次戒烟距离调查时已有2年或以上的人)在吸烟者中所占的比例 |

## 四、中国心血管健康指数的结果和意义

2017年中国心血管健康指数首次发布即引起广泛关注,2019年和2021年则是CHI第二和第三次更新和发布。根据CHI2021测算的指标体系,上海市以83.27分位列全国第一,北京市、浙江省、福建省、江苏省、天津市分别取得第二到六名,共有14个省市在全国CHI水平线上。东部省份得分均相对较高,且排名前8位的省份均为东部省份,这可能与经济发展水平相关。但整体而言,我国CHI在逐步提高,总心血管病早死概率、胸痛中心建设数量、高血压控制率、居民健康素养水平等多项指标均有所改善。

截至目前,中国心血管健康指数已经更新和发布了3次,将指数作为一个工具来指导开展心血管疾病的防控工作已经有了一定的收获,指数在一定程度上体现了导向作用,体现在对医生、医院、防病机构、政府的积极推动作用。中国心血管健康指数是通过5个维度进行综合评估的结果,这其中的危险因素暴露情况和危险因素防控情况与疾病的预防密切相关。各省通过分析利用这些指标的变化,能够来评价其工作的不足和优势,对接心血管健康防治工作的开展。对于预防和公共卫生领域来说,下一步还将继续在高血压、糖尿病、高脂血症筛查和管理工作上加大投入,细化危险因素干预政策和措施,依托疾病预防控制体系和基层医疗服务机构的网底作用,切实将各项措施落到实处不断提高高血压和糖尿病的控制率,促进人群心血管健康水平的提升。

# 第十章　慢性病及其危险因素地理分布分析

探究健康及疾病在不同人群中的时空分布及其影响因素，并据此制定促进人群健康的科学策略，是流行病学的重要研究内容。近年来，随着不同学科的广泛交叉，地理信息系统（geographic information system，GIS）的方法与概念不断引入，流行病学的分支——空间流行病学发展迅速。空间流行病学强调从空间视角，采用空间分析手段对人群健康和疾病的地理分布进行定量，探究其特点与规律，并对其与环境因素之间的关系进行研究。空间流行病学的主要研究内容包括疾病制图、空间聚类识别与分析、地理相关性研究等，涉及流行病学、统计学、地理学、人口社会经济学等多个领域。目前，空间流行病学已广泛地应用于疾病的可视化分析、热点分析、危险因素识别及传播风险分析，极大地促进了人群健康与疾病防治工作。

虽然慢性病发病与基因和行为因素密切相关，但很多研究发现长期的环境暴露也可导致或增加慢性病发病/患病风险。环境暴露既可直接引发慢性病，也可以通过影响甚至改变个体行为，从而间接导致慢性病。譬如，长期暴露于细颗粒物含量较高的空气中可导致一些类型的呼吸系统疾病的发作；空气质量较差也可能减少人们的户外活动水平，从而导致肥胖。由于不同地区的环境大相径庭，其对慢性病的影响也可能有着空间差异。从空间流行病学的角度采用空间分析手段对慢性病及其环境危险因素进行分析，研究其地理相关性，寻找高发病率区域，可为医疗卫生部门在疾病监测、预防、资源分配等方面提供科学参考。

本章主要结合慢性病及危险因素监测数据实例，介绍如何利用外部获取的环境数据产生健康研究所需的环境因素，以及如何与慢性病及危险因素监测数据进行匹配，基于空间分析方法探索发现重点慢性病潜在的环境影响因素以及这些因素的空间异质性，并着重强调对结果的正确解读。

## 第一节　空间分析

空间分析又称地理分析，是分析具有空间坐标或相对位置数据和过程的理论和方法，是对地理空间现象的定量研究，其目的在于提取并传输空间数据中隐含的空间信息。由于空间数据具有位置、距离、方向、邻接性、尺度等多种特征，空间分析主要研究空间格局、空间位置、空间行为、空间关系、空间过程等。近年来，随着现代空间信息技术的快速发展，以及卫生健康、自然环境、社会经济等大数据的可获取性进一步提高，空间分析技术在流行病学领域的应用愈加广泛，成为了描述与分析人群疾病、健康和卫生事件的空间分布特点及发展变化规律的主要手段。空间分析的主要思想之一是空间中邻近数据的相似度通常比相距较远的数据要高，该思想建立在相邻地理单元存在某种联系的基本假设上。譬如，某些相邻县市的环境及经济社会相似度较高可能导致某慢性疾病在这些县市相似的患病或发病率。一些空间统计量可定量对这样的空间自相关现象进行评价，包括莫兰指数（Moran's I），吉尔里 C 数（Geary's C）等。

我们本节将使用全局莫兰指数（Moran's I）及安瑟伦局部莫兰指数（Anselin Local Moran's I）两种空间自相关统计量对某国市级肥胖率做空间自相关的定量分析，探究某国市级肥胖病患病率的空间分布特点。

**实例数据**

　　以 2016 年某国 390 个市级行政区的肥胖病患病率作为样本。肥胖被定义为 BMI 大于等于 $30kg/m^2$。

## 一、全局莫兰指数

空间要素的空间自相关程度被用于评价空间要素的空间分布状况，包括聚集、分散和随机分布。在空间流行病学领域，空间自相关分析通常被用于评价与分析某疾病的患病率/发病率的空间分布，寻找疾病高发或低发的聚集区域并分析原因，以达到优化医疗资源，调查危险因素的目的。空间自相关的计算须首先对空间权重矩阵进行定义，常见的空间权重矩阵包括车相邻、后相邻。车相邻是指具有公共边界的两区域的虚拟变量为 1，否则为 0 的空间权重矩阵赋值方式，后相邻是指具有公共边界或者节点的两区域的虚拟变量为 1，否则为 0 的空间权重矩阵赋值方式。全局莫兰指数可基于使用的空间权重矩阵对空间要素的空间自相关程度进行评价，其值在方差归一化后会落在 −1.0 至 1.0 之间。全局莫兰指数大于或小于零则表示空间相关性，大于零表示正相关即相似值空间聚集，小于零表示负相关即相似值离散分布，绝对值越大表示空间正相关或负相关性越明显。全局莫兰指数为零则表示不存在空间自相关即空间要素呈随机分布。全局莫兰指数的数学表达如下：

$$I = \frac{N}{W} \frac{\sum_i \sum_j w_{ij}(x_i-\overline{x})(x_j-\overline{x})}{\sum_i(x_i-\overline{x})^2} \qquad （公式 10-1）$$

式中，$N$ 为样本量，$x_i$ 和 $x_j$ 分别代表 $i$、$j$ 位置的属性值，$w_{ij}$ 代表衡量空间关系的权重，若 $i$、$j$ 区域相邻，则 $w_{ij}$ 为 1，否则为 0，$w$ 为 $w_{ij}$ 的和。本节我们使用软件 GeoDa 对某国市级肥胖率的全局莫兰指数进行计算，旨在探究是否存在空间自相关。

【GeoDa 操作】

（1）打开记录某国市级肥胖率数据的行政区划图，见图 10-1。

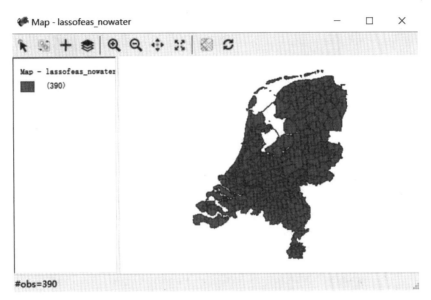

图 10-1　市级行政区划图

（2）点击"Tools"-"Weights Manager"构建权重矩阵（图 10-2）。

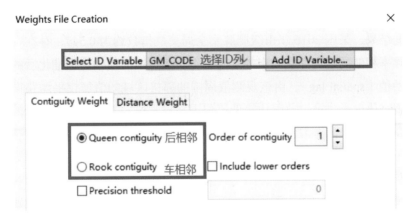

图 10-2　空间权重设置方法

后相邻：存在公共边界或顶点即为相邻；车相邻：存在公共边界为相邻。

（3）点击"Space"-"Univariate Moran's I"，计算全局莫兰指数并画出散点图（图 10-3）；

**【GeoDa 结果】**

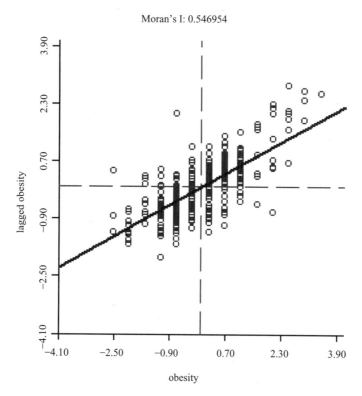

图 10-3　全局莫兰指数计算结果

**【GeoDa 结果解释】**

全局莫兰指数在 GeoDa 中的运行结果为一张散点图，图的上方显示计算出的全局莫兰指数。根据结果，某国 2016 年市级肥胖率全局莫兰指数约为 0.547，存在一定的空间正相关，即肥胖率相似的地区存在一定的空间聚类。散点图的横轴为标准化后的观测值，纵轴为空间滞后值（spatial lag），由该观测值周围的邻接区域的值加权平均获得。散点图的第一象限代表高值聚类，第二象限代表低值包围高异常值，第三象限代表低值聚类，而第四象限代表高值包围着低异常值。

## 二、安瑟伦局部莫兰指数

全局莫兰指数只可对研究区整体的空间自相关性进行评价，而安瑟伦局部莫兰指数可对空间自相关发生的地点、范围及类型进行探索。安瑟伦局部莫兰指数在公共卫生领域通常被用于研究和分析疾病患病 / 发病的空间自相关发生地位置、范围及类型，其数学表达如下：

$$I_i = \frac{x_i - \overline{x}}{\sigma^2} \sum_{j=1, j\neq i}^{n} [w_{ij}(x_j - \overline{x})] \qquad （公式 10-2）$$

$$E(I_i) = \frac{\sum_{j=1, j \neq i}^{n}(w_{ij})}{n-1} \qquad （公式10-3）$$

式中，$x_i$ 与 $x_j$ 为在 $i$ 与 $j$ 位置的要素值，$\bar{x}$ 是 $x$ 的均值，$\sigma^2$ 为 $x$ 的方差，$w_{ij}$ 为空间权重值，$n$ 为样本量。若 $I_i \geq E(I_i)$ 则该空间单元与邻接的空间单元正相关即高值或低值聚类，若 $I_i < E(I_i)$ 则该空间单元与邻接的空间单元负相关。在软件 GeoDa 中，安瑟伦局部莫兰指数的显著性由蒙特卡罗方法进行验证。与全局莫兰指数相同，计算安瑟伦局部莫兰指数之前需要对空间要素的空间权重矩阵进行选择。

【GeoDa 操作】

（1）打开记录某国市级肥胖率数据的行政区划图（图 10-4）。

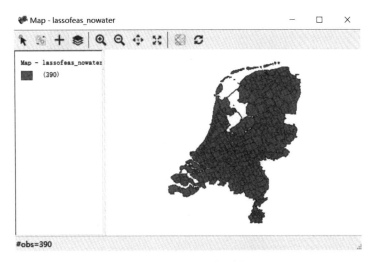

图 10-4　市级行政区划图

（2）点击"Tools"-"Weights Manager"构建权重矩阵（图 10-5）。

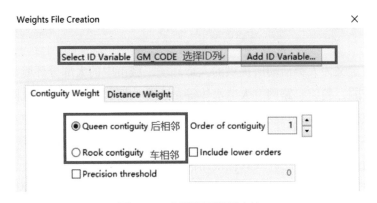

图 10-5　空间权重设置方法

后相邻：存在公共边界或顶点即为相邻；车相邻：存在公共边界为相邻。

（3）点击"Options"-"Randomization"选择蒙特卡罗方法迭代次数（默认为999次），点击"Options"-"Significance Filter"选择显著性水平。

（4）点击"Space"-"Univariate Local Moran's I"，计算安瑟伦局部莫兰指数（图10-6）；

【GeoDa 结果】

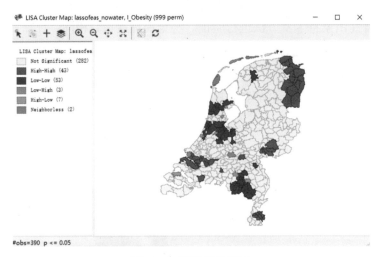

图 10-6　莫兰指数结果

【GeoDa 结果解释】

图10-6中，红色区域为某国市级肥胖率的高值空间聚类，在某国的东部、东南、南部、西部出现，蓝色区域则为低值聚类，在某国的北部及西南部出现。像这样大范围相似值的空间聚类很可能是由于一些空间因素（spatial factor）导致的，后续的研究可进一步使用空间分析方法如地理加权回归、空间滞后模型等对其进行分析。

## 第二节　建成环境因素数据的生成

建成环境被定义为人类活动所提供的人造环境，城市中的大部分环境都可以被认为是建成环境，如公园、餐馆、路网、人造水体等。这些数据通常可由专题地图或遥感影像获取，获取后的数据通常以点、线、面的矢量形式存储在地理空间数据库中。建成环境的不同属性如密度、多样性可能与一些慢性疾病相关。如运动设施的密度可能潜在地改变居民的运动模式从而避免或导致肥胖或其他代谢性疾病。这些不同的建成环境属性很可能是某些慢性病的危险因素，因此有必要对建成环境的不同属性进行提取，并分析其与慢性病发病/患病之间的关系。在本节，我们介绍如何使用兴趣点建成环境数据生成可能对人群肥胖有影响的一些类型的建成环境因素。

**实例数据**

2010 年百度地图河南省两类兴趣点建成环境数据包括：公园广场 536 个、餐馆 41 137 个。

## 一、兴趣点建成环境数据介绍

兴趣点建成环境数据是特殊的带有位置信息的点的集合，用来记录有实际地理标识意义的空间对象，以点的矢量形式存储在空间数据库中。一个兴趣点建成环境数据通常最少包含以下信息：点的经纬度、标签、类别。兴趣点建成环境数据繁杂多样，不同类别的兴趣点一定程度上反映一定区域的建成环境。以百度地图提供的 2020 年兴趣点建成环境数据为例，兴趣点建成环境根据行业被分成了 21 大类，包括：美食、酒店、购物、生活服务、丽人、旅游景点、休闲娱乐、运动健身、教育培训、文化传媒、医疗、汽车服务、交通设施、金融、房地产、公司企业、政府机构、出入口、自然地物、行政地标、门址，每个大类下还有若干小类的分类。兴趣点建成环境数据可从地图服务商如百度、高德地图下载，也可从开源地理数据库如公开地图（open street map，OSM）进行下载。需要注意的是，在我国，虽然百度、高德地图的兴趣点建成环境数据质量较 OSM 更高但其下载均有最大请求数限制。以百度地图为例，其一次至多返回 150 个兴趣点，因此须根据实际需求，通过添加分类、设置范围等方式，缩小检索范围以保证返回结果的正确性。百度地图兴趣点建成环境数据的下载可参见百度地图官网（http://lbsyun.baidu.com/index.php?title=webapi/guide/webservice-placeapi）。经过简单处理的兴趣点建成环境数据可被用于反映某些建成环境在一定范围内的密度，也可根据居民住址位置提取居民住址与某最近的建成环境的距离。这些距离或密度很可能影响附近居民的生活方式从而影响慢性病的患病率（图 10-7）。

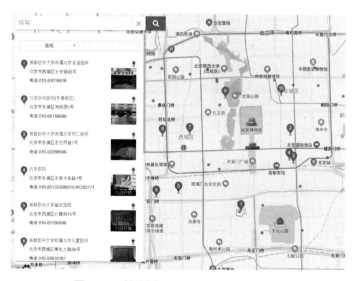

**图 10-7　故宫博物院附近兴趣点（医院）**

## 二、建成环境密度生成

本节使用 ArcGIS10.2 对 2010 年河南省两类兴趣点建成环境数据进行处理，并生成可能与人群肥胖相关的建成环境密度。

【 ArcGIS 操作 】

（1）加载河南省县 / 区边界图层，公园及餐馆兴趣点建成环境数据。

（2）右击河南省县 / 区边界图层，左击"连接与关联"-"连接"使用空间连接计算每个县 / 区内公园广场的数量（图 10-8）。

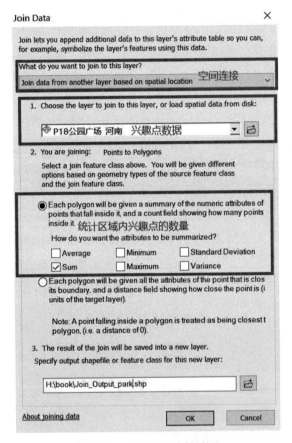

图 10-8　设置数据连接选项

（3）右击上一步得到的输出图层，左击"打开属性表"，新添加的字段，右击添加的字段，选择"计算集合属性"计算县 / 区面积（图 10-9）。

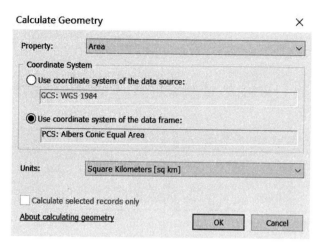

**图 10-9　计算集合属性**

（4）添加新的字段，右击新字段，选择"字段计算器"（图 10-10）。

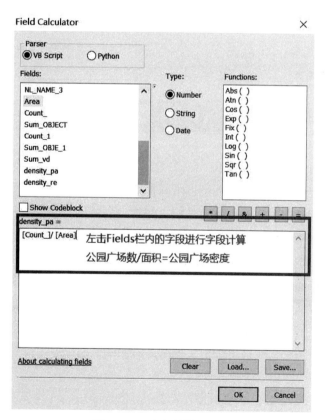

**图 10-10　字段计算器设置**

## 【ArcGIS 结果统计】

ArcGIS 结果统计见表 10-1。

表 10-1　河南省县／区级别公园广场、餐馆密度统计值描述

单位：个／平方公里

| 变量 | 最小值 | 最大值 | 均值 | 方差 |
|---|---|---|---|---|
| 公园广场 | 0 | 0.151 | 0.009 9 | 0.024 |
| 餐馆 | 0.004 | 14.028 | 0.796 | 2.006 |

## 【ArcGIS 结果解释】

根据河南省县／区级别公园广场密度统计，河南省各县／区公园广场最低密度为 0 个／平方公里，最高约为 0.151 个／平方公里，均值约为 0.009 9 个／平方公里。从餐馆密度来看，其最小值为 0.004 个／平方公里，最大值为 14.028 个／平方公里，均值为 0.796 个／平方公里。该结果可与河南省县／区级别的慢性病数据如慢性病患病率与发病率进行匹配以进行进一步空间分析。

## 第三节　自然环境因素的生成

自然环境可能对一些慢性病发病／患病或死亡造成直接影响，例如温度与卒中、海拔与高血压、阳光与皮肤癌等。自然环境也可间接地影响人的健康，例如频繁的降水、恶劣的空气质量、过高或过低的气温可能会影响人们的户外活动水平从而间接影响人群肥胖。研究和分析自然环境对慢性病的影响至关重要，政府决策者可根据自然环境对慢性病的影响制定不同地区的慢性病防治策略。自然环境数据一般可通过地面环境或气象监测站或卫星遥感图像获取。自然环境数据的时间跨度对于研究不同的慢性病至关重要，例如短期的气温变化可能引起皮肤血管扩张，影响心脏负荷，并导致冠心病；长期的气候变化可能影像人群运动水平，从而引起肥胖。因此，针对不同的研究应使用不同时间跨度的自然环境数据。本节，我们介绍如何生成可能对人群肥胖有影响的温度及空气质量因素。

**实例数据**

2010 年夏、冬季节中国每月空气细颗粒物（PM$_{2.5}$）数据。2010 年中国 MOD11C3 个月合成地表温度数据。

## 一、温度环境因素生成

地表温度是重要的陆地表面参数，太阳的热能被辐射到达地面后，一部分被反射，一部分被地面吸收，使地面增热，对地面的温度进行测量后得到的温度就是地表温度。地表温度是区域和全球尺度地表物理过程中的一个关键因子，也是研究自然环境因素的重要参数，广泛应用于生态环境、气候变化、公共健康等领域。卫星遥感技术为获取大区域地表温度信息提供了有效手段，从卫星数据的热红外波段像元值经过辐射定标、大气校正和比辐射率校正等定量处理可以反演得到地表温度。目前，国际上有多颗卫星载荷可以提供成熟的地表温度数据产品供用户使用，包括美国航空航天局 NASA 的 MODIS、VIIRS，欧洲空间局 ESA 的 Sentinel-3A/SLSTR，以及我国的风云系列卫星等。以 MODIS 卫星产品为例，其地表温度产品包括一系列数据集合，包括每日、8 日和每月的全球网格产品，空间分辨率从 1km 到 0.05°，本研究所使用的 MOD11C3 为空间分辨率为 0.05°的整月合成的网格化地表温度产品，数据格式类型为 HDF-EOS，包含了白天地表温度、夜间地表温度、波段发射率等多个数据集。地表温度数据可以通过 NASA 或 ESA 等机构的官方数据网站下载获取，如 MOD11C3 可以通过 NASA 的对地观测数据网站（NASA Earthdata）免费获取，其下载步骤如下：①进入 NASA Earthdata 数据搜索下载网站（https:// search. earthdata.nasa.gov/）；②输入检索的数据集，如地表温度数据的名称（MOD11C3）；③进入筛选界面，选择数据下载的区域和时间范围，等待数据检索；④根据下载链接，选择下载数据。数据下载格式为 HDF-EOS，经过工具软件或程序处理为 GeoTiff 或其他栅格数据格式，方便后续处理。栅格数据将空间分成有规律的格网，由行和列进行索引，格网的大小决定了栅格数据的空间分辨率，网格的值代表了空间数据的属性。由于本节使用的温度数据属于 0.05°空间分辨率的栅格数据，每个栅格的数值均代表了栅格范围内的温度，我们需要将县 / 区行政区内每个格网的温度汇总至区县级别作为变量。

【ArcGIS 操作】

（1）选择 ArcToolbox 中的空间分析工具，选择"区域"-"区域统计"，计算每个县 / 区的平均温度（图 10-11）。

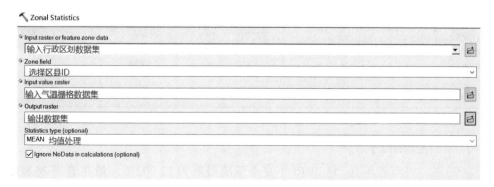

**图 10-11　ArcToolbox 中的区域统计工具设置方法**

（2）行政区划面数据转点数据以提取数据（图 10-12）。

选择"数据管理工具"-"要素"-"要素到点"。

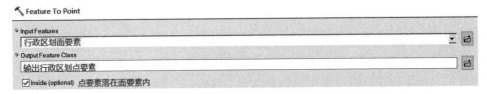

图 10-12　行政区划面数据转点数据以提取数据

选择"空间分析工具"-"提取"-"用点提取"（图 10-13）。

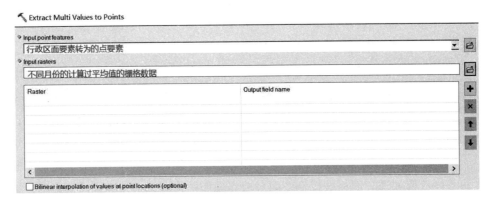

图 10-13　点要素提取工具设置方法

【ArcGIS 结果统计】

ArcGIS 结果统计见表 10-2。

表 10-2　河南省县／区级别 2010 年夏、冬季地表温度统计值描述

单位：℃

| 变量 | 最小值 | 最大值 | 均值 | 方差 |
|---|---|---|---|---|
| 夏季温度 | 22.002 | 26.882 | 25.886 | 0.846 |
| 冬季温度 | −0.470 | 4.317 | 2.191 | 1.035 |

【ArcGIS 结果解释】

根据结果，河南省各县／区 2010 年夏季温度最低为 22.002℃，最高值为 26.882℃，均值为 25.886℃。冬季最小值为 −0.470℃，最大为 4.317℃，均值为 2.191℃。夏、冬季温

度的空间异质性很可能潜在的导致该年不同地区人群体力活动量的不同，进而对人群肥胖产生不同的影响。

## 二、空气颗粒物（PM₂.₅）环境因素生成

PM₂.₅ 又称细颗粒物，是指大气中空气动力学粒子直径小于 2.5mm 的粒子，粒子半径小，能在大气中长时间停留，并且能够进行远距离间传输，对大气空气环境质量造成很大威胁，也是多种慢性病的危险因素。地基监测 PM₂.₅ 的方法主要有重量法、β 射线吸收法、微量震荡天平法，我国从 2012 年开始大量建立 PM₂.₅ 自动监测网络，并实时对公众发布监测数据，截至目前全国建立的国家控制点大约有 1 500 个站点，许多省市级相关环保部门为更好监测地区空气质量，不同程度上建立县级加密监测站点，为监测大气空气质量提供有效评价数据。地面 PM₂.₅ 监测数据可以从中国环境监测总站或省市级环境监测部门网站实施获取，如全国国控站点数据可以通过中国环境监测总站的"全国城市空气质量实时发布平台"获取，时间分辨率为 1 小时，其下载步骤如下：①进入"全国城市空气质量实时发布平台"网站（http://106.37.208.233:20035/）；②通过程序代码抓取网站发布的实时空气质量数据，包括国控站点名称、位置、时间、空气质量6 参数等信息，并将抓取数据保存为文本格式；③网站数据每小时更新，定期获取最新发布数据并保存。

【 ArcGIS 操作 】

（1）加载地面站数据，右击所加载的表格要素类数据，选择"显示 XY 数据"（图 10-14）。

（2）右击行政区划图层，选择"连接与关联"-"连接"将上一步生成的点要素与行政区划进行空间连接（图 10-15）。

（3）右击上一步输出的图层，打开属性表，新建两个字段，右击新字段选择"字段计算器"，分别计算夏、冬季 PM₂.₅ 平均值（图 10-16）。

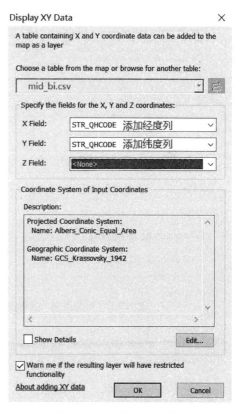

图 10-14　加载地面站数据

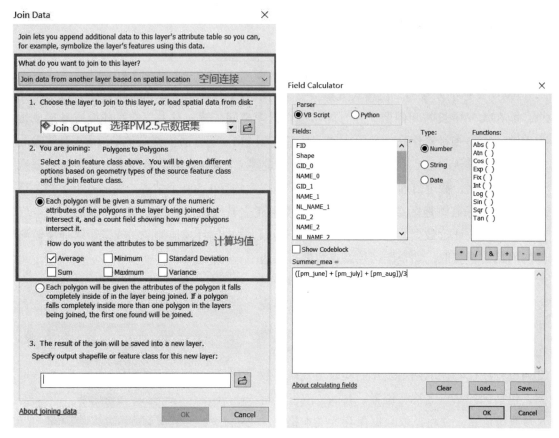

图 10-15　点要素与行政区划进行空间连接　　　图 10-16　字段计算器

【ArcGIS 结果统计】

ArcGIS 结果统计见表 10-3。

表 10-3　河南省县 / 区级别 2010 年夏、冬季节 PM$_{2.5}$ 浓度统计值描述

单位：μg/m$^3$

| 变量 | 最小值 | 最大值 | 均值 | 方差 |
|---|---|---|---|---|
| 夏季 PM$_{2.5}$ | 9.293 | 63.572 | 36.055 | 14.033 |
| 冬季 PM$_{2.5}$ | 53.735 | 94.739 | 72.182 | 13.452 |

【ArcGIS 结果解释】

根据结果，河南省各县 / 区 2010 年夏季 PM$_{2.5}$ 浓度最低为 9.293μg/m$^3$，最高值为 63.572μg/m$^3$，均值为 36.055μg/m$^3$。冬季最小值为 53.735μg/m$^3$，最大为 94.739μg/m$^3$，均

值为 72.182μg/m³。夏、冬两季 PM$_{2.5}$ 浓度差异较大。冬季的高 PM$_{2.5}$ 值可能进一步的降低人群外出活动的意愿，从而导致肥胖。

## 第四节　环境因素与慢性病数据的空间匹配

许多空间分析方法都依赖环境变量与慢性病监测调查数据正确的空间匹配，如地理加权回归等。不准确的空间匹配可能增加空间分析的误差从而导致空间分析的失败。研究区尺度的慢性病数据如区域慢性病发病率可根据研究区的空间矢量边界与环境数据进行匹配。然而，即使在较小的区域内，个体的差异仍有可能对区域尺度上得到的结论造成影响。随着全球导航卫星系统（global navigation satellite system，GNSS）的发展，个体的空间坐标可被精确的定位从而使得个体层面的慢性病与环境因素的空间匹配得以实现，可穿戴式定位追踪设备（wearable GPS）更可通过测量个体一定时间内的活动范围对个体的环境暴露进行更精确的测量。本节将介绍如何根据慢性病及危险因素监测或调查人群的空间坐标提取调查人群周围一定空间范围内的环境因素，在个体层面上进行调查人群与其周围环境的空间匹配。

**实例数据**

2015 年深圳市 13 093 个慢性病调查对象。以 2007—2016 年调查对象住址周围 500m 圆形缓冲区范围内 MOD13Q1 归一化植被指数产品为绿色空间环境因素。

## 一、绿色空间环境因素介绍

城市的绿色空间是城市生态系统的重要一环，对居民健康有重要影响。绿色空间中的植物可吸附有害气体的，净化空气，降低呼吸道疾病的发病概率，其形成的局部小气候可降温增湿，调节气流，在一定程度上降低城市热岛效应，降低高温引发疾病的概率。此外，绿色空间中的绿色植物可缓解居民的心理压力，有利于居民的心理健康。社会层面上，绿色空间还为居民提供了重要的活动、交流场所，有利于生活在其周围的居民的体育运动，从而降低肥胖病的发病概率。绿色空间主要的组成部分是绿色植物，其生长状况可由植被指数进行定量。归一化植被指数（normalized difference vegetation index，NDVI）是目前应用最成功的植被指数之一，可以较精确地反映出地表植被的绿度和光合作用的强度，与植被分布密度呈线性相关，它是植物生长状态以及植被空间分布密度的较佳指示因子，是目前区域植被变化研究的主要分析工具之一。国际上的多颗卫星载荷可以提供成熟的归一化植被指数产品，如美国航空航天局的 Terra 和 Aqua 卫星的 MOD13 产品等。本节使用的 MOD13 产品为每 16 天整合的覆盖深圳市的格网化植被指数产品，空间分辨率约为 250m，数据格式类型为 HDF-EOS。其下载步骤如下：①进入 NASA Earthdata 数据搜索下载网站（https://search.earthdata.nasa.gov/）；②输入检索的数据集名称（MOD13Q1）；③进入筛选界面，选择数据下载的区域和时间范围，等待数据检索；④根据下载链接，选择下载数据。HDF-EOS 格式的数据可经过工具软件或程序处理为 GeoTiff 或其他栅格数据格式以便后续处理。

## 二、绿色空间环境因素与慢性病数据的空间匹配

慢性病及危险因素监测或调查人群的住址附近可能是他们进行活动的最主要场所，因此本节选择调查对象住址附近 500m 的圆形缓冲区内的归一化植被指数作为其周围绿色空间环境因素。

【Matlab 代码】

```
CoorNum = zeros(230,13093); % 建立存储结果的矩阵，230 景影像与 13093 位被调查者
files=dir('H:\clip\*.tif'); % 读取归一化植被指数 tiff 影像
locMat = readtable('H:\ShenzhenGreen\Shenzhen0808.csv');% 读取调查对象坐标
h=waitbar(0,'please wait'); % 建立进度条
r = 2;% 设置缓冲区范围（2 个像元，约 500m）
for n=1:length(files) % 使用 for 循环计算缓冲区内归一化植被指数均值
    str=[' 运行中 ...',num2str(n/length(files)*100),'%']; % 进度条
    waitbar(n/length(files),h,str); % 进度条
    [pic,R]=geotiffread(files(n).name);% 读取归一化植被指数 tiff 数据及其地理坐标
    douPic = im2double(pic);%tiff 影像转为矩阵
    [xgrid, ygrid] = meshgrid(1:size(douPic,2), 1:size(douPic,1));% 设置行列号
    for i=1:length(locMat.LNG)% 使用 for 循环读取坐标
        x = locMat.LAT(i);% 读取纬度
        y = locMat.LNG(i);% 读取经度
        [row, col] = latlon2pix(R,x,y);% 将经纬度转为行列号
        mask = ((xgrid-col).^2 + (ygrid-row).^2) <= r.^2;% 设置缓冲区
        values = douPic(mask);% 获取缓冲区内归一化植被指数
        M = mean(values);% 计算缓冲区内植被指数均值
        CoorNum(n,i) = M;% 将结果保存在设置的矩阵内
    end
end
delete(h)
```

TabCoorNum = array2table(CoorNum);% 将矩阵数据类型转为表类型

writetable(TabCoorNum,'bf250.csv')% 将表输出为 csv 格式

【Matlab 结果】

Matlab 结果见表 10-4。

表 10-4 深圳市慢性病调查对象住址附近 500m 2007—2016 年每 16 日归一化植被指数均值

| 时间 | 调查对象 ID | | | | |
| --- | --- | --- | --- | --- | --- |
| | 1 | 2 | 3 | ⋯ | 13093 |
| 2007001 | 0.169 3 | 0.182 725 | 0.149 6 | ⋯ | 0.108 275 |
| 2007017 | 0.153 45 | 0.238 175 | 0.162 733 | ⋯ | 0.125 |
| 2007033 | 0.189 05 | 0.179 8 | 0.204 3 | ⋯ | 0.138 325 |
| 2007049 | 0.200 05 | 0.144 125 | 0.120 5 | ⋯ | 0.180 825 |
| 2007065 | 0.221 8 | 0.040 35 | 0.039 733 | ⋯ | 0.059 575 |
| 2007081 | 0.073 05 | 0.138 | 0.132 567 | ⋯ | 0.052 425 |
| ⋮ | ⋮ | ⋮ | ⋮ | | ⋮ |
| 2016353 | 0.327 3 | 0.356 525 | 0.294 933 | 0.349 825 | 0.329 2 |

Matlab 输出 csv 文件的行代表不同时间归一化植被指数数值，列则代表病患 ID。研究者可根据研究需要从此表选择不同时段某患者住址周围 500m 归一化植被指数。

本章从空间分析、建成环境因素生成、自然环境因素生成、环境因素与慢性病数据的空间匹配 4 个角度介绍了慢性病及其危险因素地理分布分析。其中，空间分析一节主要介绍了如何使用空间分析方法对慢性病发病 / 患病的空间分布进行定量分析。建成环境因素生成与自然环境因素生成两节从不同数据类型的角度（矢量点数据、栅格数据）举例介绍了环境因素生成的过程。最后一节则介绍了环境因素与慢性病数据的空间匹配，匹配后的数据可根据研究者需要进行传统的统计分析或空间分析。

# 第十一章　监测报告撰写的自动化实现

监测工作的报告产出是监测结果呈现的重要一环。中国慢性病及危险因素监测单轮调查变量有 600 余个，通过分析，可获得《"健康中国 2030"规划纲要》《中国防治慢性病中长期规划（2017—2025）》《全球非传染性疾病预防控制综合监测框架（含指标）和自愿性目标（2013—2025）》等目标中所包含的大量评价指标。将监测结果以健康白皮书、监测报告分析集、科研论文等形式对外呈现，可为政府制定慢性病防控政策提供依据，为公共卫生、临床等科研技术人员提供科学数据，助力居民提高个人健康意识做好慢性病预防及患者自我管理。

一份监测报告的顺利产出需要经历多个阶段，包括科学、严谨的指标定义确认（第二章）、数据清洗（第三章）、指标计算分析（第四章），还需要将结果以图文并茂的形式进行科学、详实地展示。最后这个展示环节的文字撰写工作，往往需紧扣表格中数值大小、紧扣图片中指标走势，必然需要撰稿小组投入大量的时间和精力用于图表规格统一、图表信息提取、文字描述、数值再核对，这一定程度上降低了报告产出可行性和效率。当拟纳入报告的分析指标较多时，有没有什么方式可以帮助提升报告产出的效率呢？本章抛砖引玉，以已出版的《中国慢性病及危险因素监测报告（2010）》《中国居民营养与慢性病状况报告（2015）》中部分重要指标的文字表述、图表展示为蓝本，用"某省省级监测数据"为例，使用 SAS 分析软件输出功能，规范、快捷地输出报告的主体部分。本章分为三个小节，第一节"确定报告指标和输出方式"，第二节具体示范如何实现"多个指标批量完成分析制表制图"，该节是通过编程实现分析、检验、输出文字图表的核心部分；第三节为结果展示。

## 第一节　确定报告指标和输出方式

### 一、确定报告指标包含的元素

文字、表格、图片为本案例所确定的三大组成元素。如文字展示，针对每一个慢性病或危险因素以总体和分组别形式描述流行率、频率或均值，当组别数为 2 时（如男、女，城、乡），比较两组间值的大小（高低情况，差异是否明显），当组别数较多时（如不同年龄组），描述数据走势。表格展示可将文字展示信息一一更具体地呈现，如横向类别包含总体、性别、城乡及城镇或乡村的不同性别，纵向包括不同年龄组。图片展示可以用柱图直观展示几个关键类别的高低，也可以用线图呈现变化趋势。

## 二、确定软件输出方式

使用 SAS 软件的输出传输系统（output delivery system，ODS）可输出创建不同格式的文件，如 PDF 文件，RTF（rich text format）格式文件，或 HTML 格式文件。其中，RTF 格式文件可以在 Word 环境（或者其他 Word 处理器）中打开，并进行修改编辑，是本案例选用的"自动化"输出格式。

ODS 输出 RTF 格式文件关键语句示例：

```
ods rtf file='C:\Users\Desktop\example.rtf'  style=mystyle bodytitle;
ods rtf startpage=never;
ods escapechar="^";
ods graphics on / width=5in ;
……
……;
ods rtf close;
```

解读：

ods rtf file='C:\Users\abc\Desktop\example.rtf'  style=mystyle bodytitle；

* 在 file 后用单引号括起文件导出时存放的地址。

style= 及 bodytitle 为可选项，前者被赋予的值通常可为 SAS 自带的风格（如 Sashelp. Tmplmst 中的各种 style），也可以自定义修改原有风格（存储至 Sasuser.Templat 中），本案给予了一个自定义风格，名字设定为 mystyle，见第三节。

Bodytitle 可使表格输出时，表格的标题部分呈现在表格上方而不是页眉；

ods rtf startpage=never；

* 使用本语句，可使输出的多个表不用单独分页，便于报告整体编辑；

ods escapechar="^"；

* 本语句可触发缩进功能。通常在输出某字符串且需要对其进行缩进时，可将双引号中的符号放在该字符串前（接着搭配一个字母或空格）实现，如这里的 ^ 加小写字母 w 重复 4 次表示缩进两个汉字长度。双引号中符号是可以自定义的，如 ^ 也可换为 ~；

ods graphics on / width=5in；* 输出图片，自定义宽度为 5in；

* 省略号处为拟输出内容的程序语句编写位置，本案例仅将调用宏的语句（如 %automation）放 ODS 中，其他语句均可放 ODS 之前提前运行（如定义 automation 和

style 的语句）；

　　ods rtf close；

　　* 与最初 ODS RTF 遥相呼应，实现指定 RTF 为输出目标并输出。

　　运行完该段语句，将在指定目录下生成一个指定名称的 RTF 格式文档，并自动打开
（如通过 office 自带的 word 或 WPS 打开），弹出阅读界面。文档内容由省略号处包含的
程序语句决定。

## 第二节　多个指标批量完成分析制表制图

　　本案例假定需求为将多个指标的分析结果输出至同一个 RTF 文件中，每个指标的分
析包含文字、表格、图片三部分。在 SAS 中可以通过建立宏程序，来批量实现对多个指
标做分析的循环操作。

```
* 建立；
%macro automation（参数 1, 参数 2, 参数 3）；
……
……；
%mend;
* 调用；
%automation（参数 1=　 , 参数 2=　 , 参数 3=　 ）；
```

　　解读：

　　%macro automation（参数 1，参数 2，参数 3）；

　　* 以 %macro 开头建立宏，automation 为宏名，可为英文字母或 / 及数字或 / 及一些符
号的组合，需符合 SAS 软件的要求。后面可以跟多个参数供宏内部使用，参数名可以是
英文字母等，具体调用时，不调用的参数可不出现。

　　* 省略号处为本宏包含的具体程序语句编写位置。

　　%mend。

　　* 表示结束本宏。宏内可以继续嵌套用 %macro 编写的宏或调用外部用 %macro 编写
的宏，以下分别介绍表格自定义输出、文字自定义输出、图片自定义输出等。

### 一、实现表格自定义输出

　　通过 proc tabulate 过程步完成报表，该过程步可编写在以上 %macro 编写的宏中，下
方将展示一个在该宏中的示例。如果仅展示本部分效果，可将 ods select none 去掉。如果
放在完整程序里，它将与后面 ods select all 呼应，实现先关闭打印，后重启打印（见第二
点第五步）。

```
%macro automation(d,v,w,t,yy,dw1,dw2,m,n1,n2,n3);
ods select none; * 此处语句为全程序设计，如查看本处表格效果，可去掉本行语句;
proc tabulate noseps data=&d. format=8.2 out=&v._table;
    class age  A1   ur_gt;
    var &v.;
    &w.;
    weight wt_final;
    table (all=' 合计 ' age=') , (all=' 城乡合计 ' ur_gt=") * (all=' 小计 ' A1=") *&v.="*mean="/condense;
    Format A1 sexf. Age age2f. ur_gt ur_gtf.;
    Title  "标题名称";
run;
%mend;
proc format;
    value sexf      1=" 男性 " 2=" 女性 ";
    value ur_gtf    1=' 城镇 ' 2=' 乡村 ';
    value agef      low-<45="18-44 岁 "    45-<60="45-59 岁 "    60-high="60 岁及以上 ";
    value age2f     low-<30="18~29 岁 "    30-<40="30~39 岁 "    40-<50="40~49 岁 "
                    50-<60="50~59 岁 "    60-<70="60~69 岁 "    70-high="70 岁及以上 ";
    value group1f 1=" 总体 " 2=" 男性 " 3=" 女性 " 4=" 城镇小计 " 5=" 乡村小计 " 6=" 城镇男性 " 7=
" 城镇女性 " 8=" 乡村男性 " 9=" 乡村女性 ";
    value group2f 1=" 城乡合计 "   2=" 城镇 " 3=" 乡村 ";
    value group3f 1=" 总体 " 2=" 男性 " 3=" 女性 ";
run;
* 调用 ;
%automation(d=smk2018 ,v=smk, w=where age>=18 );
```

本过程步将获得一个如表 11-1 格式的表格，它可通过配合使用前面介绍的 ODS RTF，并选用或修改某些 SAS 风格来实现三线表在 RTF 格式文档中的输出，本节最后将附上一个经由 SAS 自带的风格模板 "Journal" 修改后的模板供使用。

表 11-1　模板表样

| | 城乡合计 | | | 城镇 | | | 乡村 | | |
| --- | --- | --- | --- | --- | --- | --- | --- | --- | --- |
| | 小计 | 男性 | 女性 | 小计 | 男性 | 女性 | 小计 | 男性 | 女性 |
| 合计 | | | | | | | | | |
| 18 ~ 29 | | | | | | | | | |
| 30 ~ 39 | | | | | | | | | |
| ⋮ | | | | | | | | | |

解读：

%macro automation(d,v,w,t,yy,dw1,dw2,m,n1,n2,n3);

```
proc tabulate noseps data=&d. format=8.2 out=&v._table;
```

* 本段程序中多处出现了符号 &，该符号既可引用全局宏变量又可引用局部宏变量，如本框中 &d. 对应引用最后一句 %automation 后括号中的参数值 smk2018，使本处返回 data=smk2018，从而实现 data 语句对 smk2018 数据库的读取。Format=8.2 表示输出表格的数据长度为 8，保留两位小数，长度和小数个数均可修改。out=&v._table 语句中 &v. 则对应引用了 %automation 后方的参数值 smk，可在临时库中生成一个名为 smk_table 的统计库，保存了本段语句统计打表的基本信息。

```
class  age  A1  ur_gt。
```

*class 后面放入拟呈现表格中的分类信息对应的变量名，本案对应为年龄（age）、性别（A1）、城乡（ur_gt）；

```
var &v.。
```

*var 后面放入拟分析变量名，如是否吸烟的判断变量 smk；

```
&w.;
weight wt_final。
```

*&w. 是通过宏参数设定的一个拟安插在本程序中的可选宏，可以如本案调用后返回的一个条件语句 where age>=20，也可缺失不调用。本监测数据经过了多阶段整群随机抽样，故可通过 weight 语句获得加权分析结果，wt_final 为权重变量名；如果希望得到粗率，可去掉本行语句。

```
table (all=' 合计 ' age="), (all=' 城乡合计 ' ur_gt=") * (all=' 小计 ' A1=")。*&v.="*mean="/
condense。
```

*table 后第一个逗号前的内容用于确定表格首列纵向分类信息，如纵向按年龄合计和分年龄展示，后面两个括号相乘代表的是横向制表最上方按城、乡分大类，城镇和乡村大分类下再按性别做细分。紧随其后通过 *&v.=" 告知过程步拟分析变量。*mean=" 告知过程步统计内容为均值，mean 可以更换为其他参数获得最大值、最小值、中位数、求和等统计量，详情可查看 SAS help 中 tabulate 的 Statistics；

```
Format  A1  sexf.  Age  age2f.  ur_gt  ur_gtf.
```

* 本段程序中第二次出现的 format，如果没有该行语句，将按变量原始数据的类别分析展示。加上该行可调用 proc format 过程步的自定义内容，比如某连续值（如年龄）可实现自定义分组。本案例表 11-1 最左列年龄分组即对应的 proc format 中的 age2f，为 6 个年龄组；本章最终表格表 11-2 是在第二次打表时选择了 agef，对应 3 个年龄组。

## 二、实现文字自定义输出

结果的文字分析描述可以是开放式的，也可以是遵循一定的阅读、写作习惯进行描述。当我们拟解读某个具体变量或分析少量变量反映的流行信息时，我们不应局限于既有过程步分析框架，可自由组合列和行，并就关注的重点内容深入浅出开放式地描述。但以报告形式向读者呈现大量指标的结果时，全报告较统一的表达和撰写风格能帮助读者快速捕获有效信息，增加报告的使用价值。基于这个因素，本案例以《中国慢性病及危险因素监测报告（2010）》和《中国居民营养与慢性病状况报告（2015）》中部分重要指标的文字表述、图表展示为蓝本，以"某省省级监测数据"某项指标的描述为模板（读者也可根据需要设定自己的表达模板）：

> 　　某省 18 岁及以上居民吸烟率总体为 35.21%，其中男性、女性分别为 66.56%、3.65%，男性明显高于女性。吸烟率城镇和乡村分别为 36.03%、34.47%，城镇高于乡村；其中城镇地区男性明显高于女性，乡村地区男性明显高于女性（表 1，图 1）。以 10 岁为单位组，吸烟率随着年龄的增长呈现一定波动；男性人群中，60 岁组最高（75.73%），30 岁组最低（56.43%）；女性人群中，70 岁组最高（9.16%），40 岁组最低（2.02%）（图 2）。

该段模板包含 4 个层面信息：①点估计。本案例省级样本量较大，对于不同情境下吸烟率的大小考虑选用总体均值的点估计展示，其结果可通过 proc tabulate 过程步获得。②分组检验。男性与女性、城镇与乡村间比较大小时，可考虑组间检验。本案例拟结合组间检验统计参数 $P$ 值，将比较结果设定为"明显高于""高于""一致""接近""低于""明显低于"几种情况。基于本监测数据抽样特点，该检验可通过 proc surveyreg（适用于分析变量为定量变量）或 proc surveyfreq（适用于分析变量为定性即分类变量）过程步获得 $P$ 值。③总人群吸烟率随年龄变化情况。将变化设定为"升高""下降""先升高后下降""先下降后升高""呈现一定波动"几种情况。读者可根据需要设定更细的变化描述或修改描述。④男性或女性各年龄组的点估计值大小比较，最高、最低值，及所处年龄组。

那么如何实现自动输出呢？为提高程序编写效率，本段自定义描述拟结合打表需求，在 proc tabulate 中通过 title 语句实现输出。自动输出的难点在于模板中的各个数值是随分析指标变化的，因此我们需要告诉 SAS 软件如何自动提取模板中的 4 个层面信息。图 11-1 为构建自动分析的思维导图。

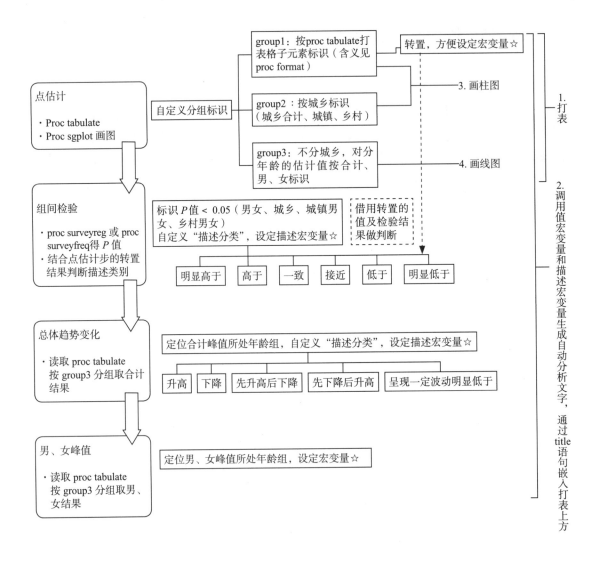

**图 11-1 报告撰写自动化实现思维导图**

通过以下五步实现文字自定义输出的语句设计。将第一至第五步所有语句插入至前文 %macro automation 语句的结束语 %mend 前一行。这样调用该宏即可实现第一至第五步。

第一步，在完成本节第一部分 proc tabulate 打表获得点估计值后，对点估计结果按需求分组并标识。

```
* 自定义分组标识；
data &v._table_g;
set &v._table;
  *group1：按格子元素标识（group1=1 至 9 的含义见 proc format）；
  group1=_n_；
  *group2：按城乡标识（城乡合计、城镇、乡村）；
```

```
    if ur_gt=. then group2=1;
    else if ur_gt=1 then group2=2;
    else if ur_gt=2 then group2=3;
    if ur_gt=. and age^=. then do;
    *group3：不分城乡，对分年龄的估计值按合计、男、女标识；
    if a1=. then group3=1;
    else if a1=1 then group3=2;
    else if a1=2 then group3=3;
    end;
    &v._mean=round(&v._mean,0.01);
    keep age &v._Mean group1 group2 group3 ;
run;
* 转置 group1<=9 的估计值，即转置从合计到乡镇女性列的总体值，转为横表方便比较和设定局部宏
变量；
proc transpose data=&v._table_g  out=&v._table_tr prefix=group_v_ ;* 为转置变量名统一加前缀；
    where group1<=9;
    var &v._Mean;
    id group1;
run;
```

第二步，完成组间检验及相关处理。

```
* 第二步：组间检验,调用前期生成的宏 surveyreg 或 surveyfreq 得 P 值,结合点估计步的转置结果判
断归属哪种描述类别。连续变量其组间平均值的差异比较用 surveyreg，分类变量其组间率差异比较调
用 surveyfreq；
%macro surveyreg(w,c,g);
proc surveyreg data=&d. total=data2018._psu ;*total 属于校正库，由抽样县区最小单元相关性质决定，可
调用拟分析地区的该库；
&w.;* 城镇；
class &c/ref=first;
    strata strataid;  /* 设计变量：分层因素 */
cluster DSPCODE;   /* 设计变量：群 */
    weight wt_final;
ods output effects=&g.&c._effects;
model &v.=&c./solution ;
run;
data &g.&c._tr (keep=p_&g.&c.);
set &g.&c._effects ;
    if ProbF<0.05 and effect="&c." then p_&g.&c.=1;* 标识为 1，清库时保留该标记；
    if effect="&c."; ;
run;
%mend surveyreg;
%macro surveyfreq(w,c,g);
proc surveyfreq data=&d. total=data2015.Sichuan_psu;
&w.;* 城镇；
```

```
    strata strataid;   * 设计变量：分层因素 ;
      cluster DSPCODE;  * 设计变量：群 ;
      weight wt_final_sc;
      table &c.*&v./NOFREQ NOWT  NOPERCENT CHISQ ;
ods output chisq=&g.&c._chisq;*2021822 加 ;
run;
data &g.&c._tr (keep=p_&g.&c.);
set &g.&c._chisq ;
    if cValue1<0.05 and Label1='Pr > 卡方 ' then p_&g.&c.=1;* 标识为 1，清库时保留该标记 ;
    if Label1='Pr > 卡方 ' ;
run;
%mend ;
```

* 以下调用检验宏，此处 &m. 在最外层调用宏 automation 时根据拟分析变量是定量还是定性依次设为
m=reg 或 m=freq，如吸烟率为定量，可选 m=reg；

```
%survey&m.(c=a1);* 验证总体性别（a1）间是否有差异 ;
%survey&m.(c=ur_gt);* 验证总体城乡（ur_gt）间是否有差异 ;
%survey&m.(w=where ur_gt=1,c=a1,g=city_);* 验证城镇男女（ur_gt）间是否有差异 ;
%survey&m.(w=where ur_gt=2,c=a1,g=rural_);* 验证乡村男女（ur_gt）间是否有差异 ;
```

* 合并第一步的转置库和第二步组间检验 $P$ 值结果标识库 ;
```
data value_p;
  merge &v._table_tr a1_tr ur_gt_tr city_a1_tr rural_a1_tr;
run;
```

* 借用转置库中的值及检验结果做判断。按六个级别自定义对男女、城乡、城镇男女、乡村男女四个
组间比较的语言描述。每次判断原理同，用 %str 结合 %let 将判断过程设定为一个宏，并通过 %do…
…%to 语句实现循环判断 ;
```
data value_p;
  set value_p;
%do i=2 %to 8 %by 2;* 第一步设定的 group1 从 2 开始依次为男、女、城镇合计、城镇男
性、乡村男性、乡村女性 ;
    %let j=%eval(&i+1);
    %let k=%eval(&i/2);
    %let G2= 男性 ; %let G3= 女性 ;
    %let G4= 城镇 ; %let G5= 乡村 ;
    %let G6= 城镇地区男性 ; %let G7= 女性 ;
    %let G8= 乡村地区男性 ; %let G9= 女性 ;
    * 用 %str 结合 %let 将判断语句设定为宏 prog;
    %let prog=%str(if pp=1 and group_v_&i>group_v_&j then  comp&k="&&G&i.. 明显高于 &&G&j";
        else if pp=. and group_v_&i> 1.01*group_v_&j then  comp&k="&&G&i.. 高于 &&G&j";
        else if group_v_&i= group_v_&j then  comp&k="&&G&i.. 与 &&G&j.. 一致 ";
        else if pp=. and 0.99*group_v_&j<=group_v_&i<=1.01*group_v_&j then  comp&k="&&G&i.. 与
&&G&j.. 接近 ";
        else if pp=. and group_v_&i.<0.99*group_v_&j. then  comp&k.="&&G&i.. 低于 &&G&j";
```

```
        else if pp=1 and group_v_&i.<group_v_&j. then  comp&k.="&&G&i.. 明显低于 &&G&j";  );

    * 通过 &prog 调用以上判断语句 ;
    if &i=2 then do ; pp=p_a1 ; &prog;end;
    else if &i.=4 then do ; pp=p_ur_gt ; &prog;end;
    else if &i.=6 then do ; pp=p_city_a1 ; &prog;end;
    else if &i.=8 then do ; pp=p_rural_a1 ; &prog;end;
%end;
run;
```

第三、四步，总体趋势描述，定位男女峰值及所属年龄组。

```
* 将转置库中关键值（男、女、城镇合计、城镇男性、城镇女性、乡村男性、乡村女性）和第二步所
得描述结果设定为局部宏变量 ;
proc sql noprint;
  Select group_v_1,group_v_2,group_v_3,group_v_4,group_v_5,comp1,comp2,comp3,comp4
    into: group_v_1 trimmed,:group_v_2 trimmed,:group_v_3 trimmed,:group_v_4 trimmed,:group_v_5
      trimmed,:comp1 trimmed,:comp2 trimmed,:comp3 trimmed,:comp4 trimmed
    from Value_p where missing(_NAME_)^=1;
quit;*trimmed 用于去宏前空白 ;

* 读取 proc tabulate 按 group3 分组，获得不分城乡情况下，合计、男性、女性在不同年龄组间最高、
最低值并定位年龄组，将峰值和定位年龄组设为局部宏变量 ;
%do i=1 %to 3;
  proc sql noprint;
    select Min(&v._mean), Max(&v._mean)
    into :minmeany&i trimmed,:maxmeany&i trimmed
    from &v._table_g where group3=&i;
    select int(age)
    into :minagex&i trimmed
    from &v._table_g where &v._mean=&&minmeany&i;
    select int(age)
    into :maxagex&i trimmed
    from &v._table_g where &v._mean=&&maxmeany&i;
quit;
%end;
* 自定义 "描述分类"，如本案例为 5 类，设定描述结果为局部宏变量 ;
%if   %sysevalf(&minagex1=18 and &maxagex1=70) %then %do ; %let comp5= 而升高 ; %end;
%else %if %sysevalf(&maxagex1=18 and &minagex1=70) %then %do ; %let comp5= 呈下降趋势 ; %end;
%else %if %sysevalf(18<&maxagex1<70 and (&minagex1=18 or &minagex1=70)) %then %do; %let comp5= 先
升高后下降 ; %end;
%else %if %sysevalf(18<&minagex1<70  and (&maxagex1=18 or &maxagex1=70)) %then %do; %let
comp5= 先下降后升高 ; %end;
%else %if %sysevalf(18<&maxagex1<70 and 18<&minagex1<70)   %then %do; %let comp5= 呈现一定波
动 ; %end;
```

第五步，通过 proc tabulate 正式输出打表结果，同时提取前面生成的局部宏变量形成描述文字，可用 ods select all 开启图表输出（因前文全程序设计时用 ods select none 关闭了输出）。自动化输出文字描述可通过在 proc tabulate 里的 title 语句，实现在表格上方展示。该过程包含调用前几步生成的局部宏变量，即总体、分性别、分城乡流行值，以及所做的各种描述判断结果等。

```
ods select all;* 开启输出 ;
proc tabulate noseps data=&d. format=8.2 out=&v._table;* 重新跑一次 tabulate 用于打表 ;
  class age A1  ur_gt;
  var &v.;
    &w.;
    weight wt_final_sc;
  table  (all=' 合计 ' age=") , (all=' 城乡合计 ' ur_gt=") * (all=' 小计 ' A1=") *&v.="*mean="/condense;
  format A1 sexf. age agef. ur_gt ur_gtf.;
title1 HEIGHT=12pt JUSTIFY=LEFT font=" 宋体 " color=black

"^w^w^w^w 某某省 18 岁及以上居民 &t. 总体为 &group_v_1.&dw2., 其中男性、女性分别为 &group_
v_2.&dw2.、&group_v_3.&dw2., &comp1.。&t. 城 镇 和 乡 村 分 别 为 &group_v_4.&dw2.、 &group_
v_5.&dw2., &comp2.; 其中 &comp3., &comp4.（见表 &n1.、图 &n1.）。以 10 岁为单位组，&t. 随着
年龄的增长 &comp5.; 男性人群中，&maxagex2. 岁组最高（&maxmeany2.&dw2.），&minagex2. 岁组
最 低（&minmeany2.&dw2.）； 女 性 人 群 中，&maxagex3. 岁 组 最 高（&maxmeany3.&dw2.），
&minagex3. 岁组最低（&minmeany3.&dw2.）（见图 &n2.）。^{newline 1}。" ;

title2 HEIGHT=10.5pt font=" 宋体 ,Times New Roman" " 表 &n1. 不同年龄、性别、地区居民 &t.&dw1.";
footnote;
run;
```

## 三、实现图片自定义输出

经过前几步准备工作，画柱图和线图的相关信息已经在数据库里做好了分组标识。可以直接利用 proc sgplot 过程步实现。本案例拟通过柱图展示某指标城乡合计情况下的总体、男、女，以及城镇小计、城镇男性、城镇女性，乡村小计、乡村男性、乡村女性的均值，以得到直观的视觉印象。拟通过线图展示某指标随年龄变化在总体、男性、女性人群中的变化。当然，读者可以根据需要减少柱状数，如无城乡信息或不展示城乡信息；读者也可增加线图展示。

```
* 输出柱图 ;
proc sgplot data=&v._table_g pad=(bottom=5%) noborder ;
  format group1 group1f.  group2 group2f.;
    where group1<=9;
  vbar group2 /response=&v._mean group=group1 groupdisplay=cluster barwidth=0.9
CLUSTERWIDTH=0.7;*barwidth,CLUSTERWIDTH 调节柱及分组柱间宽度 ;
  xaxis display=(nolabel noticks ) labelattrs=( size=8 );
```

```
    yaxis label=&yy. labelattrs=( size=9);
    keylegend /NOBORDEr TITLE=" location=outside position=s ;*across=9;
    footnote HEIGHT=10.5pt  " 图 &n2. 不同性别、地区居民 &t.&dw1.";
run;


* 输出分年龄线图 ;
proc sgplot data=&v._table_g noborder;
    format group3 group3f. ;
       where 0<group3<=3 ;
    styleattrs  datacontrastcolors = (blue red green ) datalinepatterns = (solid);* 指定颜色 datacontrastcolors =
(blue red green );
    series  x=age  y=&v._mean/group=group3  markers  lineattrs=(thickness=2.5);
    xaxis display=( noticks ) values=(18 30 40 50 60 70) label=" 年龄组（岁)" labelattrs=( size=9 );* 本案例
拟按 10 岁一组展示 ;
    yaxis label=&yy. labelattrs=(size=9) ;
    keylegend / NOBORDEr TITLE="  location=outside position=s across=3;
    footnote HEIGHT=10.5pt  " 图 &n3. 不同性别、年龄居民 &t.&dw1.";
run;
```

本案例所涉及的指标水平值及各种描述，均是设定的局部宏变量，故以上各步需整体放入由 %macro automation 生成的宏程序中，再调用该宏程序实现。如果要将部分内容单独使用，请先确认该段语句是否有出现 & 调用符，查看是否调用了局部宏变量，包括是否有 %macro automation（参数 1，参数 2，……）中的参数；如果有，则按照 SAS 软件的程序规则对其赋值再尝试使用。

当宏程序 %automation 编写完毕后运行，其本身仅会在 SAS 窗口中展示其结果，要获得一份可通过 Word 编辑的 RTF 格式文件，需将 %automation(d,v,w,t,yy,dw1,dw2,m,n1,n2,n3) 写入 ODS RTF 输出系统语句中再运行。

## 第三节　监测报告自动化实现示例

上述步骤所完成的单个指标的结果自动化输出，体现不了写代码来提高效率的目的。只有当要完成大量指标的批量处理时，自动化才能体现出优势。我们实际的应用场景包括完成监测报告初稿，完成日报、月报、周报工作等。具体操作方式为根据拟分析数据库、分析指标等信息替换 %automation(d,v,w,t,yy,dw1,dw2,m,n1,n2,n3) 中相应参数，并将多条 %automation 调用语句批量放入 ODS RTF 输出语句中运行。在 ODS RTF 输出的过程中，可设定拟输出风格，可在 Sashelp 里去查找系统自带的 style，也可根据自带 style，修改为自己的风格。本案例基于 SAS 自带的 Journal 风格，做了表格字体、柱图色系等处理，并命名为 mystyle，注意 proc template 需在 ODS RTF 输出步前完成。供参考。

```
proc template;
   define style Styles.mystyle;
      parent = Styles.journal ;* 可选 journal2 或 journal3 实现底纹变化 ;
      style fonts /
         'FixedFont' = ("Courier",9pt)
         'BatchFixedFont' = ("Courier",6.7pt)
         'FixedHeadingFont' = ("Courier",9pt,bold)
         'FixedStrongFont' = ("Courier",9pt,bold)
         'FixedEmphasisFont' = ("Courier",9pt,italic)
         'footFont' = (" 宋体 ",9pt)
         'docFont' = (" 宋体 ",9pt)
         'headingFont' = (" 宋体 ",10pt)
         'headingEmphasisFont' = (" 宋体 ",11pt,bold italic)
         'EmphasisFont' = (" 宋体 ",10pt,italic)
         'StrongFont' = (" 宋体 ",10pt,bold)
         'TitleFont2' = (" 宋体 ",10pt,bold italic)
         'TitleFont' = (" 宋体 ",10pt,bold);
      style Body from Document /
         marginleft = 1in
         marginright =1in
         margintop = 1in
         marginbottom = 1in;       * 控制输出页边距 ;
            style GraphColors from GraphColors/
         'gborderlines' = cxffffff
         'gdata1' = cx649eb7
         'gdata2' = cx97d1ea
         'gdata3' = cx7b8bce
         'gdata4' = cx7bce94
         'gdata5' = cxddd8a8
         'gdata6' = cxbfa8dc
         'gdata7' = cxdca8c5
         'gdata8' = cxdcbfa8
         'gdata9' = cxa68d89
         'gdata10'= cxB17156
               'gcdata1' = cx297B9E
         'gcdata2' = cx6DACC7
         'gcdata3' = cx5667B1
         'gcdata4' = cx56B171
         'gcdata5' = cx999574
         'gcdata6' = cx987EB7
         'gcdata7' = cxB77E9F
         'gcdata8' = cxB7987E
         'gcdata9' = cx6F805C
         'gcdata10' = cxce947b
         'gtext'  = cx000000
```

```
        'glabel' = cx000000;
    end;
run;
* 本 style 对柱图给予了十种色系，如不够，可自行增加；
```

```
* 结束以上分析宏和 style 格式准备后，使用 ods 开始输出，只需将宏 automation 在 ods 中调用即可；
ods rtf file='C:\Users\Desktop\example.rtf' style=mystyle bodytitle;
ods rtf startpage=never;
ods escapechar="^";
ods graphics on / width=5in ;

%automation(d=smk2018,v=smk, m=freq, t= 吸烟率 , yy=' 吸烟率 /%', dw1=/%, dw2=%, n1=11-2, n2=11-
2, n3=11-3);
*n1,n2,n3 的值，此处按本示范图表在本书中顺序输入序号，其他情况可自行定义；

ods rtf close;
```

以下为本案例单条指标运行结果展示。

某省 18 岁及以上居民吸烟率总体为 35.21%，其中男性、女性分别为 66.56%、3.65%，男性明显高于女性。吸烟率城镇和乡村分别为 36.03%、34.47%，城镇高于乡村；其中城镇地区男性明显高于女性，乡村地区男性明显高于女性（表 11-2，图 11-2）。以 10 岁为单位组，吸烟率随着年龄的增长呈现一定波动；男性人群中，60 岁组最高（75.73%），30 岁组最低（56.43%）；女性人群中，70 岁组最高（9.16%），40 岁组最低（2.02%）（图 11-3）。

#### 表 11-2　不同年龄、性别、地区居民吸烟率

单位：%

| | 城乡合计 | | | 城镇 | | | 乡村 | | |
|---|---|---|---|---|---|---|---|---|---|
| | 小计 | 男性 | 女性 | 小计 | 男性 | 女性 | 小计 | 男性 | 女性 |
| 合计 | 35.21 | 66.56 | 3.65 | 36.03 | 70.48 | 2.75 | 34.47 | 63.22 | 4.48 |
| 18 ~ 44 岁 | 32.79 | 62.19 | 2.99 | 36.34 | 70.65 | 1.67 | 28.81 | 52.74 | 4.49 |
| 45 ~ 59 岁 | 36.47 | 70.02 | 2.73 | 34.57 | 70.62 | 3.07 | 37.90 | 69.61 | 2.43 |
| 60 岁及以上 | 38.65 | 71.57 | 6.00 | 36.98 | 69.88 | 5.19 | 39.76 | 72.67 | 6.55 |

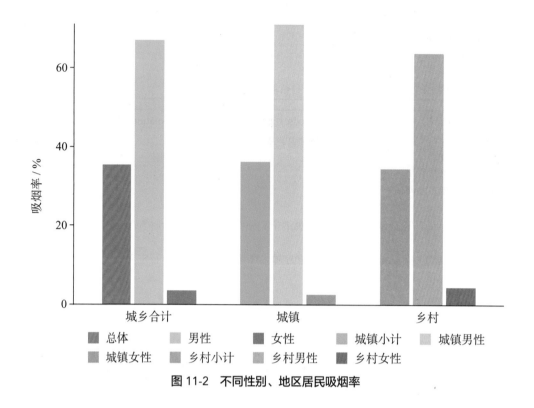

图 11-2 不同性别、地区居民吸烟率

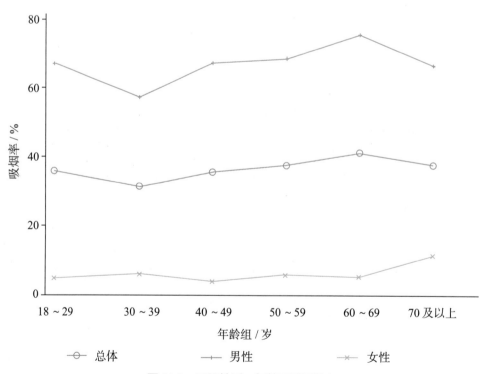

图 11-3 不同性别、年龄居民吸烟率

# 附 录

## 附录一　数据清理示例代码

以 SAS 代码为例，讲解数据清理程序的编写过程

### （一）导入数据集

数据导入取决于数据存储的原始格式，通常原始格式是 CSV 或 MDB 格式。SAS 中设置了完善的导入流程，可点击"文件"——"导入数据"——选择导入数据格式——选择文件存储位置的导入数据方式（附图 1-1）。

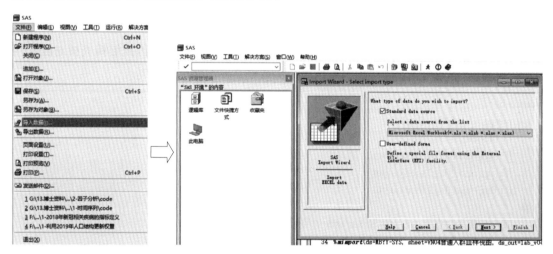

附图 1-1　导入图

```
%macro mimport(ds=, sheet=, ds_out=);
PROC IMPORT OUT= &&ds_out
      DATATABLE= "&sheet"
     DBMS=ACCESS REPLACE;
   DATABASE="E:\ 真实路径 \&ds..MDB";
    SCANMEMO=YES;
    USEDATE=NO;
    SCANTIME=YES;
RUN;
%mend;
```

```
%mimport(ds=MBYY-SYS, sheet=VN04 普通人群血样视图 , ds_out=lab_v04);
```

### （二）查看数据基本情况

核查不同数据集的观测与变量数量，示例代码如下：

```
proc contents data=lab_v04; run;
```

### （三）数据查重

一般以个人唯一编码作为数据查重标识，以检查重复上传或下载导致的个人观测重复。

```
%macro nodupkey(ds1=, ds2=, by=);
proc sort data=&ds1      nodupkey out=&ds2;
by      &by;
run;
%mend;
%nodupkey(ds1=data2015.fsd_v05, ds2=fsd_v05_out,by=ivqid);
```

### （四）查看数据集匹配性

不同数据集因为设计格式不同，利用不同问卷页面分别采集。因此需检查核对匹配性如何，一般以个人编码或血样编码作为核心关联变量匹配多个数据集。

```
data a b c;
    merge lab_v04(in=flag1) lab_v05(in=flag2);
    by bloodid;
    if flag1 and flag2 then output a;
    if flag1 and ^flag2 then output b;
    if ^flag1 and flag2 then output c;
run;
    其中 a 库是数据集 lab_v04 和 lab_v05 的共有观测；
    b 库是在数据集 lab_v04 中但不在 lab_v05 中的观测数；
    c 库是在数据集 lab_v05 中但不在 lab_v04 中的观测数；
    bloodid 是均在两个数据库中的唯一标识关键变量
```

### （五）以关键数据集为核心整合数据

数据清理过程中需进行数据整合，将不同数据表单中的数据变量，合并、整理、清洗，转换后生成一个新的数据集，为数据使用者提供统一数据视图的数据集成方式。

```
proc sql;
    create table FSD_v06_15 as
    select      a.*,b.*,c.*,d.*,e.*,f.*,g.*,h.*,i.*,j.*
    from c as a
```

```
        left join data2015.FSD_v07 as b on a.ivqid=b.ivqid
        left join data2015.FSD_v08 as c on a.ivqid=c.ivqid
        left join data2015.FSD_v09 as d on a.ivqid=d.ivqid
        left join data2015.FSD_v10 as e on a.ivqid=e.ivqid
        left join data2015.FSD_v11 as f on a.ivqid=f.ivqid
        left join data2015.FSD_v12 as g on a.ivqid=g.ivqid
        left join data2015.FSD_v13 as h on a.ivqid=h.ivqid
        left join data2015.FSD_v14 as i on a.ivqid=i.ivqid
        left join data2015.FSD_v15 as j on a.ivqid=j.ivqid
;
quit;
```
注：以 data2015.FSD_v07 数据集为关键数据集，最大限度的将其他数据集左连接入数据库。

### （六）判断调查对象的纳入标准

需利用调查对象基本信息判断观测是否符合研究计划中纳入和排除标准的调查对象，如年龄、信息完整性等。如删除只有基本信息，无其他任何部分的观测，代码如下：

挑选出只有基本信息，无其他任何部分的观测 ID 号：

```
proc sql;
        create table data2015.delete_id as
        select a.ivqid as test7
        from data2015.FSD_v06 as a
        where a.ivqid ^in (select ivqid from data2015.FSD_v07
        union select ivqid from data2015.FSD_v08
        union select ivqid from data2015.FSD_v09
        union select ivqid from data2015.FSD_v10
        union select ivqid from data2015.FSD_v11
        union select ivqid from data2015.FSD_v12
        union select ivqid from data2015.FSD_v13
        union select ivqid from data2015.FSD_v14
        union select ivqid from data2015.FSD_v15
quit;
删除相关 ID 的观测，存储为新的过程数据库：
proc sql;
        create table data2015.FSD_v06_15 as
        select * from FSD_v06_15
        where ivqid ^ in (select test7 from data2015.delete_id)
quit;
```

批量转换数据格式

导出数据库通常以字符格式存储变量，但分析通常使用数值型变量。因此需要批量进行转化。

## 1. 制定需转化格式的变量列表

变量列表 name 代表变量名，name_type 为 1 则转置，为 2 则非转置。

EXCEL 格式如附图 1-2：

| name | name_type |
|------|-----------|
| A1   | 1         |
| A2   | 1         |

**附图 1-2　数据格式转化表样**

## 2. 读取转化宏程序

通常情况下，系统导出的数据为字符型，但用于数据分析的格式为数值型。因此，设计一下数据格式转化的宏程序，以便批量转化多个字符型变量。此外，该宏程序可以实现将全角数值转化为半角数值。

```
%macro char_num(ds_route=, ds=, ds_out=);
PROC IMPORT OUT= WORK.Convert_char_num
DATAFILE= "&ds_route"
DBMS=EXCEL REPLACE;
RANGE="Sheet1$";
   GETNAMES=YES;
MIXED=NO;
   SCANTEXT=YES;
USEDATE=YES;
SCANTIME=YES;
RUN;
options symbolgen;

data Convert_char_num;
    set Convert_char_num;
    if name_type=1 and name ne 'hs_gid';
    newname=trim(left(name))||"_n";
run;

proc sql noprint;
    select trim(left(name)), trim(left(newname)),
    trim(left(newname))||'='||trim(left(name))
```

```
        into :c_list separated by ' ', :n_list separated by ' ',
        :renam_list separated by ' '
        from Convert_char_num;
quit;

data &ds_out ;
        set &ds;
        array ch(*) $ &c_list;
        array nu(*) &n_list;
        do i = 1 to dim(ch);
        nu(i)=input(ktranslate(ch(i), '1234567890.',' 1 2 3 4 5 6 7 8 9 0.'),8.);
        end;
        drop i &c_list;
        rename &renam_list;
run;
%mend char_num;
```

### 3. 进行转化

数值转化宏程序调用程序如下：

```
%char_num(ds_route=E:\ 存储路径 \Convert_char_num.XLS,
        ds=data2015.fsd_20160929, /* 读取数据库 */
        ds_out=fdata15.fsd_20160929f/* 输出数据库名 */);
```

### （七）整理合理值范围列表

根据并库后数据库的变量名，整理合理值变量列表 VALID，表样如附图 1-3：

| NAME | MUSTDO | DIS | MIN | MAX | VAR_LABEL |
|------|--------|-----|-----|-----|-----------|
| D1 | 1 | 1,2 | | | 工作、农活及家务活中是否有高强度活动，且持续10分钟以上 |
| D2 | 0 | | 1 | 7 | 一周内有几天进行高强度活动？ |
| D3hr | 0 | -9 | 0 | 16 | 一天内高强度活动累计时间？小时 |
| D3min | 0 | -9 | 0 | 60 | 一天内高强度活动累计时间？分钟 |
| D4 | 0 | | 0 | 7 | 其中进行高强度家务活动天数 |

附图 1-3　合理值变量列表表样

其中 Name 是变量名，MUSTDO 代表是否为必填变量，DIS 指离散值取值范围，MIN 指最小值，MAX 指最大值，VAR_LABEL 指变量标签。

导入 SAS 后，存储为 VALID：

```
PROC IMPORT OUT= WORK.VALID
DATAFILE= "E:\ 存储路径 \VALID.xlsx"
DBMS=EXCEL REPLACE;
RANGE="Sheet2$";
GETNAMES=YES;
MIXED=YES;
SCANTEXT=YES;
USEDATE=YES;
SCANTIME=YES;
RUN;
```

### （八）定义全局宏变量

将变量个数设为全局宏变量：

```
PROC SQL NOPRINT;
    SELECT COUNT(*) INTO: N_VAR FROM VALID;
QUIT;
PROC FORMAT;
    VALUE ERROR 1=' 缺失 '
    2=' 不合理值 '
    3=' 逻辑错误 '
    0=' 正常值 '
    .=' 正常缺失 ';
RUN;
%LET E=_E; %LET R=_R;
```

### （九）不合理值诊断

读取数值合理值范围的 VALID 表后，将其存储至多个宏变量中，赋值方法如下：

```
PROC SQL NOPRINT;
/* 将变量名赋给多个宏变量 */
    SELECT NAME
    INTO:CNAME1-:CNAME%LEFT(&N_VAR)
    FROM VALID;
```

```
    /* 将变是否必填值赋给多个宏变量 */
        SELECT MUSTDO
        INTO:CMUSTDO1-:CMUSTDO%LEFT(&N_VAR)
        FROM VALID;
    /* 将合理离散值赋给多个宏变量 */
        SELECT DIS
        INTO:CDIS1-:CDIS%LEFT(&N_VAR)
        FROM VALID;
    /* 将合理最小值赋给多个宏变量 */
        SELECT MIN
        INTO:CMIN1-:CMIN%LEFT(&N_VAR)
        FROM VALID;
    /* 将合理最大值赋给多个宏变量 */
        SELECT MAX
        INTO:CMAX1-:CMAX%LEFT(&N_VAR)
        FROM VALID;
QUIT;
```

### （十）多变量单选诊断

对多个变量只能填写一次的情况，如饮酒的频率相关问题，需检查是否填写两个或两个以上的变量。一旦填写，需要将其清理。清理宏如下。

```
%MACRO
CHOSE(KVAR,KV=,VAR1=,VAR2=,VAR3=,VAR4=,VAR5=,VAR6=,VAR7=,VAR8=,VAR9=,
VAR10=,TYPE=,TYPE2=);/*TYPE 作为选项，对于不要求只填一项的变量组选择性操作 */
    /* 判断有几个变量进行了填写 */
    FLAG=0;
    %DO I=1 %TO 10;
    %IF &&VAR&I^= %THEN
IF MISSING(&&VAR&I)=0 AND &&VAR&I NOT IN (-9,0) THEN FLAG+1;;
    %END;
    /* 判断是否全部为空 */
    %IF &TYPE2= %THEN    %DO;
IF &KVAR IN &KV AND SUM(&VAR1    %DO I=2 %TO 10;
    %IF &&VAR&I^= %THEN , &&VAR&I;
```

```
    %END;
  )=. THEN DO;
    %DO I=1 %TO 10;
    %IF &&VAR&I^= %THEN %DO;
    &&VAR&I&&E=1;
    &&VAR&I&&R="%STR（由于变量 &KVAR. 取值为 &KV. 之一 ., 变量
&&VAR&I.. 所在变量组不应全部为缺失）";
    %END;
    %END;
END;
    else if &KVAR IN &KV AND SUM(&VAR1

    %DO I=2 %TO 10;
    %IF &&VAR&I^= %THEN , &&VAR&I;
    %END;
  )>0 then do;
    %DO I=1 %TO 10;
    %IF &&VAR&I^= %THEN
    if &&VAR&I&&E^=2 then &&VAR&I&&E=0;;
    %END;
    END;          %END;
    /* 判断是否多填超过一项 */
    %IF &TYPE= %THEN
    %DO; %IF &TYPE2= %THEN ELSE;
    IF &KVAR IN &KV AND FLAG>1 THEN DO;
    %DO I=1 %TO 10;
    %IF &&VAR&I^= %THEN   %DO;
    &&VAR&I&&E=3;
    &&VAR&I&&R="%STR（由于变量 &KVAR. 取值为范围 &KV. 之一，变量
&&VAR&I.. 所在变量组只能填写其中 1 项）";
    %END;
    %END;      END;
    %END;
  %MEND CHOSE;
```

### （十一）缺失值诊断

某些跳转或非必填项的缺失情况取决于其他问题的选项。因此需要对其进行缺失值诊断。

```
%MACRO
MISS(KVAR=,KV=,KVAR2=,KV2=,VAR1=,VAR2=,VAR3=,VAR4=,VAR5=,VAR6=,
VAR7=,VAR8=,VAR9=,VAR10=,TYPE=);
    %IF &KVAR2= %THEN
    %DO;
    %DO I=1 %TO 10;
    %IF &&VAR&I^= %THEN
    %DO;
    IF &KVAR IN &KV AND MISSING(&&VAR&I)=1 THEN
    DO;
    &&VAR&I&&E=1;
    &&VAR&I&&R="%STR（由于变量 &KVAR. 取值为 &KV. 之一 ,&&VAR&I.. 不
应为缺失）";
    END;
    ELSE IF &KVAR IN &KV AND MISSING(&&VAR&I)=0 AND &&VAR&I&&E^=2
THEN &&VAR&I&&E=0;
    %IF &TYPE= %THEN %DO;
    ELSE IF &KVAR&E=1 AND MISSING(&&VAR&I)=0 THEN DO;
    &&VAR&I&&E=3;
    &&VAR&I&&R="%STR（由于变量 &KVAR. 缺失，暂不能判断 &&VAR&I.. 是
否应填写，待定）";
    END;
    %END;
    %END;
    %END;
    %END;
    %ELSE %IF &KVAR2^= %THEN
    %DO;
    %DO I=1 %TO 10;        /* 执行循环对 VAR1-VAR10 进行缺失诊断 */
    %IF &&VAR&I^= %THEN
    %DO;
```

```
    IF (&KVAR IN &KV AND &KVAR2 IN &KV2) AND
MISSING(&&VAR&I)=1 THEN DO;
        &&VAR&I&&E=1;
        &&VAR&I&&R="%STR（由于变量 &KVAR. 取值为 &KV. 之一，且变量
&KVAR2. 取值为 &KV2. 之一 ,&&VAR&I.. 不应为缺失）";
    END;
    ELSE IF (&KVAR IN &KV AND &KVAR2 IN &KV2) AND
MISSING(&&VAR&I)=0 AND &&VAR&I&&E^=2 THEN &&VAR&I&&E=0;
        /* 上句中 &&VAR&I&&E^=2 是为了不把不合理值错误归为正确 */
        %IF &TYPE= %THEN %DO;
    ELSE IF (&KVAR&E=1 OR &KVAR2&E=1) AND
MISSING(&&VAR&I)=0 THEN DO;
        &&VAR&I&&E=3;
        &&VAR&I&&R="%STR（由于变量 &KVAR. 或 &KVAR2. 缺失，暂不能判断
&&VAR&I.. 是否应填写，待定）";
    END;
    %END;%END;%END;%END;
%MEND MISS;
```

### （十二）逻辑错误诊断

根据问卷设计，需要对设定的逻辑跳转进行核查，宏程序如下。

```
%MACRO
LOGIC(KVAR=,KV=,KVAR2=,KV2=,VAR1=,VAR2=,VAR3=,VAR4=,VAR5=,VAR6=,
VAR7=,VAR8=,VAR9=,VAR10=,TYPE=);
    %IF &KVAR2= %THEN %DO;
    %DO I=1 %TO 10;          /* 执行循环对 VAR1-VAR10 进行逻辑诊断 */
    %IF &&VAR&I^= %THEN    %DO;
    IF &KVAR IN &KV AND MISSING(&&VAR&I)=0 THEN DO;
        &&VAR&I&&E=3;
        &&VAR&I&&R="%STR（由于变量 &KVAR. 取值为 &KV. 之一 ,&&VAR&I.. 被
跳转，应为缺失）";
    END;
    ELSE IF &KVAR IN &KV AND MISSING(&&VAR&I)=1 THEN
&&VAR&I&&E=.;
```

```
    %IF &TYPE= %THEN %DO;
    ELSE IF &KVAR&E=1    AND MISSING(&&VAR&I)=0 THEN DO;
    &&VAR&I&&E=3;
    &&VAR&I&&R="%STR（由于变量 &KVAR. 缺失，暂不能判断 &&VAR&I.. 是
否应填写，待定）";
      END;
    %END;
    %END;
    %END;
    %END;
    %ELSE %IF &KVAR2^= %THEN %DO;
    %DO I=1 %TO 10;          /* 执行循环对 VAR1-VAR10 进行逻辑诊断 */
    %IF &&VAR&I^= %THEN    %DO;
    IF (&KVAR IN &KV AND &KVAR2 IN &KV2) AND
MISSING(&&VAR&I)=0 THEN DO;
    &&VAR&I&&E=3;
    &&VAR&I&&R="%STR（由于变量 &KVAR. 取值为 &KV. 之一，且 &KVAR2.
取值为 &KV2. 之一 , &&VAR&I.. 被跳转，应为缺失）";
      END;
    ELSE IF (&KVAR IN &KV AND &KVAR2 IN &KV2) AND
MISSING(&&VAR&I)=1 THEN &&VAR&I&&E=.;
    %IF &TYPE= %THEN %DO;
ELSE IF (&KVAR&E=1 OR &KVAR2&E=1) AND MISSING(&&VAR&I)=0 THEN DO;
    &&VAR&I&&E=3;
    &&VAR&I&&R="%STR（由于变量 &KVAR. 或 &KVAR2. 缺失，暂不能判断
&&VAR&I.. 是否应填写，待定）";          END;
    %END;
    %END;
    %END;
    %END;
%MEND LOGIC;
```

### （十三）输出有错误的观测及变量

根据不合理值诊断、多变量单选诊断、缺失值诊断、逻辑错误诊断等宏程序核查的结

果，输出有错误的观测及变量，宏程序如下：

```
%MACRO PUTOUT;
    DATA PUT(KEEP=ID NAME VARNAME OVALUE CERROR REASON dspcode
dspName);
        SET IVQ2 ;
        LENGTH NAME $ 18 VARNAME $ 10 OVALUE 8 CERROR $ 10;
        %DO I=1 %TO &N_VAR;
        IF &&CNAME&I&&E>0 THEN
        DO;
        ID=ivqid;NAME=ha1;VARNAME="&&CNAME&I";OVALUE=&&CNAME&I;
ERROR=&&CNAME&I&&E;REASON=&&CNAME&I&&R;
        IF ERROR=1 THEN CERROR=' 缺失 ';
        ELSE IF ERROR=2 THEN CERROR=' 不合理值 ';
        ELSE IF ERROR=3 THEN CERROR=' 逻辑错误 ';
        OUTPUT;
        END;
        %END;
        LABEL ID=' 个人编码 ' NAME=' 姓名 ' VARNAME=' 错误变量名 '
CERROR=' 错误类型 ' REASON=' 错误原因 ' OVALUE=' 变量原始值 ';
        FORMAT ERROR ERROR.;
    RUN;
    %MEND PUTOUT;
```

### （十四）统计错误率

根据错误输出库，统计错误情况。程序如下：

```
PROC SQL;
    CREATE TABLE PUTALL AS SELECT dspcode as dspcode ' 监测点代码 ', dspName as
dspname ' 监测点名称 ', PUT.ID, PUT.NAME, PUT.VARNAME, VALID.VAR_LABEL ' 问
卷问题 ', PUT.OVALUE, PUT.CERROR,PUT.REASON,
        AS chkedvalue ' 核实后变量值 '
        FROM PUT left join valid
        on VALID.NAME=PUT.VARNAME
        ORDER BY ID;
        CREATE TABLE N_ERROR
```

AS SELECT distinct dspcode ' 监测点代码 ', /*dspname ' 监测点名称 ',*/

　　N(DISTINCT ID) AS n_e ' 存在错误的记录数 ',

　　N(ID) AS N_ve ' 存在错误的数据点数 '

　　FROM PUTALL

group by dspcode

order by dspcode;

CREATE TABLE N_CASE

AS SELECT distinct dspcode as dspcode ' 监测点代码 ',

　　COUNT(IVQID) AS n_all ' 所有记录数 '

FROM IVQ2

group by dspcode

order by dspcode;

CREATE TABLE NUMBER

AS SELECT a.dspcode ' 监测点代码 ', c.dspname ' 监测点名称 ',

b.n_all ' 所有记录数 ',

a.n_e ' 存在错误的记录数 ',

a.n_ve ' 存在错误的数据点数 ',

a.n_e*100/b.n_all AS RATE1 ' 错误记录占总记录数比例 ,%',

a.n_ve/a.n_e AS RATE2 ' 平均每条错误记录中发生的各类错误数量 ',

a.n_ve/b.n_all AS RATE3 ' 平均每条记录中发生的各类错误数量 '

FROM N_ERROR as a left join N_CASE as b on a.dspcode=b.dspcode　　left join

fdata15.dsplist15 as c on a.dspcode=c.dspcode

　　order by N_ERROR.dspcode;

QUIT;


## （十五）将不合理值更新为缺失

对不合理值，通常做缺失处理，宏程序如下：

%macro a;

DATA Fdata15.PA;

　　SET IVQ2;


　　%DO I=1 %TO &N_VAR;

　　IF &&CNAME&I&&E>=2 THEN &&CNAME&I=.;

　　%END;

```
    DROP FLAG K TOKEN
    %DO I=1 %TO &N_VAR;
    &&CNAME&I&&E &&CNAME&I&&R
    %END;;
RUN;
%mend a;
%a;
```

## 附录二　趋势分析数据按监测年代整理示例代码

2004 年锁定数据库中，部分代码：

```
data BMI_04(keep=ivqid dspcode age sex ur year education mar occu strataid_18 );
    set Odata.Data04(drop=dspcode);
    rename code2010=dspcode;
    if 18<=age<70; * 分析 18 至 69 岁人群；
    ivqid=id;
    sex=gender;
    year=2004;
    if rural=0                          then ur=1;
    else if rural=1                     then ur=2;
    dspcode=dspid; * 原 2004 年锁库中的 dspcode 非六位行政区划编码；
    * 教育；
    if      edu in (1)                  then education=1;
    else if edu in (2)                  then education=2;
    else if edu in (3)                  then education=3;
    else if edu in (4 5)                then education=4;
    * 婚姻状态；
    if      Marital=4                   then mar=1;
    else if Marital=1                   then mar=2;
    else if Marital=2                   then mar=3;
    else if Marital=3                   then mar=4;
    * 职业；
    if      Occupation in (1)           then occu=1;
    else if Occupation in (2)           then occu=2;
    else if Occupation in (3 4 5 6 7 8 9 .)  then occu=3;
    else if Occupation in (10)          then occu=4;
    else if Occupation in (11)          then occu=5;
run;
```

2007 年锁定数据库中，部分变量仍为字符型变量，整理代码如下：

```
data BMI_07(keep= ivqid dspcode age sex ur year education mar occu strataid_18);
    set odata.data07(rename=(age=agec ur=urc sex=sexc) drop=edu Marital);
```

221

```
age=input(agec,best12.);
if 18<=age<70;
ur=input(urc,4.);
sex=input(sexc,4.);
year=2007;
edu=a4*1;
Marital=a5*1;
* 教育;
if        edu in (1 2)                    then education=1;
else if   edu in (3)                      then education=2;
else if   edu in (4)                      then education=3;
else if   edu in (5 6 7)                  then education=4;
* 婚姻状态;
if        Marital=1                       then mar=1;
else if   Marital in (5 6)                then mar=2;
else if   Marital in (2 4)                then mar=3;
else if   Marital in (3)                  then mar=4;
* 职业;
Occupation=compress(a6,",")*1;
if        Occupation in (1)               then occu=1;
else if   Occupation in (2)               then occu=2;
else if   Occupation in (3 4 5 6 7 8 9 .) then occu=3;
else if   Occupation in (10)              then occu=4;
else if   Occupation in (11)              then occu=5;
```

```
run;
```

2010 年锁定数据库中，整理代码如下：

```
data BMI_10 (keep= ivqid dspcode age sex ur year education mar occu strataid_18);
    set odata.data2010;
    ur=ur_dsp;
    if 18<=age<70;
    year=2010;
    EDU=A4;
    Marital=A5;
```

＊教育；

```
if        edu in (1 2)                then education=1;
else if   edu in (3)                  then education=2;
else if   edu in (4)                  then education=3;
else if   edu in (5 6 7 8)            then education=4;
```

＊婚姻状态；

```
if        Marital=1                   then mar=1;
else if   Marital in (2 3)            then mar=2;
else if   Marital in (5 6)            then mar=3;
else if   Marital in (4)              then mar=4;
```

＊职业；

```
Occupation=a6*1;
If        Occupation in (1)                  then occu=1;
else if   Occupation in (2)                  then occu=2;
else if   Occupation in (3 4 5 6 7 8 9 11 .) then occu=3;
else if   Occupation in (10)                 then occu=4;
else if   Occupation in (12)                 then occu=5;
```

RUN;

2013 年锁定数据库中，整理代码如下：

```
data BMI_13 (keep= ivqid dspcode age sex ur year education mar occu strataid_18);
    set odata.data2013;
    if 18<=age<70;
    sex=a2;
    year=2013;
    ur=ur_dsp;
    edu=a4*1;
    Marital=a5*1;
```

＊教育；

```
if        edu in (1 2)                then education=1;
else if   edu in (3)                  then education=2;
else if   edu in (4)                  then education=3;
else if   edu in (5 6 7 8)            then education=4;
```

```
    * 婚姻状态;
    if      Marital=1                          then mar=1;
    else if Marital in (2 3)                   then mar=2;
    else if Marital in (5 6)                   then mar=3;
    else if Marital in (4)                     then mar=4;
    * 职业;
    Occupation=a6*1;
    if Occupation in (1)                       then occu=1;
    else if  Occupation in (2)                 then occu=2;
    else if  Occupation in (3 4 5 6 7 8 9 11 .) then occu=3;
    else if  Occupation in (10)                then occu=4;
    else if  Occupation in (12)                then occu=5;

RUN;
```

2015 年锁定数据库中，整理代码如下:

```
data BMI_15 (keep= ivqid dspcode age sex ur year education mar occu strataid_18);
    set Dclean15.Data2015_0926;
    if 18<=age<70;
    sex=a1;
    year=2015;
    edu=a3*1;
    Marital=a4*1;
    * 教育;
    if      edu in (1 2)                       then education=1;
    else if edu in (3)                         then education=2;
    else if edu in (4)                         then education=3;
    else if edu in (5 6 7 8)                   then education=4;
    * 婚姻状态;
    if      Marital=1                          then mar=1;
    else if Marital in (2 3)                   then mar=2;
    else if Marital in (5 6)                   then mar=3;
    else if Marital in (4)                     then mar=4;
    * 职业;
    Occupation=a5*1;
```

```
If       Occupation in (1)                    then occu=1;
else if  Occupation in (2)                    then occu=2;
else if  Occupation in (3 4 5 6 7 8 9 11 .)   then occu=3;
else if  Occupation in (10)                   then occu=4;
else if  Occupation in (12)                   then occu=5;

RUN;
```

2018 年锁定数据库中，整理代码如下：

```
data BMI_18 (keep= ivqid dspcode age sex ur year education mar occu strataid_18);
    set d18.Data2018w;
    if 18<=age<70;
    sex=a1*1;
    year=2018;
    edu=a3*1;
    Marital=a4*1;
    * 教育;
    if       edu in (1 2)     then education=1;
    else if  edu in (3)       then education=2;
    else if  edu in (4)       then education=3;
    else if  edu in (5 6 7 8) then education=4;
    * 婚姻状态;
    if       Marital=1        then mar=1;
    else if  Marital in (2 3) then mar=2;
    else if  Marital in (5 6) then mar=3;
    else if  Marital in (4)   then mar=4;
    * 职业;
    Occupation=a5*1;
    if       Occupation in (1)                    then occu=1;
    else if  Occupation in (2)                    then occu=2;
    else if  Occupation in (3 4 5 6 7 8 9 11 .)   then occu=3;
    else if  Occupation in (10)                   then occu=4;
    else if  Occupation in (12)                   then occu=5;

RUN;
```

## 附录三 趋势分析数据按农村、城市地区整理示例代码

在农村地区的分层方式定义如下：

```
data rural;
set dsp.county bt;
if gnsczz>0 and TOTP>0 then PCGDP=gnsczz/TOTP;        /* GDP per Capita */
rur=1;
if Location=1 and PCGDP<0.5500 then finance=11;
else if Location=1 and 0.8500>PCGDP>0.5500 then finance=12;
else if Location=1 and PCGDP>0.85 then finance=13;


if Location=2 and PCGDP<0.3200 then finance=21;
else if Location=2 and 0.4700>PCGDP>0.3200 then finance=22;
else if Location=2 and PCGDP>0.47 then finance=23;


if Location=3 and PCGDP<0.2400 then finance=31;
else if Location=3 and 0.3800>PCGDP>0.2400 then finance=32;
else if Location=3 and PCGDP>0.38 then finance=33;


if finance=11 and TOTP<330000 then popnum=111;
else if finance=11 and 600000>TOTP>330000 then popnum=112;
else if finance=11 and TOTP>600000 then popnum=113;


if finance=12 and TOTP<370000 then popnum=121;
else if finance=12 and 530000>TOTP>370000 then popnum=122;
else if finance=12 and TOTP>530000 then popnum=123;
if finance=13 and TOTP<470000 then popnum=131;
else if finance=13 and 730000>TOTP>470000 then popnum=132;
else if finance=13 and TOTP>730000 then popnum=133;
if finance=21 and TOTP<290000 then popnum=211;
else if finance=21 and 500000>TOTP>290000 then popnum=212;
else if finance=21 and TOTP>500000 then popnum=213;
if finance=22 and TOTP<330000 then popnum=221;
else if finance=22 and 600000>TOTP>330000 then popnum=222;
```

```
else if finance=22 and TOTP>600000 then popnum=223;
if finance=23 and TOTP<370000 then popnum=231;
else if finance=23 and 630000>TOTP>370000 then popnum=232;
else if finance=23 and TOTP>600000 then popnum=233;

if finance=31 and TOTP<180000 then popnum=311;
else if finance=31 and 350000>TOTP>180000 then popnum=312;
else if finance=31 and TOTP>350000 then popnum=313;
if finance=32 and TOTP<180000 then popnum=321;
else if finance=32 and 370000>TOTP>180000 then popnum=322;
else if finance=32 and TOTP>370000 then popnum=323;
if finance=33 and TOTP<140000 then popnum=331;
else if finance=33 and 300000>TOTP>140000 then popnum=332;
else if finance=33 and TOTP>300000 then popnum=333;
keep name1 totp dsp rur popnum IDNO;
run;
```
城市地区的定义方式如下:
```
data urban;
set dsp.district add1 add2 add3;
rur=0;

if Location=1 and NAPR<45 then fnyperp=11;
else if Location=1 and 75>NAPR>45 then fnyperp=12;
else if Location=1 and NAPR>75 then fnyperp=13;

if Location=2 and NAPR<53 then fnyperp=21;
else if Location=2 and 80>NAPR>53 then fnyperp=22;
else if Location=2 and NAPR>80 then fnyperp=23;

if Location=3 and NAPR<34 then fnyperp=31;
else if Location=3 and 69>NAPR>34 then fnyperp=32;
else if Location=3 and NAPR>69 then fnyperp=33;

if fnyperp=11 and TOTP<320000 then popnum=111;
```

```
else if fnyperp=11 and 580000>TOTP>320000 then popnum=112;
else if fnyperp=11 and TOTP>580000 then popnum=113;

if fnyperp=12 and TOTP<270000 then popnum=121;
else if fnyperp=12 and 440000>TOTP>270000 then popnum=122;
else if fnyperp=12 and TOTP>440000 then popnum=123;
if fnyperp=13 and TOTP<300000 then popnum=131;
else if fnyperp=13 and 450000>TOTP>300000 then popnum=132;
else if fnyperp=13 and TOTP>450000 then popnum=133;
if fnyperp=21 and TOTP<220000 then popnum=211;
else if fnyperp=21 and 560000>TOTP>220000 then popnum=212;
else if fnyperp=21 and TOTP>560000 then popnum=213;
if fnyperp=22 and TOTP<250000 then popnum=221;
else if fnyperp=22 and 400000>TOTP>250000 then popnum=222;
else if fnyperp=22 and TOTP>400000 then popnum=223;
if fnyperp=23 and TOTP<140000 then popnum=231;
else if fnyperp=23 and 240000>TOTP>140000 then popnum=232;
else if fnyperp=23 and TOTP>240000 then popnum=233;

if fnyperp=31 and TOTP<310000 then popnum=311;
else if fnyperp=31 and 540000>TOTP>310000 then popnum=312;
else if fnyperp=31 and TOTP>540000 then popnum=313;
if fnyperp=32 and TOTP<260000 then popnum=321;
else if fnyperp=32 and 500000>TOTP>260000 then popnum=322;
else if fnyperp=32 and TOTP>500000 then popnum=323;
if fnyperp=33 and TOTP<190000 then popnum=331;
else if fnyperp=33 and 350000>TOTP>190000 then popnum=332;
else if fnyperp=33 and TOTP>350000 then popnum=333;

keep name1 totp dsp rur popnum IDNO;

run;
```